医用可降解水凝胶材料

谈华平　著

科学出版社
北　京

内 容 简 介

本书以组织工程和再生医学为应用背景，分别介绍离子交联、热致相转变、碱基配对、分子特异性识别、共轭反应、自由基聚合和酶反应等医用可降解水凝胶材料的制备技术和交联原理。简单介绍医用可降解水凝胶材料已经取得的一些科研成果，重点阐述可注射型组织工程支架材料和药物载体材料的制备、改性和应用，其中的许多原则和技术也适用于其他生物材料和再生医学材料的设计和制备。

本书可作为高等院校生物材料、高分子材料、材料学、生物医学工程、药物合成等专业的工程技术人员、研究生、本科生学习的参考书，同时对临床相关专业的医疗科研人员也有一定的参考价值。

图书在版编目（CIP）数据

医用可降解水凝胶材料/谈华平著. —北京：科学出版社，2017.6
ISBN 978-7-03-053795-9

Ⅰ. ①医… Ⅱ. ①谈… Ⅲ. ①水凝胶-可降解材料-医用高分子材料 Ⅳ. ①R318.08

中国版本图书馆 CIP 数据核字（2017）第 139636 号

责任编辑：李涪汁 曾佳佳/责任校对：郑金红
责任印制：赵 博/封面设计：许 瑞

科学出版社 出版
北京东黄城根北街 16 号
邮政编码：100717
http://www.sciencep.com
北京凌奇印刷有限责任公司印刷
科学出版社发行 各地新华书店经销
*
2017 年 6 月第 一 版 开本：720×1000 1/16
2025 年 4 月第八次印刷 印张：13 1/2
字数：270 000

定价：79.00 元

（如有印装质量问题，我社负责调换）

前　　言

新型医用水凝胶材料的开发是生物材料的重要发展方向。基于生物活性交联技术的可降解水凝胶为生物材料和再生医学领域带来了非常重要的意义。这方面的深入研究有望为提高人类的健康水平作出积极贡献，同时也具有显著的社会效应和经济价值。

医用可降解水凝胶主要用作细胞、药物和基因载体材料，广泛用于组织工程、药物控制释放、基因治疗等再生医学领域，按应用形式可分为大尺寸水凝胶、可注射型水凝胶和微凝胶材料等。近年来，我们对医用可降解水凝胶开展了大量的研究，在参阅国内外同行科研成果的基础上，结合我们自己对水凝胶制备技术和交联原理的理解，编写了本书。本书共分 10 章，分别对离子交联、热致相转变、碱基配对、分子特异性识别、共轭反应、自由基聚合和酶反应等水凝胶交联技术作了介绍，重点阐述了可注射型水凝胶细胞支架材料的制备、改性和应用。

本书的出版得到中央高校基本科研专项资金（AE16001）、江苏省骨科临床研究中心基金（BL2012002）及教育部留学归国人员启动基金等项目的资助。多年来，我的科学研究得到了浙江大学高长有教授、南京总医院陈勇主任、金陵科技学院胡小红教授、南京理工大学熊党生教授和邢晓东教授的指导和帮助。在本书成稿过程中，闫敬萱、高欣、范茗、陈会南、马烨、沈青、孙进晨和肖超参与了资料的收集和整理等工作。在此谨向他们表示衷心的感谢。

由于医用可降解水凝胶材料的发展非常迅速，并限于作者的水平，书中不妥之处在所难免，敬请读者不吝批评、指正。希望本书的出版能给读者的工作或学习提供一些帮助，如能达成此愿，我将感到无比的宽慰。

谈华平

2017 年 1 月于南京

目　录

第1章 绪　　论

1.1 医用水凝胶

水凝胶是亲水性聚合物交联网络经水溶胀形成的一种材料形态，是少量的亲水性大分子与大量水的结合体，其中亲水性大分子之间有适度的物理或化学交联，能够保持水凝胶的固态结构。这些聚合物网络中有亲水的基团或区域，对水有高亲和力，可以吸收和保存大量的水。由于它们有交联网络，因而不会溶解，水可以渗透到聚合物网络的分子链之间，从而导致溶胀。从流体力学来看，低浓度亲水性高分子的水溶液，如果没有链段的缠绕，通常表现出牛顿力学行为，高分子链之间交联之后，网络结构就会表现出黏弹性或纯粹的弹性[1]。

医用水凝胶的特性在于较高的水分含量和生物相容性，是生物材料中的重要应用种类。最早的应用是将天然高分子胶原制成水凝胶支架，用作烧伤的敷料和人工皮肤，后来随着组织工程的兴起，以天然高分子为基体的水凝胶支架随即成为包裹细胞的研究热点。水凝胶作为最理想的细胞支架和药物载体，有望用于修复和诱导再生多种组织和器官。目前，医用水凝胶已在生物和医学领域得到广泛应用，最新的进展包括新型水凝胶的合成及其在药物输送、组织工程和再生医学方面的应用。

医用水凝胶材料按其生物性能可分为非生物降解和可生物降解两大类。非生物降解水凝胶材料在生物环境中能长期保持稳定，不发生降解、交联或物理磨损等，并保持良好的力学性能。该类材料应要求其本身生物相容性好，不对机体产生明显的毒副作用，主要用于止血材料、药物释放、人体软/硬组织的填充和替换等。

1.2 医用可降解水凝胶

医用可降解水凝胶，是指水凝胶在植入人体后经过一段时间能被逐渐分解或降解成无毒的小分子物质并被排出体外，或者是被人体代谢和吸收。对这类材料的基本要求是生物相容性良好、高分子本身和降解产物均无毒，同时，要具有与应用匹配的降解速度、适当的物理力学性能及可成型性。

1.2.1　基体材料

医用可降解水凝胶基体材料丰富多样，主要包括天然高分子和合成高分子。这两类材料各有优缺点，通常天然高分子的细胞相容性较好，而合成高分子的机械力学性能较好。

天然高分子是由生物体内提取或自然环境中直接得到的一类大分子，具有良好的生物相容性和可降解性。天然高分子一般不具备足够的机械性能和加工性能，某些蛋白类材料还会在体内引起异体免疫反应，因而在医学中应用更多的是经过化学改性的衍生物或与其他材料的复合物。天然高分子材料往往具有良好的生物安全性和生物相容性，但是，天然高分子材料的降解速率一般都太快，而且因其来源不同，结构与性能存在批次间的差异。

用于制备水凝胶的天然高分子材料为动物体的细胞外基质（ECMs）的主要组成以及其他一些生物体的提取物，主要为多聚糖和蛋白类材料，此外还包括一些生物合成聚酯。多聚糖材料主要包括甲壳质（chitin）、壳聚糖（chitosan）、海藻酸盐（alginates）、透明质酸（hyaluronic acid）、肝素（heparin）、硫酸软骨素（chondroitin sulfate）、改性纤维素（cellulose）、琼脂（agar）、淀粉（starch）及葡聚糖（dextran）衍生物等。蛋白类材料主要包括胶原（collagen）、明胶（gelatin）、血纤蛋白（fibrin）和蚕丝蛋白（silk protein）。合成高分子中研究最多的是聚乙二醇（PEG），另外常见的还有聚氧化乙烯（PEO）、聚反丁烯二酸丙二醇酯（PPF）、聚乳酸和聚己内酯等嵌段共聚物。

1.2.2　交联机理

水凝胶的形成，是采用适当的物理或化学方法，将前驱物或大分子单体在较短的时间内交联固化成为三维材料。通常，水凝胶转变体系在交联之前是黏度相对较低的水溶液，但是在一定的生理学条件下交联后会迅速转变成凝胶。因此，交联固化机理直接影响整个凝胶形成过程的动力学、水凝胶的稳定性以及活性物质在凝胶中的状态。目前，医用可降解水凝胶的交联固化方法主要有离子交联、氢键作用、热致相转变、特异性结合、自由基聚合、共轭反应、分子自组装和酶反应等交联手段[2]。此外，采用添加化学交联剂的方法，如戊二醛（GA）、水溶性碳二亚胺（EDAC）、京尼平等，也可交联制备可降解水凝胶，但由于交联剂具有细胞毒性，因此这类水凝胶不具备原位包覆细胞价值。表 1-1 中列举了部分近来报道较多的医用可降解水凝胶材料。

表 1-1　医用可降解水凝胶材料的交联机制

交联类型	固化机理	基体材料
物理交联	离子交联	海藻酸钠
	碱基配对（氢键作用）	壳聚糖、海藻酸钠、纤维素、聚乙二醇
	热致相转变	明胶、琼脂糖、PNIPAAm、Pluronic、PLGA-PEG-PLGA、PEG-PLLA-PEG
	分子特异性识别	海藻酸钠、葡聚糖、透明质酸、肝素、聚乙二醇
化学（共价）交联	席夫碱反应	海藻酸钠、透明质酸、葡聚糖、硫酸软骨素、纤维素
	第尔斯-阿尔德反应	壳聚糖、透明质酸、聚乙二醇
	迈克尔加成	透明质酸、肝素、聚乙二醇
	点击化学反应	壳聚糖、透明质酸、硫酸软骨素、海藻酸钠、聚乙二醇
	自由基聚合（光、热引发）	明胶、海藻酸钠、透明质酸、壳聚糖、硫酸软骨素、聚乙二醇、PPF
	酶交联	血纤蛋白原、明胶、肝素、壳聚糖
	化学交联剂（戊二醛、京尼平）	明胶、壳聚糖、聚乙二醇

离子交联是指带电荷的聚合物与带有相反电荷的多价离子或聚合物作用，通过离子键合作用形成水凝胶。某些天然多糖及其衍生物是高分子聚电解质，采用离子引发交联可以形成凝胶，并且产生特殊的刺激响应性，如 pH 等。海藻酸盐是一种天然衍生多糖，其水溶液通过与二价离子（如 Ca^{2+}）的相互作用呈现出可逆凝胶化反应，这些阳离子与海藻酸链上的古罗糖醛酸单元相互作用形成离子键桥，即所谓的“蛋盒结构”。海藻酸凝胶是被最广泛用作细胞外基质类似物的支架，具有良好的生物相容性，有利于体外细胞的培养，最有希望成为一种商品化的可注射型软组织修复用生物材料。

热致相转变主要是指聚合物溶液通过温度的改变形成凝胶，当温度变化时，聚合物分子链的物理缠结形成交联网络结构。这种水凝胶的形成不需要其他化学试剂的引发，可以以液体的形式注射于体内，原位固化，并且它们的交联点温度可通过调节接近体温，大大降低了外界物质对细胞的影响。热致相转变水凝胶的典型代表为 *N*-聚异丙基丙烯酰胺（PNIPAAm）和普朗尼克（Pluronic，PEO-PPO-PEO）。较为普遍的做法是将 PNIPAAm 和 Pluronic 以共聚物或化学接枝的形式与可降解聚合物结合，得到具有良好可控注射和细胞活性的温敏型水凝胶支架。热致相转变水凝胶的共同特征是有亲/疏水基团的共存，疏水基团包括甲基、乙基、丙基等。水凝胶在低温时为液体，当温度升到一定值时形成凝胶，存在最低临界溶解温度（LCST）。低于 LCST 时，焓变起主导作用，分子链中的极性基团与水分子形成氢键使聚合物溶解在水中；当温度高于 LCST 时，熵变（疏水作用）起主导作用，疏水的异丙基在转变中发生脱水，导致聚合物分子在水中的沉淀，但其分子链中大量的羰基仍然能与水分子形成氢键。因此，温度高于 LCST 时，水凝胶的形成主要是由于疏水作用导致分子链聚集形成交联网络。这类热致相转变水凝胶体积会随温度而变化，在 LCST 附近体积会突然收缩或膨胀，即发生溶胶相到收缩相的体积转变。目前组织工程领域的研究，主要集中在 PNIPAAm 共聚物上面，尤其是作为细胞和生长因子的载体的研究；而 Pluronic 对细胞包载的机械性能，可通过将 Pluronic 的物理凝胶机制与化学固化结合来进行调节。

共轭反应或偶联反应交联的可注射水凝胶成为研究热点，主要包括迈克尔加成（Michael addition）、席夫碱（Schiff base）反应、第尔斯-阿尔德（Diels-Alder）加成反应和点击化学（click chemistry）等。此类交联过程可在温和条件下进行，且整个凝胶化过程不需要添加不利于细胞生长的化学助剂，因此应用于组织工程具有很大的优越性。与物理交联水凝胶不同，共轭反应交联水凝胶不会发生溶液-凝胶相转变，因此不会有明显的体积变化，这将有利于用于器官缺损的填补。其中，席夫碱反应（醛基与氨基缩合形成酰胺键）是最简单易行的交联水凝胶的方法。许多分子中含有相邻羟基基团的多聚糖，如海藻酸、硫酸软骨素、透明质酸和纤维素等，都可以被高碘酸盐氧化来制备此类水凝胶材料。例如，通过席夫碱反应交联的水溶性壳聚糖-透明质酸复合水凝胶支架材料具有较高的细胞活性。采用高碘酸钠使透明质酸部分氧化得到含醛基的透明质酸，与含有大量氨基的水溶性壳聚糖充分混合形成可原位自交联的水凝胶支架材料。该水凝胶的凝胶时间、降解、溶胀和压缩模量等性能可通过不同壳聚糖和透明质酸的浓度和配比进行调节[3,4]。

自由基聚合交联是使带有不饱和或光敏性官能团的前驱物在热或者光作用下发生自由基聚合或交联形成共价键交联水凝胶。自由基的产生主要通过添加热引发剂或者光引发剂，引发大分子单体上的官能团进行聚合和交联。热引发聚合中，官能团一般是 C=C 双键，主要采用氧化还原引发体系。氧化还原引发剂水溶性较好，活性较高，但氧化还原体系不可避免地会引起整个水凝胶体系的 pH 的变化，并且其副产物可能会影响细胞的存活和生长，所以引发体系的选择至关重要。软骨组织工程中常用的有过硫酸铵/四甲基乙二胺（APS/TEMED）和过硫酸铵/抗坏血酸等，主要用于接枝双键的高分子及其衍生物的交联。因此，该凝胶体系需注意引发剂种类的选择、引发剂及副产物的生物毒性、聚合中温度和 pH 的变化。光引发聚合中，含光敏性官能团（如叠氮）的前驱物可在 UV 照射下直接聚合；含双键官能团的前驱物可通过加入光引发剂（如 I2959）后在 UV 照射下聚合。光引发聚合速率相对较快，而且副产物较少，但须严格控制 UV 的照射强度及照射时间、光引发剂浓度以及反应时的温度变化。热引发聚合与光引发聚合比较，后者聚合速率快，对细胞影响较小，但由于 UV 的透过率有限，不能用于较深组织的修复，而前者无此限制。自由基交联形成的凝胶为共价键交联，凝胶结构比较稳定，强度较高，而且反应可控制性较好，易于手术中的操作，但由于需其他物质参与，并伴有化学反应，因此对细胞的影响较大。通过对引发体系各项参数的优化及其他操作条件的严格控制，能够降低或消除体系对细胞的影响以满足组织工程的需要。通常采用自由基聚合交联的水凝胶支架的机械性能比较优异，这正是软骨修复应用中所希望的特性之一。采用不同类型、浓度的引发剂以及不同交联剂的比例，交联聚合物具有显著不同的特性，其中交联剂的比例影响交联密度，从而影响最终的机械性能。特别需要注意的是，固化时间的控制必须要符合临床上的应用，以避免水凝胶固化时间不当引起注射材料周围组织的坏死。

1.3 医用可降解水凝胶的应用

医用可降解水凝胶材料主要用于细胞、药物和基因载体材料，按材料形态可分为大尺寸水凝胶、可注射型水凝胶、微凝胶材料等。

1.3.1 细胞支架

医用可降解水凝胶最重要的应用是作为可注射型细胞支架，用于组织工程和再生医学领域。通常情况下，细胞体外培养的环境无法完全模拟人体内部的细胞生长环境，因而细胞在体外培养时很容易丧失其功能性的表达，不能进行正常的基质分泌、分化和增殖。水凝胶有利于营养物质和细胞分泌产物的运输，能够为细胞的分裂与分化提供更接近于天然细胞外基质的化学与物理环境。

从临床使用的角度考虑，水凝胶支架可通过注射的方法植入所需部位，在一定条件下原位形成三维支撑体，避免了创伤性的外科手术，降低了手术难度，更容易被患者所接受。用于临床治疗时，将细胞悬浮于液态支架前驱体组分中，混合后直接注射到缺损部位，支架在体温下可快速原位成型，细胞可以均匀分布在整个水凝胶支架中。因其高含水量、生物相容性和机械性能类似天然软组织，类似体内环境的特质更有利于细胞的分化和功能表达，使得水凝胶在组织工程应用方面特别有吸引力。此外，水凝胶尤其适合填补任意形状的缺损，其物理形态和人体软组织接近，可用于向细胞传递信号，作为细胞生长和功能的支持结构，为缺损空间提供填充。

用于临床治疗时，水凝胶既可以直接植入体内作为组织的替代材料，也可在水凝胶交联之前将细胞悬浮于液态前驱体组分中，混合后直接注射到缺损部位，然后在体温下快速原位交联成型。所需营养由体液交换提供，细胞可渗透其中进行生长，最终修复受损的组织。图 1-1 为水凝胶材料作为细胞支架在组织工程中的应用示意图[5]。

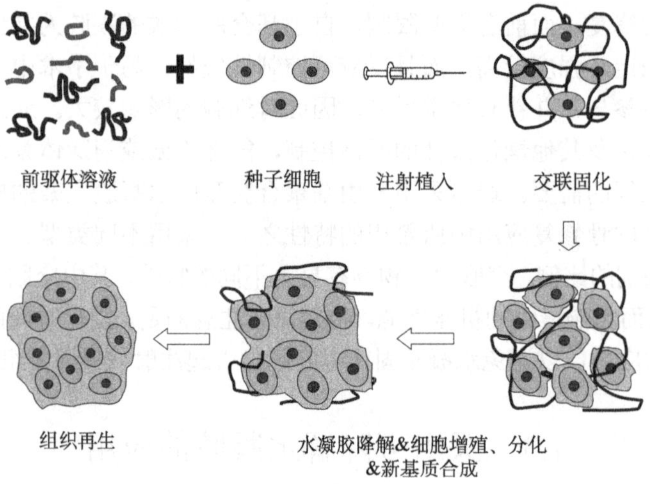

图 1-1 可注射型水凝胶材料在组织工程中的应用示意图

水凝胶支架的物理参数包括机械强度和降解等，而生物特性包括生物相容性和提供与生物相关的微环境的能力。由于水凝胶支架要负载细胞和细胞生长因子，因此注射后溶液凝胶化的条件必须是温和的。作为组织工程支架，还需考虑可注射型水凝胶的机械性能。对于软骨和骨等承重组织，支架需具有足够的机械强度以支撑所修复的组织，特别是在修复的早期，需要降解速率慢的材料，能够在较长的时间内维持其结构完整性和机械性能。细胞完全处于凝胶包围中，凝胶的应变易于对细胞产生应力刺激，能够为细胞的分裂与分化提供更接近于天然细胞外基质的化学与物理环境。

大量体外和体内实验从多角度研究了水凝胶的强度、细胞生长因子负载以及材料本身性质对种子细胞和组织再生的影响。与传统的多孔支架材料相比，水凝胶支架具有类似体内环境的特质，具有高度水合的三维聚合物网络，为软骨细胞的黏附、增殖和分化提供了空间，更有利于细胞的分化和功能表达，从而能更好地实现组织的再生。经过十多年的发展，已有多种适合负载细胞或干细胞的水凝胶支架被制备出来，并进行了大量的体外和体内的组织工程化研究，取得了丰富的研究成果。诚然，水凝胶作为细胞支架尚存在缺陷，主要是凝胶时间难以精确控制，机械强度较低，形状保持能力差，消毒困难。水凝胶是细胞支架材料的一个重要组成部分与发展方向，可注射型水凝胶具有重要的临床应用价值和很大的发展前景，必将有力推动组织工程技术的发展。

1.3.2 药物载体

水凝胶支架的另一个重要功能是传递药物和基因。人体组织或器官的细胞外基质中含有大量的活性大分子，这些活性大分子为组织细胞的存活及活动提供适宜的微环境，并通过信号传导系统影响细胞的代谢、功能、黏附、迁移、增殖和分化等行为。组织再生中，细胞生长因子的调节作用对组织再生具有重要的作用。由于生长因子在溶液中的活性半衰期较短，因此生长因子的应用需要通过一定形式的载体以实现可控释放。在体内，生长因子是通过分子间的弱相互作用力存储在细胞外基质中，然后根据组织生长的需要在特定的部位以所需的速率和剂量释放。以往细胞生长因子等激素蛋白药物的给药方式主要是口服或静脉注射，由于酶解作用，大部分给药将被代谢或消耗，这不仅造成浪费还会对身体产生副作用。例如，为了促进局部软骨形成，传统给药方式需要大量的细胞生长因子，但会导致一些严重的副作用，包括非靶组织的钙化、新软骨化、形成动脉粥样硬化斑块甚至肿瘤。这些对软骨或骨组织具有营养和促进作用的因子，对其他组织很可能是不利的，因此，局部、靶向给药对于水凝胶支架负载细胞生长因子是非常必要的。

在运输细胞的同时，水凝胶为化学和生物信号修饰提供了平台。在水凝胶支架中引入细胞生长因子等诱导信号以促进和控制组织生成十分重要。目前，水凝胶已广泛地应用于输送细胞生长因子以促进组织的修复与再生。生长因子在水凝胶支架中的应用方式包括简单物理吸附、化学固定以及微粒包埋等。但是，简单物理吸附无法获得长时间的释放效果，而生长因子只有在所需的时间内实现缓慢地释放才有利于组织的再生。化学固定法则可能破坏生长因子的活性结构域，影响其生物活性。微球或微粒包埋是目前研究最多的释放方式，但对载体生物相容性以及释放速率的控制增加了组织工程支架研究的复杂性[5]。除了承担运载药物的基本功能以外，水凝胶还应起到保护和稳定细胞生长因子的作用。另外，力学信号和动态培养能够刺激种子细胞的分化和新基质分泌，能增强工程化组织的机械和功能化性质。因此，联合支架内化学诱导与外界力学信号，水凝胶材料在诱导组织再生方面存在着巨大的潜力。

随着组织工程技术的发展，新的构建组织结构的方法被开发出来。作为药物载体，医用水凝胶可以制备成微球、微胶囊和纳米粒子等多种形式。例如，软骨组织工程结构可以采用小的凝胶结构模块来进行组装构建，通过这种“模块化”的方法，可组装构建具有特定功能和结构的较大软骨组织。再如，在癌症治疗中，递送正确剂量的抗癌药物并靶向递送到正确的位置是成功治疗的关键，特别是微凝胶（microgel）可被用作具有可控释放特性和靶向能力的抗癌载体。

微凝胶属于微米或纳米级的凝胶颗粒，是一种具有分子内交联结构的聚合物微粒，具有优良的加工性能和施工性能，在克服许多组织工程难题方面具有很大的应用价值。微凝胶的合成方法主要包括：乳化法、光刻技术、微流体技术以及微成型技术，这些方法可用于制备尺寸在几十至几百纳米的微凝胶材料。在组织工程中，主要采用乳化法制备和构建微凝胶材料。制备过程中，多相混合溶液经过机械搅拌，在有机相内形成水凝胶前驱物的小液滴。水凝胶的尺寸可通过调节机械搅拌力、各相溶液的黏度以及改变两相间界面张力表面活性剂的加入来进行控制。通过上述步骤所得的液滴可通过各种各样的交联机制进行交联，形成球形水凝胶。这种方法可用于各种各样的材料制备微凝胶，包括琼脂糖、海藻酸钠和胶原蛋白等。将细胞加入溶液中可制备负载细胞微凝胶，用于免疫隔离和作为生物学反应器或者用于干细胞生物学的分析等方面。乳化法主要的优点在于制备水凝胶工艺简便，可通过优化制备工艺条件减小水凝胶粒径的分布。但是，这种技术所制备的水凝胶粒径普遍比其他方法分布宽，且基本上通过这种方法制备得到的水凝胶都呈球状。微凝胶在克服软骨组织工程领域的某些挑战上表现出了显著的应用潜力。

最早的用微米级凝胶颗粒来构建组织的例子是微胶囊材料，用于细胞的包载，这种方法采用聚电解质半透膜封装细胞后植入机体，可以避免机体的免疫反应。离子交联海藻酸是广泛应用于包裹细胞的微胶囊材料，这是因为海藻酸交联简单易行，凝胶条件温和，并且降解相对缓慢，细胞在体系凝胶化之前很容易与之混合[6]。多种 Ca^{2+}或者 Ba^{2+}交联的海藻酸微球和微胶囊已被开发出来用于种子细胞和生长因子的运载，同时，也有研究将活性分子和肝素引入海藻酸微球和微胶囊中用来包裹细胞。许多研究证实，离子交联海藻酸制备的微胶囊材料能成功封装种子细胞，并且能够持续释放细胞生长因子，在体内实现免疫隔离。然而，这种海藻酸微胶囊会随培养时间而发生纤维化，导致非渗透性包裹，从而造成细胞生长因子的损失和细胞的死亡。此外，微胶囊材料容易导致氧传输的扩散限制，从而将降低处于微胶囊中心细胞的活性，由此限制了微胶囊的尺寸发展。一种限制纤维化包裹的方法是在海藻酸微胶囊表面接枝或涂层亲水性的透明质酸分子，也有研究尝试在微胶囊表面固定血红蛋白以提高氧扩散；还有通过化学接枝 RGD 多肽分子，来改善海藻酸微胶囊的生物活性。

除了传统的水凝胶和微凝胶，某些纳米微球体也已经被交联和堆积形成三维水凝胶材料。这种可注射型水凝胶材料的特点是由直径为几十到几百纳米的微球组成的。这些小尺寸的微球之间可通过静电吸附、特异性识别、酶反应和自由基聚合等交联机制[7-10]，原位自组装成具有符合创伤形状的三维水凝胶支架。纳米微球通常采用乳化法制备，以 EDAC 等缩合剂将反应性基团和多肽固定于微球表面，赋予纳米微球的反应活性。这些功能化的微球体不仅可给细胞和生长因子提供一个生长空间和运输载体，而且可以诱导干细胞定向分化，这丰富了水凝胶支架材料在组织工程中的应用。未来，水凝胶将向智能型和多功能性发展，并且在生物医学的应用会越来越广泛。这些材料的成功依赖于新材料的发展，此将通过新的聚合物合成或修改天然聚合物的出现来实现。

参考文献

[1] 薛巍, 张渊明. 生物医用水凝胶. 广州: 暨南大学出版社, 2012: 1-4.

[2] 谈华平. 医用多聚糖材料. 北京: 科学出版社, 2015: 6-15.

[3] Tan H P, Chu C R, Payne K A, et al. Injectable *in situ* forming biodegradable chitosan-hyaluronic acid based hydrogels for cartilage tissue engineering. Biomaterials, 2009, 30(13): 2499-2506.

[4] Tan H P, Rubin J P, Marra K G. Injectable *in situ* forming biodegradable chitosan-hyaluronic acid based hydrogels for adipose tissue regeneration. Organogenesis, 2010, 6(3): 173-180.

[5] Tan H P, Marra K G. Injectable, biodegradable hydrogels for tissue engineering applications. Materials, 2010, 3(3): 1746-1767.

[6] Sun J C, Tan H P. Alginate-based biomaterials for regenerative medicine applications. Materials, 2013, 6(4): 1285-1309.

[7] Wang H N, Hansen M B, Löwik D W P M, et al. Oppositely charged gelatin nanospheres as building blocks for injectable and biodegradable gels. Advanced Materials, 2011, 23(12): 119-124.

[8] Salem A K, Rose F R A J, Oreffo R O C, et al. Porous polymer and cell composites that self-assemble *in situ*. Advanced Materials, 2003, 15(3): 210-213.

[9] Tan H P, Fan M, Ma Y, et al. Injectable gel scaffold based on biopolymer microspheres *via* enzymatic reaction. Advanced Healthcare Materials, 2014, 3(11): 1769-1775.

[10] Huang T, Xu H G, Jiao K X, et al. A novel hydrogel with high mechanical strength: a macromolecular microsphere composite hydrogel. Advanced Materials, 2010, 19(12): 1622-1626.

第 2 章 离子交联型水凝胶

2.1 交 联 原 理

通过离子交联形成的水凝胶一般分为两种，一种为聚电解质与带相反电荷的多价离子通过键合作用形成水凝胶，又称为离子包埋型水凝胶；另一种为两种带相反电荷的聚电解质电离成阴离子高分子和阳离子高分子，两者相互作用形成水凝胶，又称为聚电解质复合物。离子交联水凝胶的形成机理如图 2-1 所示。

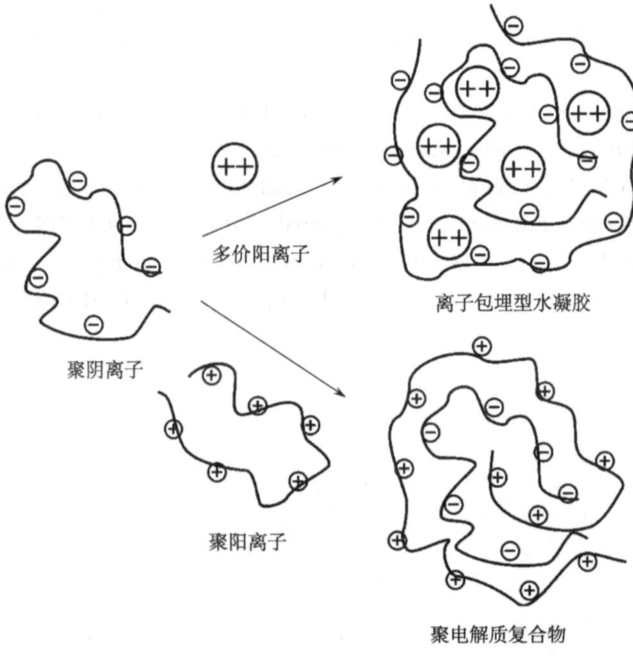

图 2-1　离子交联水凝胶形成机理

海藻酸钠是一种天然的带负电基团的（—COO^-）亲水多聚糖，是由 *α-L*-甘露糖醛酸（M 单元）与 *β-D*-古罗糖醛酸（G 单元）依靠 1,4-糖苷键连接而形成的共聚物（图 2-2（a））。海藻酸钠低热、无毒、无臭，无免疫原性，吸湿性强，具有良好的生物相容性和生物降解性，已被广泛应用于伤口敷料、牙齿修复、药物传递和组织工程等方面[1]。在众多的海藻酸钠水凝胶制备方法中，离子交联形成的水凝胶具有反应条件温和、操作简单、可注射和可原位形成凝胶等优点。海藻酸钠易与二价阳离子如 Ca^{2+}、Mg^{2+}、Fe^{2+}、Ba^{2+}、Sr^{2+}等交联形成水凝胶，属于离子包埋型水凝胶，其中 Ca^{2+}是最常用的一种，一般由 $CaCl_2$ 提供。离子交联的原理是阳离子与海藻酸钠所带电荷相反，从而形成键合作用将海藻酸钠分子链连在一起形成空间网状结构（图 2-2（b））。但由于在室温下该反应过于迅速，如果直接将含二价阳离子溶液与海藻酸钠溶液混合会导致反应不均匀，进而形成的水凝胶性能不佳[2]。

Ca^{2+}交联形成的海藻酸钠水凝胶具有反应条件温和、操作简单、可注射和可原位凝胶等优点。目前的研究主要集中在海藻酸钠凝胶化动力学、均质化、机械性能和生物相互作用行为。这类凝胶材料可通过控制海藻酸和 Ca^{2+}的浓度、分子质量和组成来制备具有各种性能的水凝胶材料。

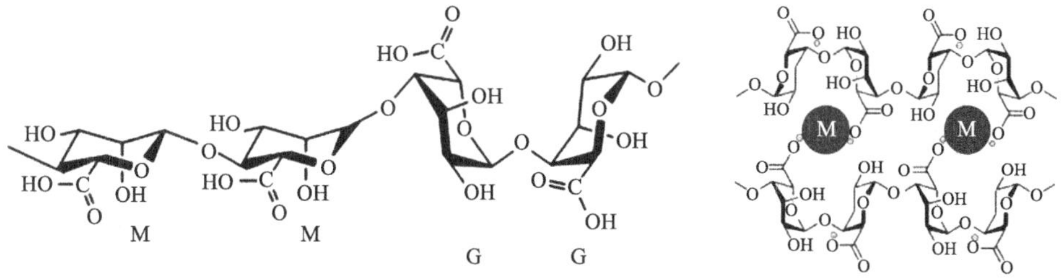

(a) 海藻酸钠的化学结构　　(b) 离子交联示意图

图 2-2　海藻酸钠的结构与交联

由于 $CaCl_2$ 在水中溶解度很高，Ca^{2+}直接交联海藻酸钠的过程非常迅速，这使得这种水凝胶材料的注射操控性较差，很难控制凝胶速率。过快的凝胶速率会引起凝胶体系的交联密度呈梯度变化以及结构不均匀，得不到具良好力学性能和形态的水凝胶。同时，采用高浓度的 Ca^{2+}进行交联，会对细胞存活有一定的副作用。采用 $CaCO_3$、$CaSO_4$ 等作为交联剂可以降低凝胶的速率，保证凝胶的均匀性、力学性能和细胞包覆的均匀性。这是因为它们在水中的溶解度较低，可以确保在凝胶化之前在溶液中的均匀分布。通过调节 $CaCO_3/CaSO_4$ 摩尔比、Ca^{2+}含量、海藻酸钠浓度以及凝胶温度可以控制合适的凝胶时间。还有一种改良的方法是将钙离子包埋于脂质囊泡中，使其在生理条件下从囊泡热缓释，这样能一定程度上延缓凝胶的发生，从而提高注射的操控性。

近年来研究人员提出了一种新的制备方法克服了 Ca^{2+}直接交联的问题，即先将 $CaCO_3$ 充分混合到海藻酸钠溶液中，然后加入葡糖酸内酯（GDL）缓慢释放 H^+，H^+与均匀分散的 $CaCO_3$ 作用形成 Ca^{2+}，从而交联形成均匀的水凝胶[3]。这种通过添加 GDL 的离子交联方法凝胶时间延长，注射操控性较好，制备的水凝胶不会产生毒副作用，但由于其结合不牢固，所以力学性能略有下降[4]。

2.2 水 凝 胶

海藻酸钠水凝胶简单易得，是最早应用于药物传递和组织工程的可注射型支架[3]，也是最早用于骨和软骨组织工程的水凝胶材料。例如，用 Ca^{2+}交联的海藻酸钠水凝胶起到三维可降解支架作用，作为鼠骨髓细胞增殖的基质，体内软骨细胞实验表明包覆软骨细胞的快速降解水凝胶在 12 周后形成具一定强度和弹性的新生组织，并有大量的Ⅱ型胶原和 GAG 的存在[5]。将软骨细胞与海藻酸钠复合注射到裸鼠背部皮下，在 $CaCl_2$ 作用下交联凝胶，结果表明有Ⅱ型胶原和硫酸黏多糖的分泌，证明透明软骨的生成，并进一步证明软骨的生成与海藻酸钠浓度和 $CaCl_2$ 浓度关系不密切，而与种植细胞密度有关[6]。动物实验结果显示，包埋软骨细胞的海藻酸钠水凝胶在移植 4 周后，软骨细胞能够成活并合成与天然软骨一致的细胞外基质蛋白；然而，生成的类似软骨体在机械性能上表现较弱，压缩模量仅为天然软骨的 15%~30%。目前普遍采用的方法是将海藻酸钠与其他天然多聚糖（如透明质酸和硫酸软骨素等）复合使用，能更好地促进软骨细胞增殖和蛋白多糖的分泌。

骨和软骨组织工程支架要求水凝胶具有良好的生物活性和生物相容性，同时又必须具备较好的力学强度，以保障材料在治愈过程中承受压力而不被破坏。然而，仅凭借单一海藻酸钠制备的水凝胶支架无法同时实现以上两点目标。利用两种或两种以上不同性质的材料构建复合支架有望解决这个问题。

2.2.1 Alg/HAp 水凝胶

羟基磷灰石（HAp）是骨中无机成分的主要物质，属六方晶系，以其良好的细胞相容性、骨细胞诱导性和优良的力学性能等特点，已经成为应用于骨损伤修复的主要材料之一。由于海藻酸钠分子与骨细胞结合效果不佳，HAp 的加入能够有效地提高细胞相容性从而诱导骨细胞分裂分化。与此同时，由于无机材料的抗压性能远优于柔软的高分子材料，HAp 的引入有望提高材料的力学性能使之能够应用于骨组织修复。首先采用原位释放法，利用 $CaCO_3$ 和 GDL 原位释放出 Ca^{2+}，交联得到可注射型海藻酸钠（Alg）凝胶材料；然后，通过向 Alg 水凝胶中添加不同量的 HAp，制备不同比例的海藻酸钠/羟基磷灰石（Alg/HAp）复合水凝胶（图 2-3）。

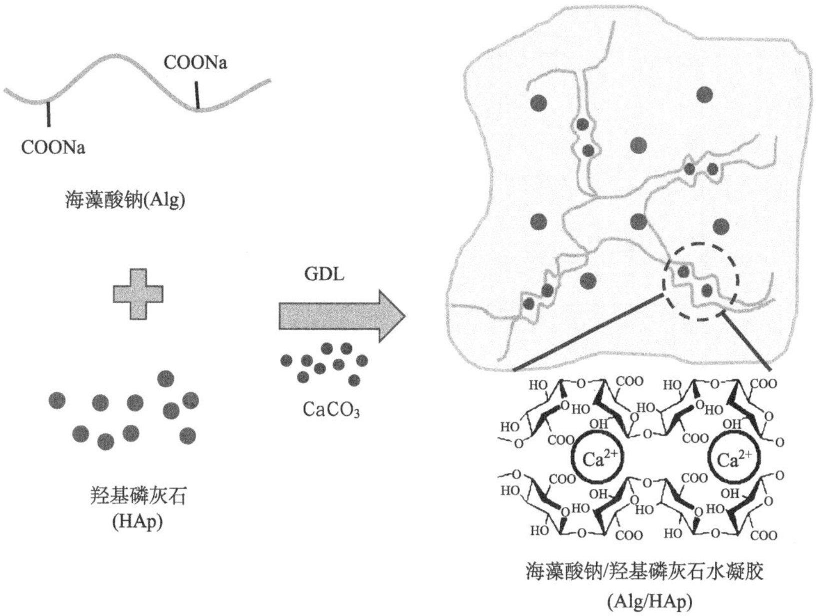

图 2-3　Alg/HAp 水凝胶的制备示意图

作为细胞支架的水凝胶，监测水凝胶形成期间的 pH 变化过程非常必要。如图 2-4 所示，凝胶过程中体系的 pH 不断下降，直至达到稳定，但是交联剂（$CaCO_3$ 和 GDL）的比例不同，凝胶期间的 pH 也不同。图 2-4（a）表明当 $CaCO_3$ 成分浓度固定时，GDL 的浓度提高，水凝胶的 pH 明显降低。同时，图 2-4（b）表明当 GDL 的浓度一致时，$CaCO_3$ 浓度增大，提升了 Alg 凝胶期间的 pH。前者原因是 GDL 含量越高，H^+释放速率越快，水凝胶偏酸性；后者则是因为过多的 $CaCO_3$ 会消耗 GDL 释放出的 H^+，从而使体系偏碱性。对于组织工程支架材料而言，pH 为 6.8～7.2 为宜，过酸或者过碱都不适合细胞生长，交联剂需设定在特定比例来控制体系的 pH 为中性，结果发现当 $CaCO_3$ 和 GDL 的质量浓度相同（1∶1）时 pH 接近 7。图 2-4（c）表明随着 HAp 的加入，水凝胶的 pH 略有提高，原因是 HAp 显碱性，会中和一定量的 H^+，作用与 $CaCO_3$ 相同，但可以看出体系的 pH 仍接近中性，材料将不会影响后续细胞的包裹。

当凝胶材料注射到骨受损伤部位后，该部位在修复期间会受到循环剪切力的作用，因此有必要通过角频率扫描试验观测水凝胶在循环应力下的抗剪切性能。如图 2-5 所示，由于 HAp 用量增大，引起水凝胶储能模量 G'显著增强，这表明 HAp 引入促进水凝胶抗剪切性能增强，原因是均匀分散的 HAp 使得 Alg 分子链运动受阻。空白 Alg 水凝胶的 G'值仅为 2000Pa 左右，但当 HAp 用量达到 6%质量分数时，Alg/HAp 凝胶的 G'值约为 2600Pa；当含量再升高至 10%质量分数时，

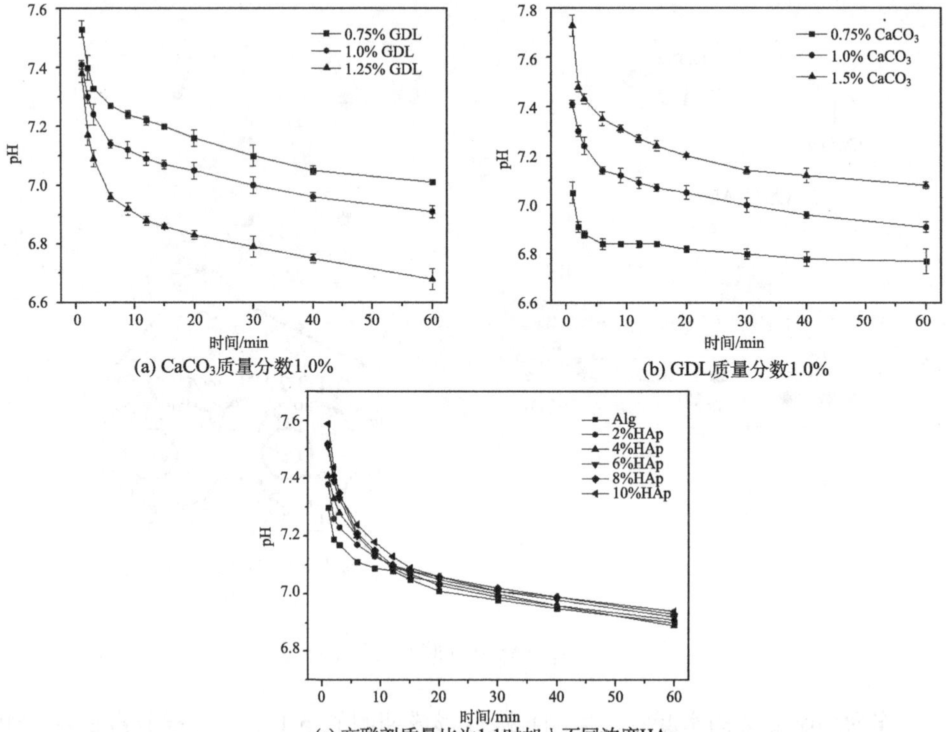

(a) $CaCO_3$质量分数1.0%

(b) GDL质量分数1.0%

(c) 交联剂质量比为1:1时加入不同浓度HAp

图 2-4　Alg/HAp 水凝胶的 pH

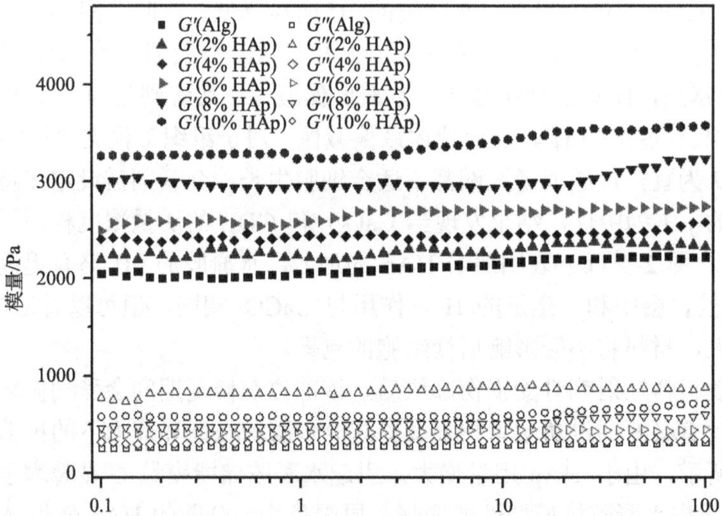

图 2-5　Alg/HAp 水凝胶的流变性能

可超过 3200Pa。HAp 用量增加导致凝胶的损耗模量 G''值略微增大，平均值从 270Pa 增至 820Pa。同时，G''始终低于 G'一个数量级，说明 Alg/HAp 水凝胶具有较好的弹性。此外，ω 从 0.1rad/s 增至 100rad/s 时，G'和 G''均处于较稳定值，表明水凝胶无论在低变形速率或者是高变形速率下都具有较好的稳定性。

水凝胶支架材料的凝胶时间关系到实际临床应用的可操作性。Alg/HAp 的凝胶时间如图 2-6 所示，结果表明，当 $CaCO_3$ 与 GDL 比例固定（1∶1）时，随着 $CaCO_3$ 与 GDL 含量提高，凝胶时间缩短。当 $CaCO_3$ 与 GDL 质量分数均为 1.5%时，凝胶时间缩短至 5min，恰好是可注射型水凝胶的最佳凝胶时间。通常，用 Ca^{2+}直接交联的海藻酸钠，凝胶时间只有几秒，非常迅速，难以完成注射操作。这里采用 $CaCO_3$ 与 GDL 的间接交联法，显著改善了注射操作性，大大提高了临床应用价值。HAp 的浓度与凝胶时间有很大关联，可看出 HAp 具有缩短凝胶时间的作用，原因是 HAp 的加入使得水凝胶的剪切模量提高，进而增大黏度，而黏度较大的体系更容易形成凝胶，因此凝胶时间缩短。

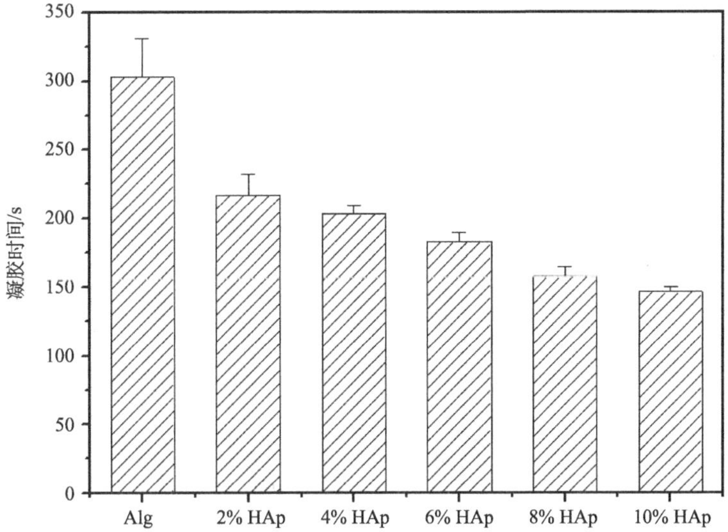

图 2-6　不同 HAp 含量的 Alg/HAp 凝胶时间

水凝胶的力学测试结果见图 2-7。图 2-7（a）比较了不同 $CaCO_3$、GDL 含量（$w(CaCO_3)$∶w(GDL)=1∶1）制备的 Alg 水凝胶的力学性能，可见由于 $CaCO_3$ 与 GDL 含量增加，导致 Alg 凝胶的最大抗压强度显著提高。但过量的交联剂（1.5%质量分数）使得体系在小变形下（形变量介于 0.1～0.5）的抗压性能有所下降，因此当应用于骨和软骨组织工程时，材料会在较小变形下结构受到破坏进而失效。图 2-7（b）表示 Alg/HAp 水凝胶的力学性能曲线，HAp 的引入显著提升了水凝胶在小变形范围内（10%~50%）的抗压强度。例如，当压缩变形量为 50%时，含有 6% HAp 的水凝胶压缩强度为 106kPa，而空白 Alg 水凝胶仅为 64kPa。由此可见，HAp 的加入使得 Alg 水凝胶的力学性能提升了近一倍。但是图 2-7（c）证明当含量超过 6%时，过量 HAp 并不会明显提高力学性能反而使水凝胶变脆，进而提前发生断裂。Hap 质量分数为 8%或 10%的 Alg 水凝胶在低于 55%的变形量下即发生断裂，并且仅为 122kPa 和 108kPa。

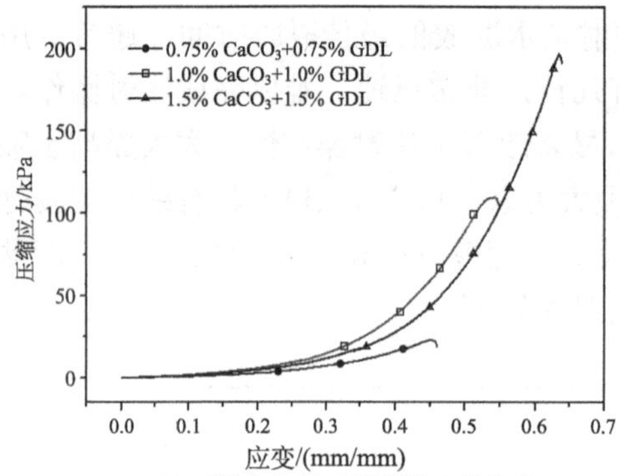

(a) 三组空白Alg水凝胶的力学曲线

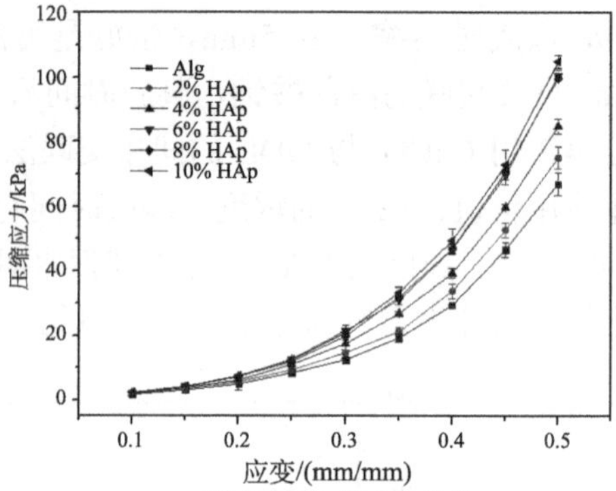

(b) Alg/HAp的力学曲线

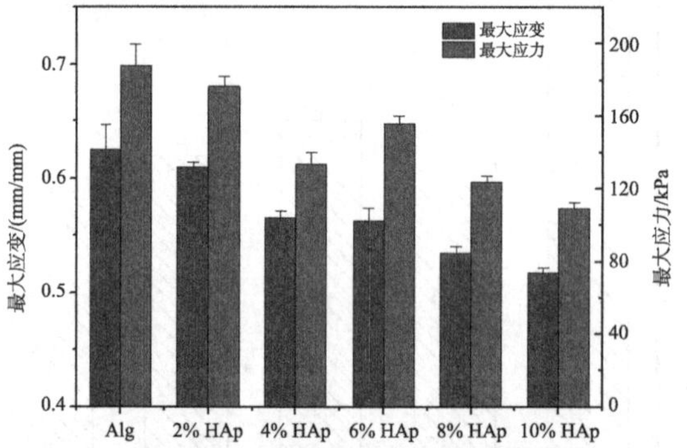

(c) Alg/HAp的最大变形量与最大压缩强度

图 2-7　Alg/HAp 水凝胶抗压特性

水凝胶的溶胀比（SR）越大，表明水凝胶吸水性越强，即水凝胶能从体液中吸收更多的营养物质以供细胞生长繁殖，有利于增加细胞代谢速率和缩短治疗时间。水凝胶一天内的 SR 值如图 2-8 所示，结果发现随着 HAp 浓度的增加，水凝胶吸水性能显著下降。以第 1 小时为例，空白 Alg 水凝胶 SR 值为 30.4，而含有 10%质量分数 HAp 的水凝胶 SR 值仅为 7.0。究其原因，是 HAp 作为无机材料，其吸水性远低于具有亲水结构的高分子材料，并且 HAp 是结构紧密的晶体结构，而海藻酸钠凝胶则形成多孔疏松结构，更易吸水。

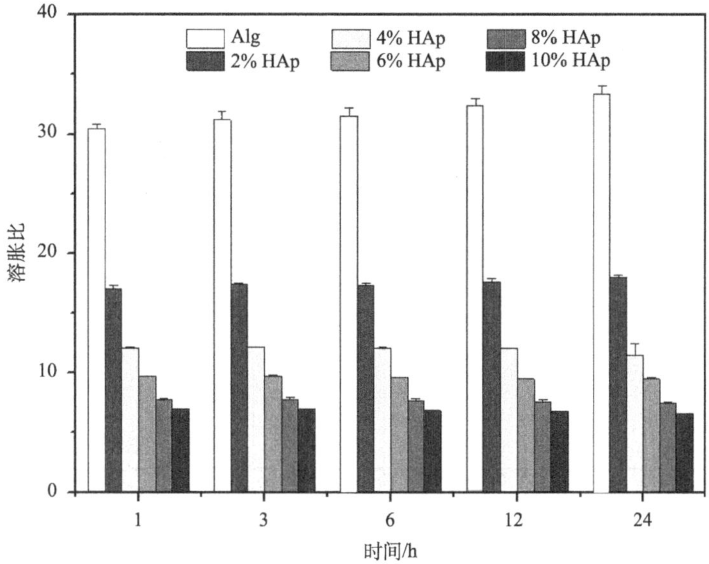

图 2-8　不同 HAp 含量的水凝胶溶胀比

不同质量分数 Alg/HAp 水凝胶的体外降解曲线如图 2-9 所示。由于纯 Alg 水凝胶的溶胀性较好，因此相同时间里能够吸取更多体积降解液。降解液中含有许多的 Na^+，一旦 Na^+与水凝胶中的 Ca^{2+}发生互换，则离子交联受到破坏，从而造成网络解离和降解。图 2-9 表明空白 Alg 水凝胶降解最快，至 28 天时只剩 75%，而随着 HAp 质量分数增大，Alg/HAp 降解速度明显减缓，这表明 HAp 的加入增强了 Alg/HAp 的结构稳定性，延缓其降解。

通过观察水凝胶的微观形貌，可以直观确定 HAp 在水凝胶中的分布及复合结构。冻干后 Alg/HAp 水凝胶的 SEM 形貌见图 2-10。图 2-10（a）中可见，冻干 Alg 水凝胶为海绵体材料，呈三维多孔网络结构，符合天然高分子水凝胶的典型特性。对比图 2-10（b）和图 2-10（f）可知，空白水凝胶孔壁光滑，而加入 HAp 的水凝胶孔壁粗糙，原因是加入的 HAp 部分吸附在孔壁上；观察低倍率 SEM 图可知，HAp 的加入使得水凝胶的孔径略微减小。另外，由图 2-10（a）可知空白 Alg 水凝胶冻干后孔径约为 500μm；而加入 HAp 后的水凝胶平均孔径降到 200～300μm。

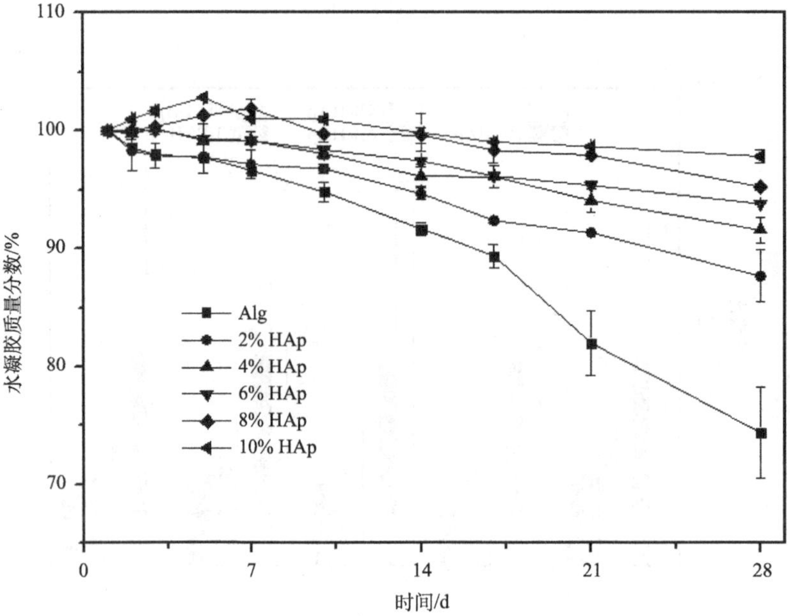

图 2-9　不同 HAp 含量的 Alg/HAp 水凝胶的体外降解

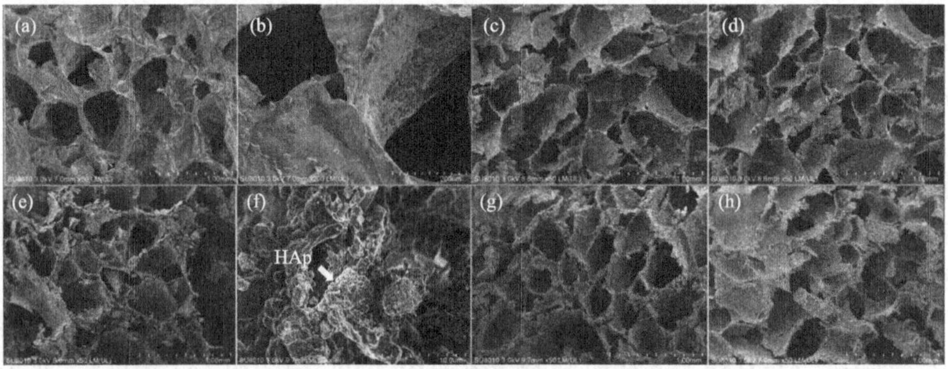

图 2-10　Alg/HAp 水凝胶 SEM 形貌

（a），（b）代表空白 Alg 水凝胶；（c），（d），（e），（g），（h）分别代表 HAp 浓度为 2%，4%，6%，8% 和 10%；（f）为（e）的局部放大

综上，采用 GDL 释放 $CaCO_3$ 中 Ca^{2+}的方法，可获得原位成型的离子交联 Alg 水凝胶。通过控制 $CaCO_3$ 和 GDL 的质量比例为 1∶1，水凝胶在凝胶期间的 pH 可基本控制在 6.8～7.2，能为细胞生长提供适宜的环境。同时，向水凝胶中加纳米 HAp 作为力学性能增强相可提高材料的抗压性能。随着 HAp 的含量提高，水凝胶在形变量为10%～50%的压缩强度有明显提高，但过量的HAp 导致材料变脆，

提前发生断裂。尽管 HAp 能促进提升水凝胶的结构稳定性，延缓降解速率，但其含量增加也同时导致凝胶时间和溶胀比下降。优化结果表明，HAp 浓度为 6%（质量分数）时，海藻酸钠水凝胶体系的综合性能较优。图 2-11 为凝胶前后的照片。

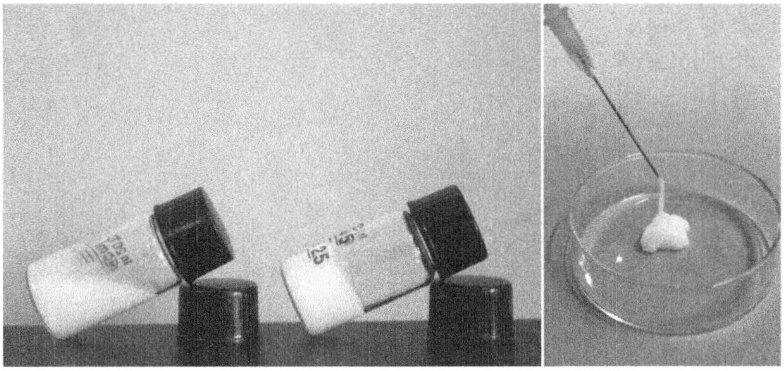

(a) 溶液态　　(b) 凝胶态　　(c) 注射态

图 2-11　不同状态下的 Alg/HAp 水凝胶

2.2.2　Alg/HAp/GMs 水凝胶

骨组织中含有胶原，属于结构蛋白，具有黏结骨细胞的功能，是骨细胞外基质的最主要的有机组分。明胶为胶原的部分降解产物，因此在 Alg/HAp 中进一步添加明胶具有仿生意义，有利于增强材料的生物活性，并且明胶的分子链上含有大量—OH、—NH_2 和—COOH 等活性基团，便于接枝改性。由于单纯的水凝胶释放药物过快，为了提高药物传递效果，利用明胶微球（GMs）包埋药物后将其均匀分散在水凝胶中形成水凝胶/微球复合凝胶支架材料，以实现减缓药物释放速率和增强生物活性的目标。GMs 是一种优良的药物缓释材料，可延缓生长因子的释放，有效防止转化生长因子失活，延长生长因子作用于细胞的时间，已被广泛用于药物释放和组织工程。图 2-12 给出了 Alg/HAp 加入不同含量的 GMs 后，GMs 用量对水凝胶 pH 的影响，结果表明微球的加入使得体系 pH 略微提高，但仍保持在 6.8～7.2，适合细胞生长。

GMs 为固体微粒，其在水凝胶中的添加不可避免会影响体系的成胶性能。从 Alg/HAp/GMs 水凝胶的流变曲线图（图 2-13）中可知：微球的加入使得材料的 G'显著提高，并且在 0.1～100rad/s 内保持恒定，说明复合体系状态稳定。其中，微球质量浓度为 5%的 Alg/HAp/GMs 凝胶材料 G'值稳定在 3000Pa 左右；而当 GMs 用量达到 20%质量浓度后，G'超过 4300Pa 且随角频率有微小波动，凝胶的稳定性略有下降。由图易知，GMs 含量为 20%质量浓度的复合凝胶的 G''值明显高于其

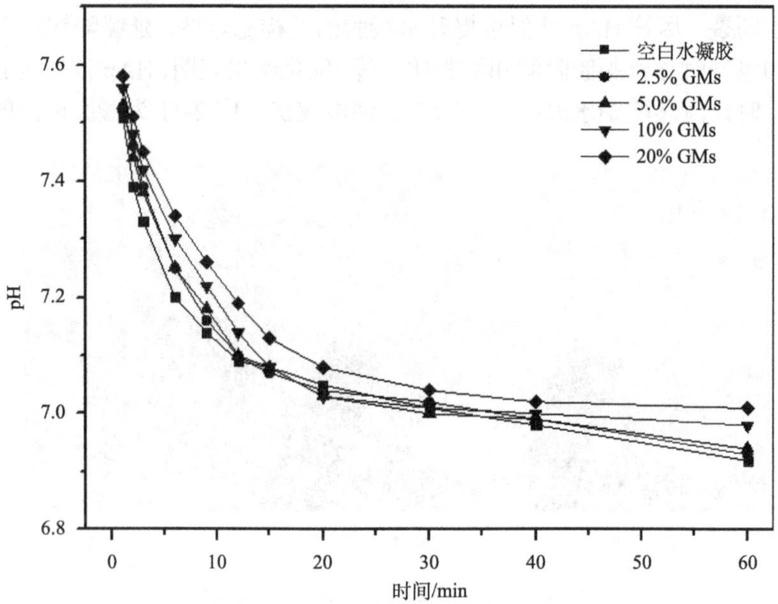

图 2-12　Alg/HAp/GMs 水凝胶的 pH

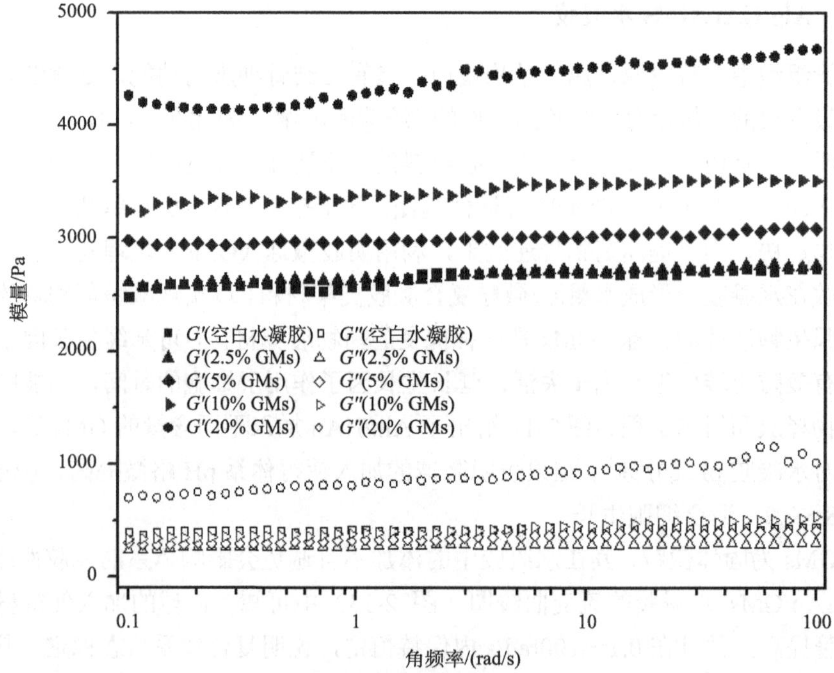

图 2-13　Alg/HAp/GMs 水凝胶的流变性能

他浓度的 Alg/HAp/GMs 凝胶，其平均值几乎达到 G'的数量级，不利于保持凝胶的弹性。同时，G'和 G''相差一个数量级（$G' > G''$），证明了体系加入微球后，仍为较好的弹性水凝胶。

GMs 的基体材料为明胶，虽然制备中进行了交联，但仍具有一定的亲水性能，GMs 的添加量对体系凝胶时间会产生明显的影响，见图 2-14。结果显示，加入亲水性的微球后，体系凝胶时间缩短，从原来 180s 降至 90s。我们推测明胶微球使凝胶时间减少的原因与 HAp 类似，两者都增大了 G'，进而提高了水凝胶的复合黏度。亲水性的明胶更容易从体系中吸水，从而间接增加了体系的浓度，促进溶胶向凝胶转变，但是过短的凝胶时间（比如短于 30s）会给实际操作带来不便。

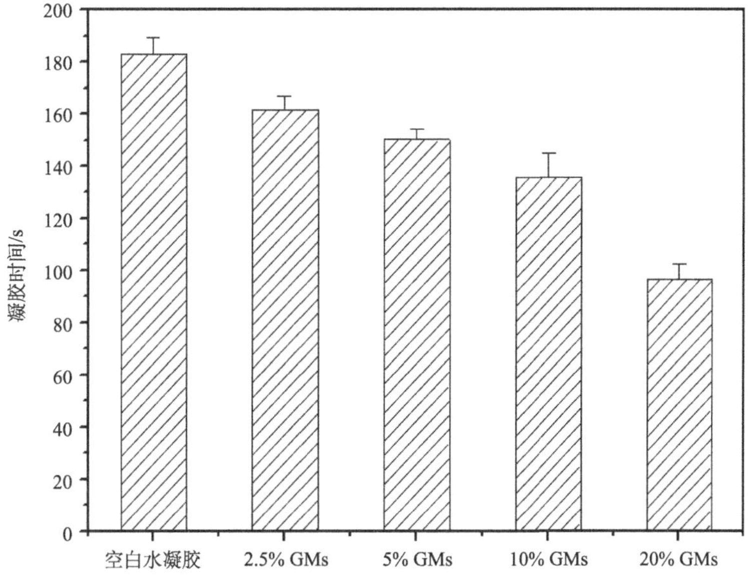

图 2-14　Alg/HAp/GMs 的凝胶时间

测试结果表明，少量的微球不会对水凝胶支架的力学性能产生明显的影响，如图 2-15 所示。但过量的微球会使得体系的抗压性能减弱（图 2-15（a）），并且材料容易发生断裂（图 2-15（b））。这是因为明胶微球本身结构较软，不能承受较大的压力。并且过量的微球在体系内的分散性能较差，易发生团聚现象，且由于这些团聚的部位抗压性能较差，一旦内应力达到一定值，就会产生裂纹，使得水凝胶结构容易被破坏。当压缩量为 50%时，含有 20%质量浓度 GMs 的凝胶材料的抗压强度仅为 80kPa，与 Alg/6% HAp 水凝胶相比降低了 20%。力学实验表明，微球含量不宜过大，综合考虑，选择微球质量浓度为 5%的复合凝胶作为后续研究。

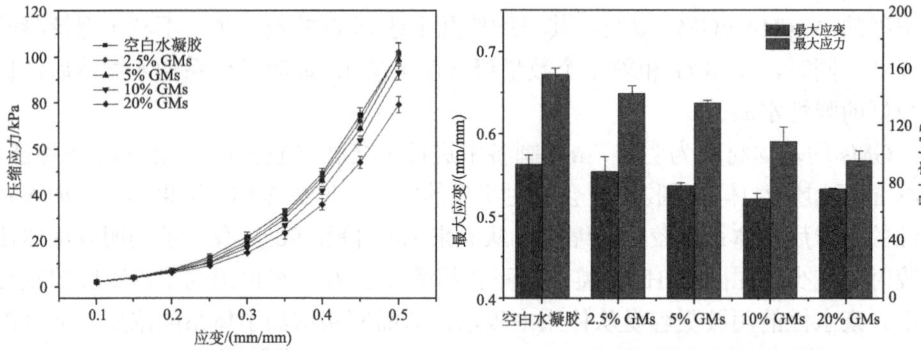

(a) 抗压曲线　　(b) 最大变形量与最大压缩强度

图 2-15　Alg/HAp/GMs 水凝胶的压缩性能

GMs 的加入，其效果相当于增加了体系中固态物质的浓度，这将影响水凝胶的溶胀性能。如图 2-16 所示，GMs 的加入导致水凝胶平衡溶胀比略微减小，溶胀性能受到负面影响。虽然明胶与海藻酸钠同属于高分子材料，并具有大量的亲水基团，但是微球结构比较致密，吸水性不如疏松多孔结构的 Alg 凝胶，因此微球的加入会降低体系的吸水性。可以看出，为保障细胞的正常代谢，微球的量不宜过多，微球质量浓度为 5%的凝胶支架 24h 后的平衡溶胀比为 8.87。

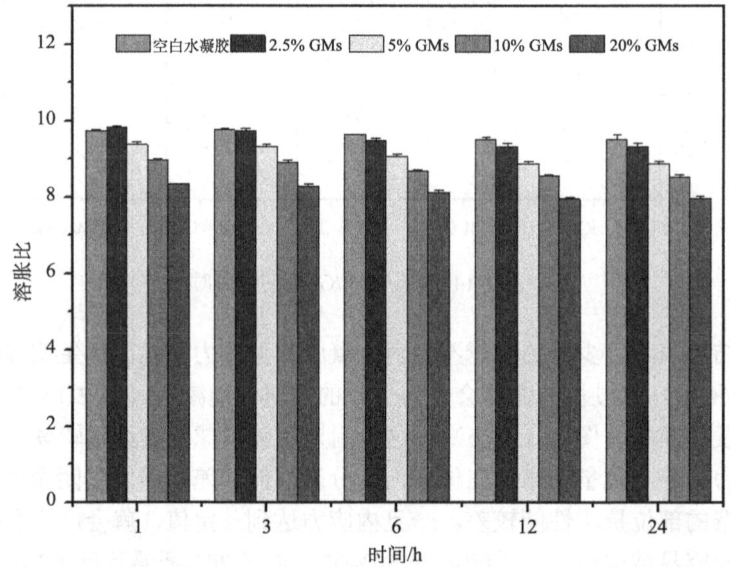

图 2-16　Alg/HAp/GMs 水凝胶的溶胀比

加入 GMs 的目的是为了提高体系的生物活性，HAp 已经增强了水凝胶的力学性能与稳定性能，我们期望 GMs 不会在这方面产生负面影响。图 2-17 给出了 Alg/HAp/GMs 凝胶材料和其中微球的体外降解质量损失。由图可知，Alg/HAp/GMs 水凝胶的降解较缓慢，至 28 天时只发生约 20%的降解，表明 GMs 加入后体系依然保持较好的稳定性，满足骨修复的使用要求。但是，体系中微球含量减少较快，28 天后仅剩余 16.4%。这是因为微球与水凝胶并无键合作用，结合力较弱，导致微球在水凝胶降解过程中容易流出造成体系的质量损失。

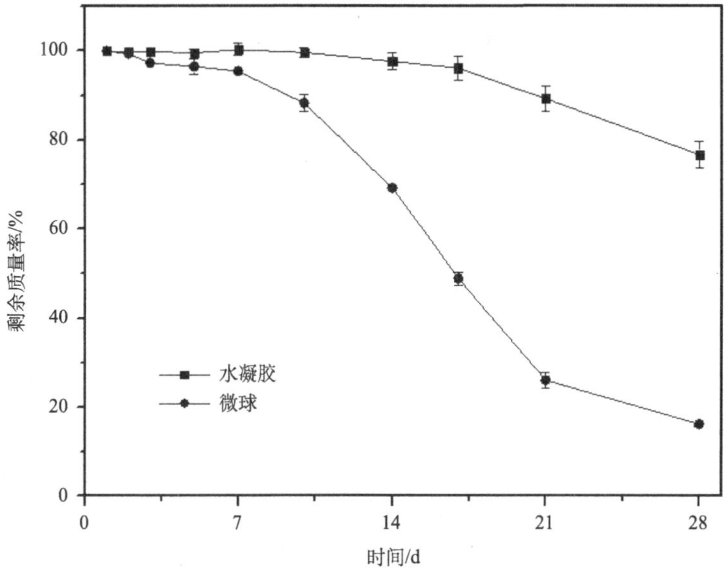

图 2-17　Alg/HAp/GMs 水凝胶的体外降解曲线

抗菌性是骨修复中的热点问题之一，接下来将盐酸四环素负载于 GMs 和水凝胶中，并对其释放行为进行考察。通过对微球的微观形貌观测，可以看出空白 GMs 的粒径较均匀，平均粒径为 5μm，且分散性好，无明显团聚现象（图 2-18（a））；图 2-18（c）表明包埋药物的 GMs 粒径也较均匀，大小与空白 GMs 相近，原因是投入的药量较少，仅为 10%，对微球的成型影响不大。但从图 2-18（b）局部放大图可见，空白微球的表面较光滑，形状较圆；而图 2-18（d）显示包药微球的表面粗糙，这是由于部分药物吸附在 GMs 表面，这也是增大微球释药速率的主要原因。

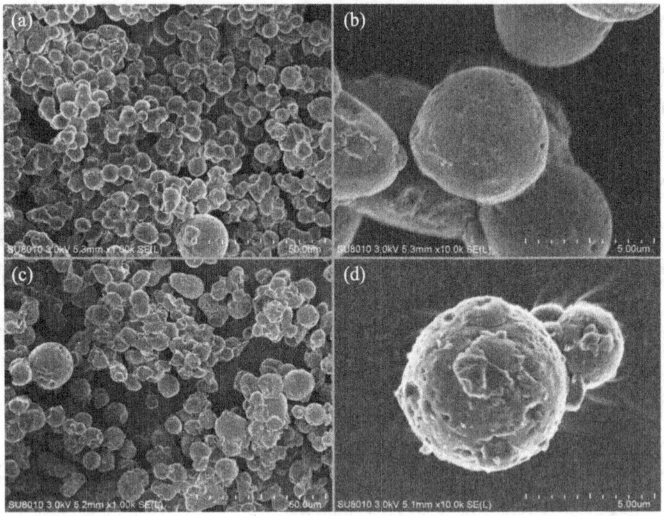

图 2-18　明胶微球 SEM 图

（a），（b）为空白微球；（c），（d）为包药微球

材料的结构与形貌决定其性能。加入 GMs 之后，未发现复合水凝胶的宏观形状发生明显变化。冻干后的 Alg/HAp/GMs 水凝胶依旧表现为多孔海绵体材料，微观结构见图 2-19，大体结构与前面的 Alg/HAp 类似。从低倍率 SEM 图中能够清楚地观察到，微球的加入并没有明显改变海藻酸钠水凝胶的网络结构，且平均孔径仍在 200～300μm。通过高倍率 SEM 观察，确定微球吸附在支架材料的孔壁上，且随着微球含量增加，微球易在孔壁上发生聚集现象。这些结果符合预想，说明少量的 GMs 容易均匀分布在水凝胶基体中，不致对材料的稳定性能产生不良

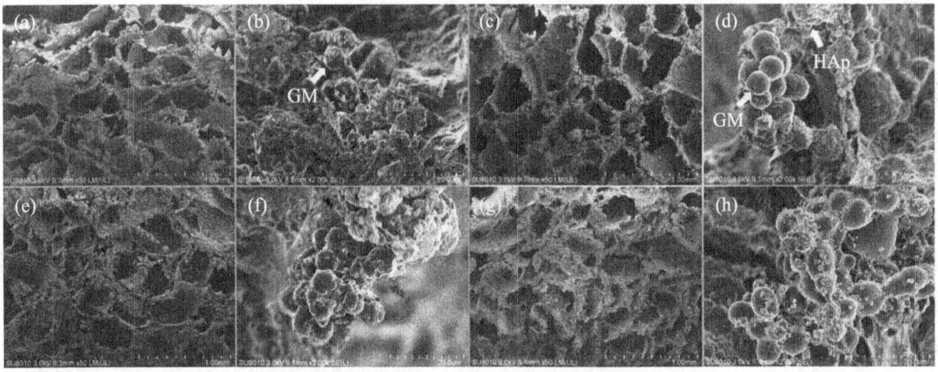

图 2-19　Alg/HAp/GMs 水凝胶的 SEM 图

（a），（c），（e），（g）分别代表微球质量浓度为 2.5%，5%，10%和 20%；（b），（d），（f），（h）分别为（a），（c），（e），（g）的局部放大图

影响，但过量的微球由于团聚在一起，反而容易产生结构缺陷而损害体系的力学性能和稳定性。

最后，对 Alg、GMs 和 Alg/HAp/GMs 复合支架材料的释药行为进行对比研究（图 2-20）。首先，在加药量与明胶质量比例为 1∶10 的前提下，测得的明胶微球包埋率为（47.41±0.39）%。单纯水凝胶或者微球的释药速率较快，第 3 天即释放了全部药量的 63%（Alg）和 64.5%（GMs）。这种药物突释现象会使体内局部浓度超出临界值而很可能会引起毒副作用，不利于临床应用。第 7 天后释药趋于平缓，表明水凝胶或者微球停止释药。至第 14 天，水凝胶和微球的累积释药百分比分别为 64.4%和 66.2%。而图中可看出复合凝胶材料的释药速率明显减缓，并且不存在突释现象。这是因为微球包埋药物加入水凝胶后药物释放受到微球和水凝胶的双重阻碍。至第 21 天，释药曲线达到平台，认为此时药物释放完毕，总共释放出 46.4%的盐酸四环素。

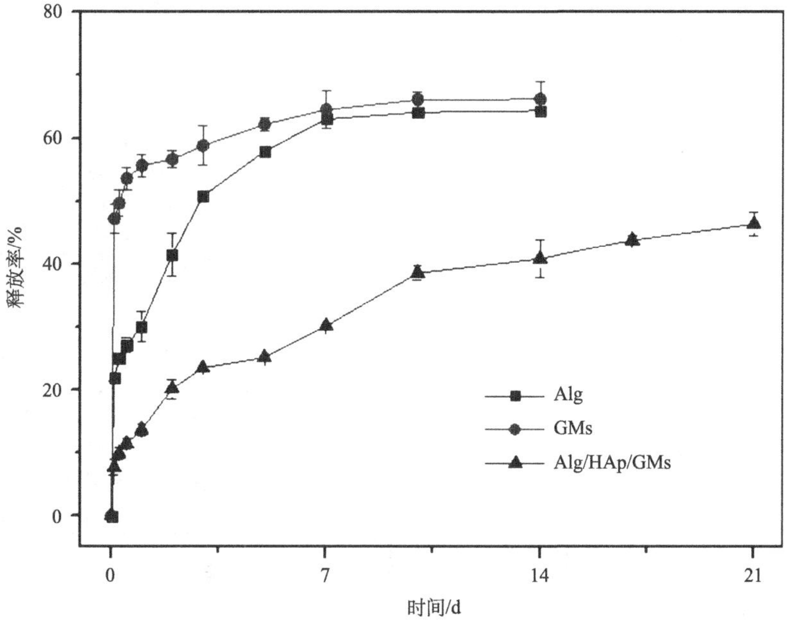

图 2-20　盐酸四环素从材料中的体外释放曲线

总之，将 GMs 与 Alg/HAp 水凝胶混合可制备性能更加优异的 Alg/HAp/GMs 复合水凝胶支架材料。力学测试表明少量微球不会影响材料的抗压性能，但过量微球（质量浓度 10%或质量浓度 20%）则明显降低复合材料的力学性能，因此微球不宜添加过多，当微球含量为质量浓度 5%时的复合凝胶支架材料表现最佳。微观形貌图揭示了大部分微球吸附在支架的孔壁上，体外降解结果发现复合凝胶材料的降解速率较慢，但由于微球与水凝胶的结合作用较弱，导致微球容易随降解液流失。盐酸四环素释药曲线表明，相比于单纯水凝胶或者明胶微球，复合支架材料具有较明显的药物缓释效果，且无突释现象，更适用于骨组织工程。

2.3 微 凝 胶

利用 Ca^{2+}交联海藻酸钠的凝胶化特性，可制备海藻酸钠微凝胶材料，对药物进行微包囊。组织工程研究中，海藻酸钠微凝胶还主要应用于干细胞的封装及微囊化，实现定向分化与增殖。将细胞与海藻酸钠溶液混合，然后将混合溶液通过注射装置或静电液滴发生装置滴入到含有 Ca^{2+}的水溶液中，海藻酸钠液滴凝胶化的同时将细胞包埋在微胶囊里形成微囊化的细胞载体（图 2-21）。近年来，在软骨组织工程研究中，这种微囊化的细胞载体已经率先成功地实现了对骨髓间充质干细胞和软骨细胞的三维培养，并且在微囊的保护作用下被证实有利于软骨细胞形态的保持以及细胞外基质的表达[2]。

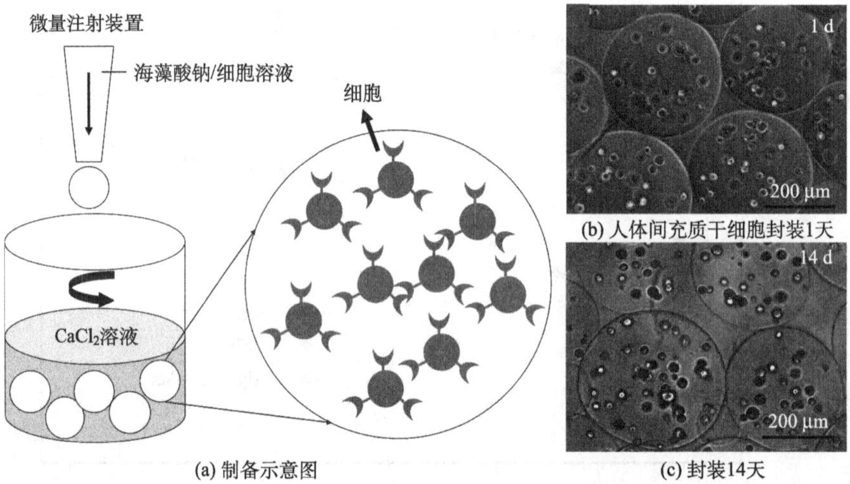

(a) 制备示意图　(b) 人体间充质干细胞封装1天　(c) 封装14天

图 2-21　海藻酸钠微凝胶的制备及细胞的封装

制备中，搅拌速度对乳化交联制备的海藻酸钠微凝胶有很大的影响，搅拌速度的不同会导致微凝胶粒径和形态有很大区别。通常来说，随着搅拌速度增大，微凝胶的直径减小。搅拌速度在 300～800r/min，微凝胶直径与转速几乎呈线性关系；在 800～1000r/min 范围内，微凝胶直径急速减小；在 1000r/min 以上，微凝胶直径变化不大，平均直径稳定在 2～4μm。

图 2-22(a)为 800r/min 转速条件下制备的海藻酸钠微凝胶扫描电镜图片。从

图 2-22（b）中可以看出，该条件下制备的海藻酸钠微凝胶直径分布较为均匀。海藻酸钠微凝胶内部含水量非常高，在冷冻干燥的过程中由于脱水收缩并且脱水不均匀，只有部分微凝胶能够保持基本的球形，但是也有一些塌缩，表面收缩形成褶皱，见图 2-22（c）。另外还有一部分微球塌缩较为严重，如图 2-22（d）所示，整个微球上下表面贴在一起，形成圆片状，带有较多褶皱。

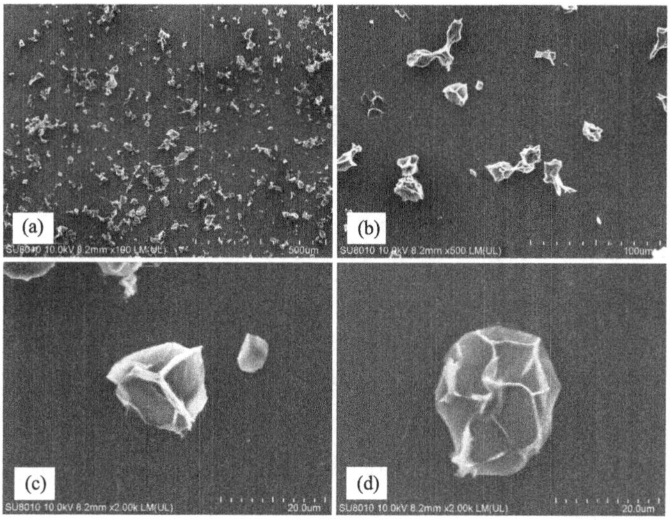

图 2-22　海藻酸钠凝胶微球的扫描电镜图（制备转速为 800r/min）

不同转速下，海藻酸钠微凝胶对包埋蛋白药物的含量会有所不同，这里以牛血清白蛋白（BSA）为蛋白药物模型。在 1000r/min 以下，微凝胶的 BSA 含量较高；随转速的增加，BSA 含量有所下降，但是总体降低趋势不大。当转速大于 1000r/min 时，微凝胶的 BSA 含量显著下降，1000r/min 条件下制备的微凝胶 BSA 含量比 800r/min 条件下制备的微凝胶降低约 28%。由于 BSA 的投料量相同，将不同转速条件下微凝胶的载药量除以理论 BSA 含量，则得到微凝胶对蛋白药物的包封率，在 300r/min、500r/min 和 800r/min 条件下制备的微凝胶对 BSA 的包封率较高。微凝胶对 BSA 药物的包封率与微球的直径有关，即微球的直径越小，BSA 的包封率越低。

特别需要注意的是，离子交联海藻酸钠的离子交换过程是可逆的。海藻酸钠离子交联凝胶微球，通过海藻酸钠中的钠离子与钙离子交换来实现交联形成微球，此过程为可逆过程。当钙离子浓度较高时，钙离子取代海藻酸钠中的钠离子，使海藻酸根离子吸附在钙离子周围形成凝胶微球。将离子交联的海藻酸钠水凝胶置于一价离子溶液中，这些一价离子与高价位离子会发生置换而使得整个凝胶的网络体系逐渐破坏，甚至完全消失。因此，当其植入体内时，组织液中大量的 Na^+、K^+等一价离子能逐渐与高价位离子发生置换，从而造成凝胶的稳定性下降。当钠离子浓度远大于钙离子浓度时，钠离子又会将钙离子置换出来，使海藻酸钠凝胶微球溶解，重新成为海藻酸钠溶液，其过程如图 2-23 所示。因此在考察微球的稳定性时，通常将微球放置在去离子水或含钙离子的水溶液中进行。

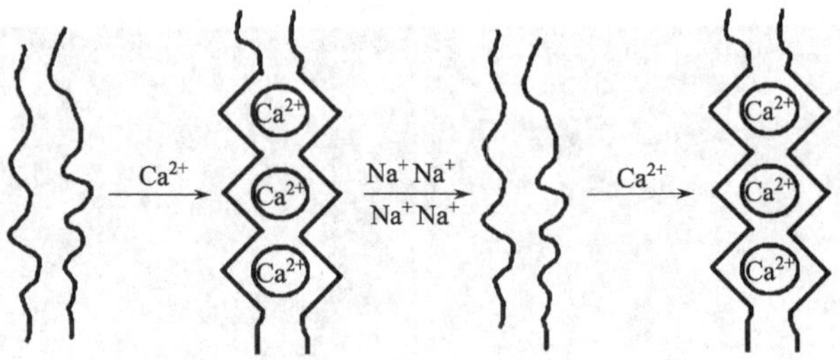

图 2-23　海藻酸钠离子交联可逆过程示意图

在开始阶段，微球的质量增加较快，此时微球含水量还没有达到饱和，会吸水发生溶胀，因此质量急速上升。达到溶胀平衡之后，微球质量曲线基本保持平稳趋势。这说明，微球稳定性较好。

海藻酸钠微凝胶的吸水溶胀过程如图 2-24 所示。分别观察了溶胀前的凝胶微

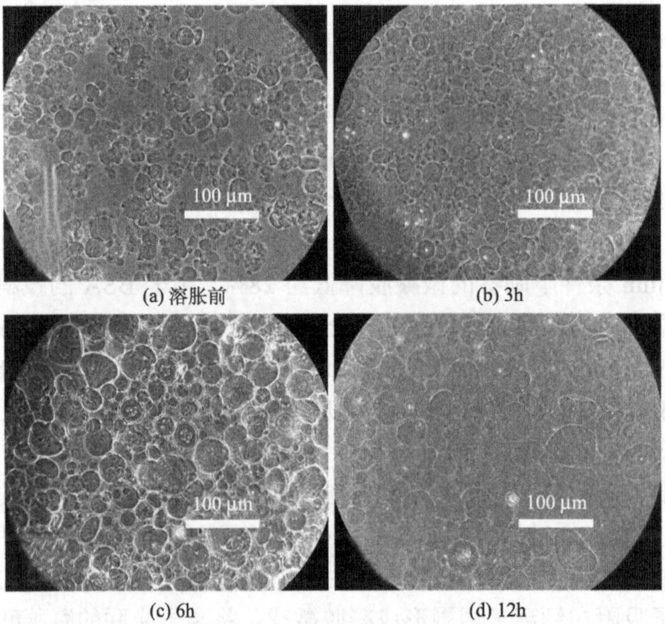

(a) 溶胀前　(b) 3h

(c) 6h　(d) 12h

图 2-24　海藻酸钠微凝胶的溶胀变化过程

球、溶胀 3h 后的凝胶微球、溶胀 6h 后的凝胶微球和溶胀 12h 后的凝胶微球。在 12h 之后，海藻酸钠凝胶微球的直径和形态没有显著变化。从图中可以看出，随着时间的增加，水凝胶微球直径在增加，当超过 12h，微球溶胀平衡，直径达到最大。

在不同转速条件下，制备了包含 BSA 的海藻酸钠凝胶微球，并对 BSA 的释放进行了考察。海藻酸钠凝胶微球的 BSA 释放曲线如图 2-25 所示。从图中可以看出，制备中搅拌速度越高，BSA 的释放速度越快。1000r/min 条件下，海藻酸钠凝胶微球在第 1 天释放的 BSA 总量就超过 90%，在第 7 天完全释放。制备条件为 300r/min 和 500r/min 的包含 BSA 的凝胶微球释放速度较慢，且两者差不多。制备条件为 800r/min 的包含 BSA 的海藻酸钠凝胶微球对 BSA 的释放速度居中，在第 2 天，BSA 的释放量为 82.87%，在第 5 天总释放量超过 90%，之后缓慢释放，在第 13 天释放完全。

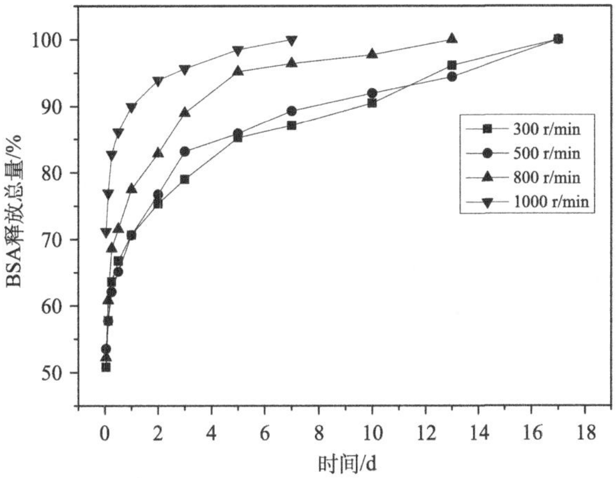

图 2-25　不同转速制备的海藻酸钠凝胶微球的 BSA 释放曲线

海藻酸钠微凝胶的直径随着转速的增加而减小，微球对 BSA 的释放与微球的直径有关。1000r/min 条件下制备的微球直径最小，释放速度最快；300r/min 条件下制备的微球直径最大，释放速度最慢。因为 BSA 从海藻酸钠凝胶微球中是通过扩散的方式释放出来的，微球的直径越小，BSA 由内到外的扩散距离就越短，就越容易释放出来，从而释放速度越快。而当微球直径较大时，BSA 的扩散距离较长，需要更长的时间才能释放，因此释放速度较慢。将不同转速条件下制备的海藻酸钠凝胶微球的性能进行比较，当转速为 800r/min 时，微球成球情况良好，粒径分布均匀，大小在 20μm 左右。此时，药物的包埋率虽然略低于 300r/min 和 500r/min 条件下制备的微球，却高于 1000r/min 转速条件下制备的微球，另外 BSA

的释放性能也较 300r/min 和 500r/min 的快。

总之，海藻酸钠微凝胶作为药物载体，能很好地控制药物的释放，起到药物缓释的作用。微凝胶中药物释放的机制一般为物理扩散过程，包埋药物后，通过口服或者植入方式进入机体内，通过控制微凝胶中包埋药物的量以及药物扩散进入介质的速度来达到控释的效果。这使药物可以长效发挥作用，从而提高药物的利用率，并减少药物对身体其他部位的毒副作用。特别对于蛋白类药物，由于包埋过程是在水溶液中完成，因此可最大限度保持药物的生物活性，这种微凝胶尤其适合用于细胞生长因子的传递，在组织工程中将会有重要的应用。

参 考 文 献

[1] 谈华平. 医用多聚糖材料. 北京: 科学出版社, 2015: 55-90.

[2] Sun J C, Tan H P. Alginate-based biomaterials for regenerative medicine applications. Materials, 2013, 6(4): 1285-1309.

[3] Draget K I, Østgaard K, Smidsrød O. Homogeneous alginate gels: a technical approach. Carbohydrate Polymers, 1990, 14(2): 159-178.

[4] Yang J A, Yeom J, Hwang B W, et al. *In situ*-forming injectable hydrogels for regenerative medicine. Progress in Polymer Science, 2014, 39(12): 1973-1986.

[5] Paige K T, Cima L G, Yaremchuk M J, et al. Injectable cartilage. Plastic and Reconstructive Surgery, 1995, 96(6): 1390-1400.

[6] Paige K T, Cima L G, Yaremchuk M J, et al. De novo cartilage generation using calcium alginate-chondrocyte constructs. Plastic and Reconstructive Surgery, 1996, 97(1): 168-180.

第3章 热致相转变水凝胶

3.1 凝胶原理

基于热致相转变原理的温敏型水凝胶是非常理想的可注射型细胞支架材料。热致相转变主要是指聚合物溶液通过温度的改变形成凝胶态，温度变化时，聚合物分子链的物理缠结形成交联网络结构，整个过程不需要添加其他助剂或存在其他不利于细胞复合和生长的条件，因此应用于可注射细胞支架具有很大的优越性[1]。随着温度的升高或降低，在水溶液中自由卷曲的分子链重新排列形成规则的三螺旋结构或双螺旋结构，导致成核及晶体生长而发生相分离。此时，由多个螺旋聚集形成的螺旋导致分子链之间互相连接而形成交联网络，该聚集体成为凝胶网络中的物理交联点。当改变温度时，其结构又回到原来的自由卷曲构象，因此该类水凝胶具有可逆性。热致相转变水凝胶的共同特征是有亲/疏水基团的共存，疏水基团包括甲基、乙基、丙基、异丙基等。

生物医用水凝胶主要为升温型，这是指在低温时材料为液体，当温度高到一定值时形成凝胶，存在最低临界溶解温度（LCST），典型代表为聚异丙基丙烯酰胺（PNIPAAm）。温度低于 LCST 时，焓变起主导作用，分子链中的极性基团与水分子形成氢键，使 PNIPAAm 链舒展而溶解在水中；当温度高于 LCST 时，熵变（疏水作用）起主导作用，疏水的异丙基在转变中发生脱水，PNIPAAm 链卷曲而聚集，在水中沉淀而导致凝胶。因此，温度高于 LCST 时，水凝胶的形成主要是由于疏水作用导致分子链聚集形成交联网络[2]。这类热致相转变水凝胶体积会随温度而变化，在 LCST 附近体积会突然收缩或膨胀，即发生溶胶相到收缩相的体积转变。

温敏型高分子 PNIPAAm 本身并不降解，一般的做法是将 PNIPAAm 接枝于可降解的高分子链中，即可形成温敏型的可降解水凝胶材料。最简单的方法是首先采用一步法合成端氨基或羧基 PNIPAAm，然后以 EDAC 为交联剂，就能将 PNIPAAm 接枝于其他含有羧基或氨基的高分子中（图 3-1）。目前，已有多种可降解天然高分子被接枝 PNIPAAm 成为温敏型水凝胶细胞支架，包括明胶、壳聚糖、透明质酸和海藻酸钠等。

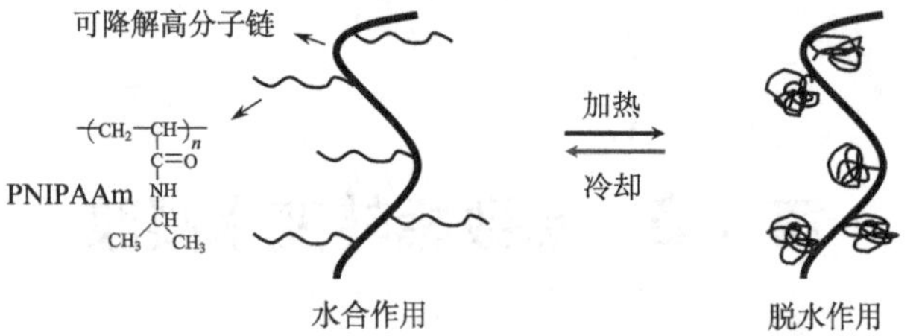

图 3-1　含有 PNIPAAm 温敏型水凝胶的形成机理

3.2　温敏透明质酸水凝胶

常用的方法是将端基为羧基或氨基的 PNIPAAm 共聚物通过化学接枝的方法引入到透明质酸分子骨架中，来得到温敏型透明质酸水凝胶材料。一般来说，端羧基 PNIPAAm 共聚物相对容易制备，因此相关研究也多，相应地，透明质酸需含有氨基。为了达到改性目的，首先需要对透明质酸进行改性，通常是接枝端二胺分子，如己二酰肼和乙二胺等，得到氨基透明质酸（AHA），然后以 EDAC 为交联剂，通过缩合反应引入温敏聚合物 PNIPAAm，最终得到温敏透明质酸（AHA-g-PNIPAAm）衍生物[3]，其合成路线见图 3-2。为了考察 PNIPAAm 含量对水凝胶性能的影响，通过改变 AHA、PNIPAAm 和 EDAC 的投料比，制备了 PNIPAAm 接枝率分别为 28%和 53%的两种温敏透明质酸分子。为了便于讨论，分别简记为 AHA-g-PNIPAAm-28 和 AHA-g-PNIPAAm-53。

为了考察接枝改性后的温敏透明质酸的成胶性能，将该材料溶于 PBS，质量浓度为 5%。从图 3-3（a）中可以直观看出，该溶液在室温时为透明溶液，加热至 31℃以上该溶液转变为白色凝胶，这是由于材料中的 PNIPAAm 分子发生了脱水现象，致使聚合物析出而形成固态材料。温敏透明质酸的 LCST 在 31℃左右，略低于 PNIPAAm 的 LCST（32℃），由此说明，透明质酸分子链会影响 PNIPAAm 的运动。当温度高于 31℃时，疏水作用导致 PNIPAAm 分子链聚集，形成透明质酸凝胶，因此可以观察到明显的凝胶体和水相的分离现象。并且温度越高，PNIPAAm 分子链析出越明显，形成的凝胶就越致密。需要指出的是，这一物理变化过程具有可逆性，即通过降温处理，该凝胶又能回复到溶液状态。

温敏透明质酸“溶液-凝胶”转变过程可通过流变性能的变化得到证明，如图 3-3 所示，在较低的温度下，溶液的黏度和储能模量也较低，随着温度增高至 31℃时发生突变，这便是凝胶点。由结果可知，该凝胶的转变过程较为迅速，可迅速完成细胞的包裹及其在体内的快速成型，这将有利于保持细胞的活性和进行组织修复。

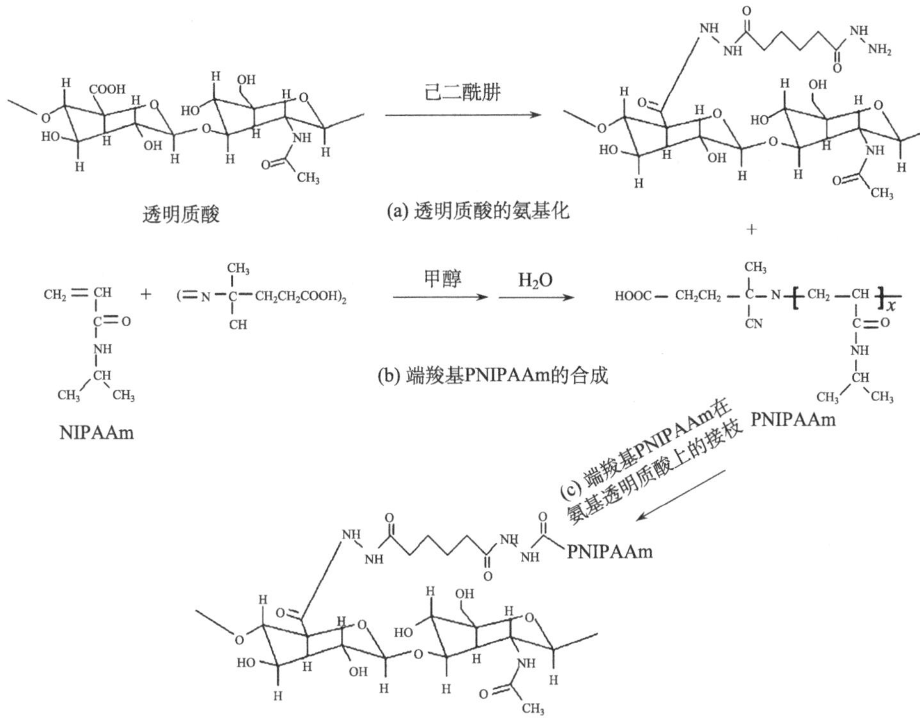

图 3-2　温敏透明质酸水凝胶的合成路线图

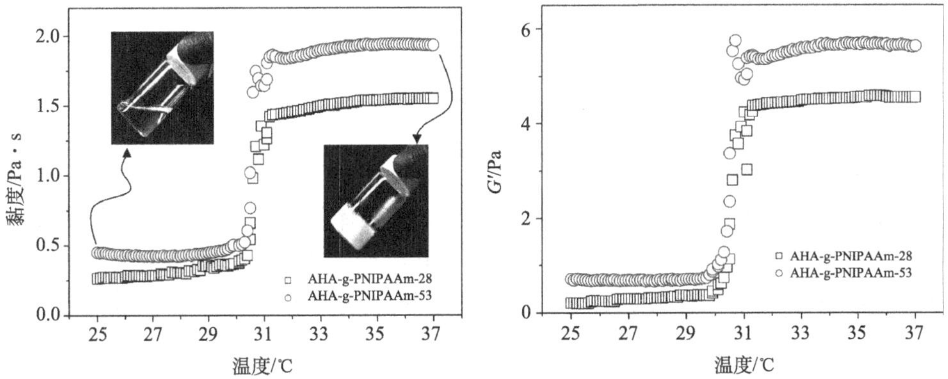

(a) 对黏度的影响　　(b) 对储能模量的影响

图 3-3　不同 PNIPAAm 接枝率对水凝胶力学性能的影响

PNIPAAm 的接枝率对水凝胶的力学性能具有重要影响，结果表明：较高接枝率形成的凝胶具有更稳定的结构和力学性能，比如，53%接枝率的 AHA-g-PNIPAAm-53 水凝胶的黏度和储能模量要显著高于 28%接枝率的 AHA-g-PNIPAAm-28 对照材料。这是由于凝胶的交联和固化主要是由 PNIPAAm

组分贡献的。

为了解该温敏透明质酸水凝胶的稳定性，对其进行了体外降解测试。由于透明质酸属酶解多聚糖分子，因此在 PBS 中加入 100U/mL 透明质酸酶来模拟体内情况。结果显示，水凝胶在 PBS 中稳定性良好，加入 100U/mL 透明质酸酶后，降解速率明显加快，证明了该材料具有良好的生物降解性（图 3-4）。PNIPAAm 的接枝率对降解性能具有重要影响，AHA-g-PNIPAAm-53 水凝胶的降解速率显著低于 AHA-g-PNIPAAm-28 水凝胶，即较高 PNIPAAm 含量的水凝胶稳定性更好，不易降解。

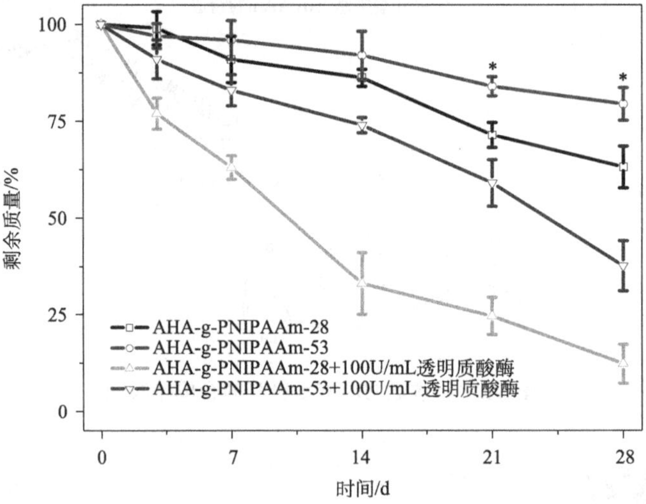

图 3-4　不同 PNIPAAm 接枝率对水凝胶体外降解性能的影响

*表示数据间有统计学显著性差异

图 3-5 为两种接枝率的温敏透明质酸水凝胶在体外 PBS 培养前后的微观结构形貌。从中看出，冻干后的水凝胶表现为多孔结构，符合天然多聚糖材料的典型特征。AHA-g-PNIPAAm-28 水凝胶稳定性相对较弱，培养 7 天及 21 天后形貌发生了明显变化（图 3-5（b），（c）），这是由部分材料的降解溶出造成的；而 AHA-g-PNIPAAm-53 水凝胶在 PBS 中培养 7 天及 21 天后未发生显著性变化（图 3-5（e），（f）），很好地证明了该温敏水凝胶的稳定性好，这与前面体外失重结果一致。

通过对水凝胶微观形貌的对比，可以判知透明质酸酶对该材料稳定性的影响。在 PBS 中加入 100U/mL 透明质酸酶后，水凝胶在降解前后的微观结构明显发生了变化（图 3-6）。与图 3-5 对比，酶解之后的水凝胶孔径增大，结构疏松，失去弹性，证明了该材料在透明质酸酶的作用下发生了显著的降解。与前面结果一致，

PNIPAAm 含量较低的 AHA-g-PNIPAAm-28 水凝胶的疏松程度明显高于 AHA-g-PNIPAAm-53 水凝胶，这是由于较多的物质从凝胶基体释放到了降解液中。

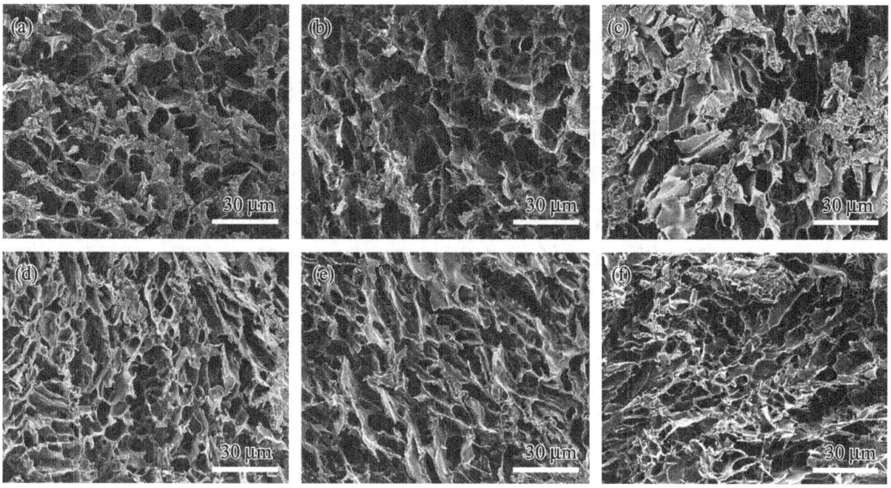

图 3-5　AHA-g-PNIPAAm-28（a~c）与 AHA-g-PNIPAAm-53（d~f）水凝胶在体外 PBS 培养前后的 SEM 图

其中（a），（d）为 0 天，（b），（e）为 7 天，（c），（f）为 21 天

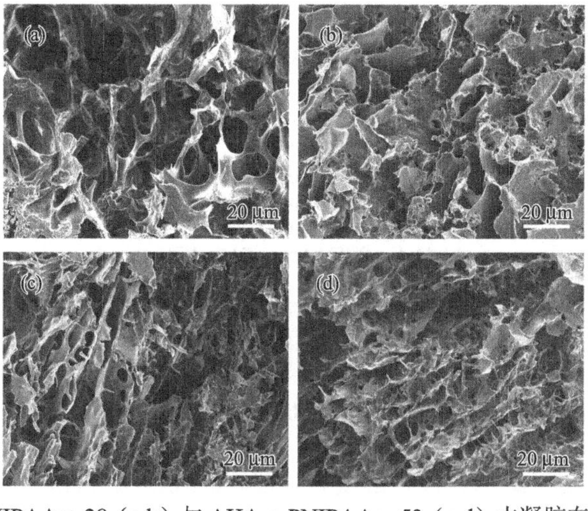

图 3-6　AHA-g-PNIPAAm-28（a,b）与 AHA-g-PNIPAAm-53（c,d）水凝胶在透明质酸酶（浓度为 100U/mL）溶液中体外降解前后的 SEM 图

其中（a），（c）为 7 天，（b），（d）为 21 天

在组织培养中，营养物质能否在细胞支架中顺利传输十分重要，因此，需对水凝胶的吸水性能进行评价。这里用 37℃的细胞培养液 DMEM/F12 来考察两种

水凝胶的吸水能力，并以 PBS 为对照，不同时段的样品取出后测得的平衡溶胀比变化如图 3-7 所示。从结果可以发现，两种培养液对水凝胶的溶胀比并未产生显著影响，说明 DMEM/F12 中的蛋白和葡萄糖等营养物质没有影响水凝胶本身的吸水性能。同时，两种水凝胶的溶胀比非常稳定，在培养过程中未发生显著性变化。水凝胶的吸水性能取决于材料本身的亲水性和交联结构。通常，水凝胶的吸水性能会随着交联程度的提高而降低。结构较为疏松的 AHA-g-PNIPAAm-28 吸水能力强，溶胀比为 21 左右，显著高于 AHA-g-PNIPAAm-53 的溶胀比(其值为 13 左右)。因为一般化学接枝会消耗掉透明质酸中部分亲水性基团，这也是 AHA-g-PNIPAAm-53 的吸水率低于 AHA-g-PNIPAAm-28 的原因。随着培养的不断进行，水凝胶基体持续发生不同程度的溶解和降解，材料的结构也趋于疏松，导致水凝胶的吸水率缓慢增加。在细胞培养和组织再生中，水凝胶的高吸水率有助于营养物质的传输和保持，有利于维持细胞的生长。因此，单从溶胀性能来看，AHA-g-PNIPAAm-28 水凝胶更适于细胞生长。

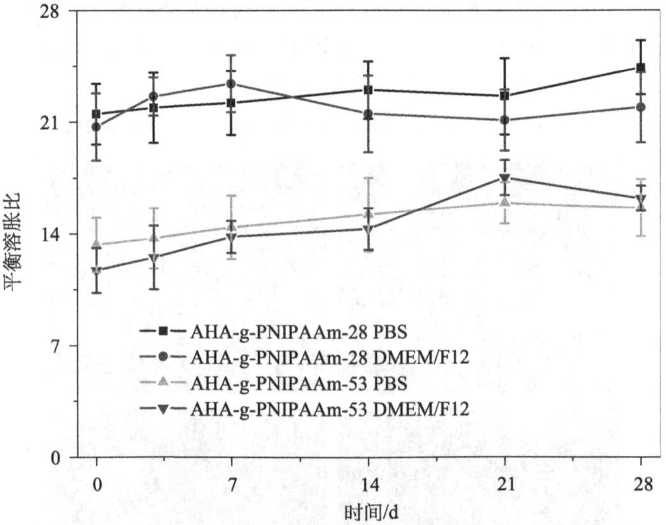

图 3-7　不同 PNIPAAm 接枝率水凝胶分别在 PBS 和 DMEM/F12 中的平衡溶胀比随培养时间变化

温敏水凝胶用于组织工程时必须具有很好的细胞相容性。这里以人体脂肪干细胞为种子细胞，包覆于两种温敏透明质酸水凝胶中来考察其生长性能，见图 3-8。结果可以发现，细胞在这两种水凝胶中均存活良好，特别是 AHA-g-PNIPAAm-53 水凝胶，因其具有稳定的结构，在培养过程中能对细胞起到较好的支撑作用，提供稳定的生存空间。而对于 AHA-g-PNIPAAm-28 对照凝胶，培养 28 天后凝胶中的细胞数量显著降低，这可能是因为该凝胶结构较为疏松，难以保持固定的形态，在培养过程中细胞容易流出。

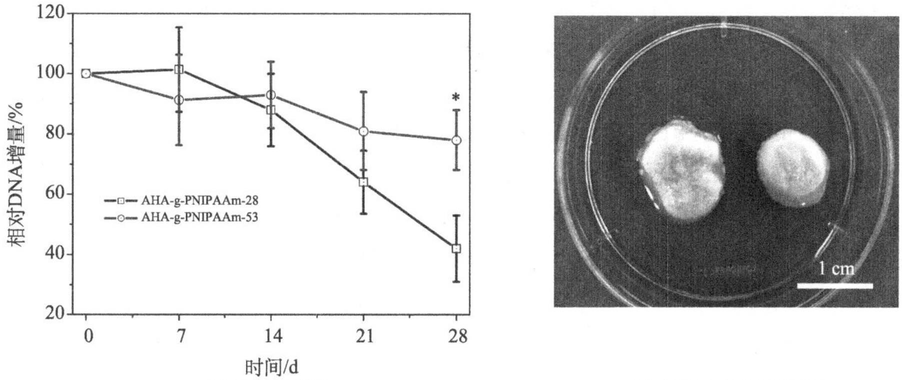

(a) 细胞的增殖　　(b) 材料的大体观察照片

图 3-8　脂肪干细胞在两种 PNIPAAm 接枝率水凝胶中的种植

其中(b)图中左为 AHA-g-PNIPAAm-28，右为 AHA-g-PNIPAAm-53，细胞种植密度为 5×10^6/mL，培养时间为 21 天

采用荧光染色法可以直观地观察到细胞在水凝胶中的生存状态。图 3-9 所示为人体脂肪干细胞在两种水凝胶中培养 7 天和 21 天后的荧光染色图。图 3-9（a），（b）是 AHA-g-PNIPAAm-28，图 3-9（c），（d）是 AHA-g-PNIPAAm-53，其中的活细胞和死细胞分别经二乙酸荧光素(FDA)和溴化乙锭(EB)标记。可以看到，

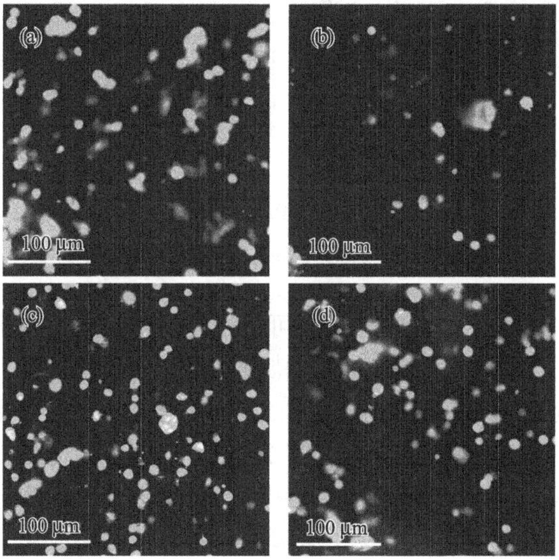

图 3-9　脂肪干细胞在 AHA-g-PNIPAAm-28（a,b）与 AHA-g-PNIPAAm-53（c,d）水凝胶种植后的荧光图

其中（a），（c）为 7 天，（b），（d）为 21 天，细胞种植密度为 5×10^6/mL

培养 7 天后，细胞在两种水凝胶中均存活良好，都能均匀地分布在材料中，细胞形态没有显著性的差异，这是因为两种水凝胶的基体材料为透明质酸，本身的细胞相容性很好。然而培养 21 天后，AHA-g-PNIPAAm-28 水凝胶中的细胞明显减少，这是由于该水凝胶结构疏松，且降解较快，在培养中细胞容易从水凝胶中释出而造成数量的减少。这些结果说明 AHA-g-PNIPAAm-53 水凝胶的稳定性更有利于维持细胞的生长与增殖，此对于促进干细胞的基质分泌和定向分化非常重要。

更精细的细胞形貌可以通过 SEM 来观察。总体而言，这两种接枝率的温敏水凝胶具有较好的细胞相容性，这从细胞的 SEM 结果得到了进一步的印证。从图 3-10 可以看出，培养 21 天后，脂肪干细胞在两种水凝胶中均保持球形，说明细胞表型正常，生存状态良好，且未见显著性差异。需要指出的是，这类温敏透明质酸水凝胶虽然具有较好的细胞相容性，但是对于组织修复来说，尚缺乏必要的生物活性，即无法很好地促进细胞增殖与分化，依然无法满足临床的要求。这在今后的应用中需进行改性，比如添加必要的细胞生长因子等。

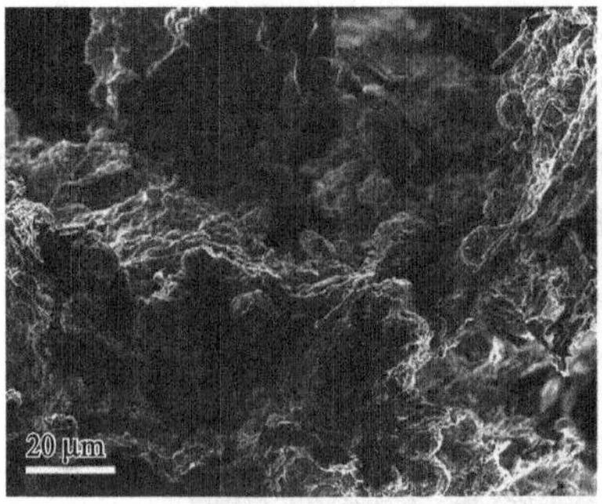

(a) AHA-g-PNIPAAm-28

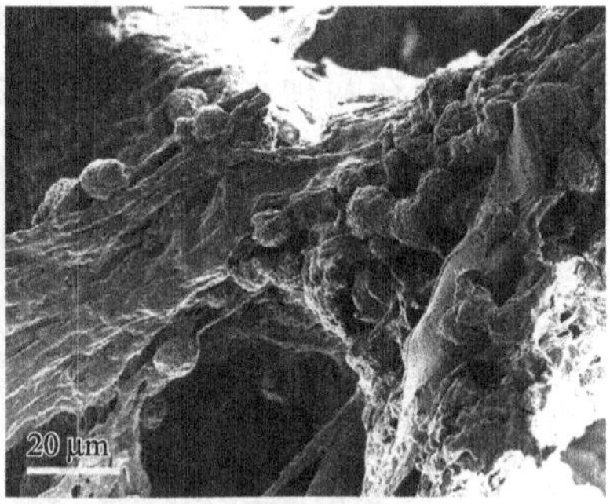

(b) AHA-g-PNIPAAm-53

图 3-10　脂肪干细胞在两种 PNIPAAm 接枝率水凝胶中的 SEM 图

细胞种植密度为 5×10^6/mL，培养时间为 21 天

作为可注射型支架，水凝胶的实际可操作性非常重要。由于温敏型水凝胶属于“智能”材料，从操作性而言，这一特性最为理想。为了验证实际操作性，将 AHA-g-PNIPAAm-53 温敏透明质酸溶液（质量分数 5%）通过注射器注射到裸鼠背部两侧皮下，每侧注射量为 1mL（图 3-11）。实践证明，该溶液在注射后能迅速发生隆起，形成三维支架材料，因此具有很强的注射操控性。2h 后，可观察到水凝胶明显存在于裸鼠皮下，证实了该凝胶体系可原位凝胶化。整个体外观察过程中，裸鼠无死亡现象且非常活泼，注射部位没有出现任何红肿、流脓以及恶性感染等情况。5 天之后，凝胶发生一定的收缩，其他都与正常皮肤相似，这表明凝胶块在体内发生降解或者脱水而体积明显减小。此外，与凝胶接触的其他周围

组织均未发现恶性感染、组织坏死及流脓等现象。采用组织切片和组织染色技术进一步分析凝胶在体内的炎症反应，结果未发现明显炎症反应，且无组织坏死和恶性感染等现象存在，表明该水凝胶具有较好的组织相容性。这里必须指出的是，7 天之后，该水凝胶已很难在皮肤表面观察到，只存在少量体积很小的白色块状物，说明材料体内降解速度要显著高于体外培养（37℃的 PBS）的结果。因此，对该类凝胶的体内稳定性还需进一步研究。

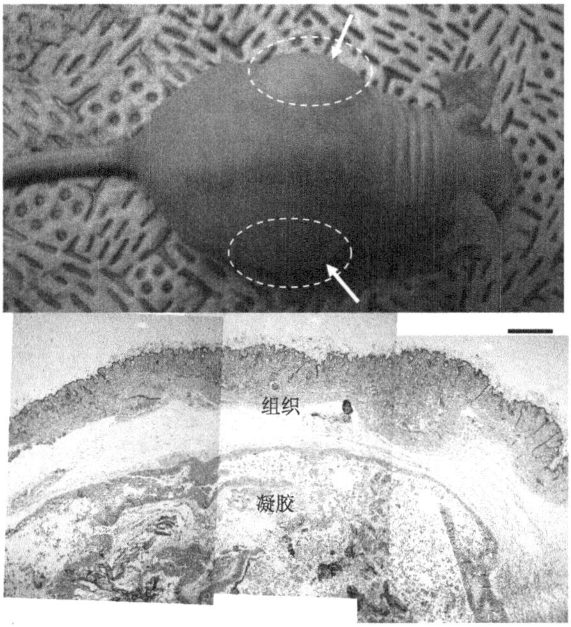

图 3-11　AHA-g-PNIPAAm-53（质量分数 5%）水凝胶在裸鼠体内的注射成型（2h）和组织学染色（H&E）切片（5 天）

3.3　嵌段共聚水凝胶

除了接枝法，也可采用共聚合的方法来制备含有 PNIPAAm 的合成高分子水凝胶，即将 NIPAAm 与含有不饱和双键的低分子单体（如甲基丙烯酸羟乙酯 HEMA 等）共聚形成嵌段型的温敏高分子[4]（图 3-12）。相比而言，此类温敏型合成高分子的凝胶点较低，且稳定性能与机械性能要优于接枝法制备的温敏型天然高分子，但细胞相容性方面较差，难以诱导细胞增殖，通常需加入必要的活性药物和细胞生长因子。

除了 PNIPAAm 分子，近年来发展了多种其他的温敏型的三嵌段和星状聚合物，此类具有长链烷基的嵌段高分子普遍具有双亲性，对温度和离子强度非常敏感，常用于可注射细胞支架和自组装药用微囊。例如，聚氧化乙烯和聚氧化丙烯的嵌段共聚物（PEO-PPO-PEO）为典型的温敏型水凝胶，主要是商品名为 Pluronic F-127 的产品。这类产品最早应用于骨与软骨组织工程研究，已采用 Pluronic F-127 与软骨细胞复合注射入裸鼠软骨缺损处，研究结果表明有新生软骨形成，新生软骨体积明显大于注入的细胞悬液体积，早期呈现不成熟软骨，两三个月后呈现成熟的透明软骨。但是，Pluronic 在体内本身不降解，而凝胶在体内易解体。此外，在 Pluronic F-127 的两端可进一步接枝 C═C 双键，然后加入含多巯基化合物，使得最终形成的凝胶不仅为热致相转变而且还有共价键交联，稳定性更好。

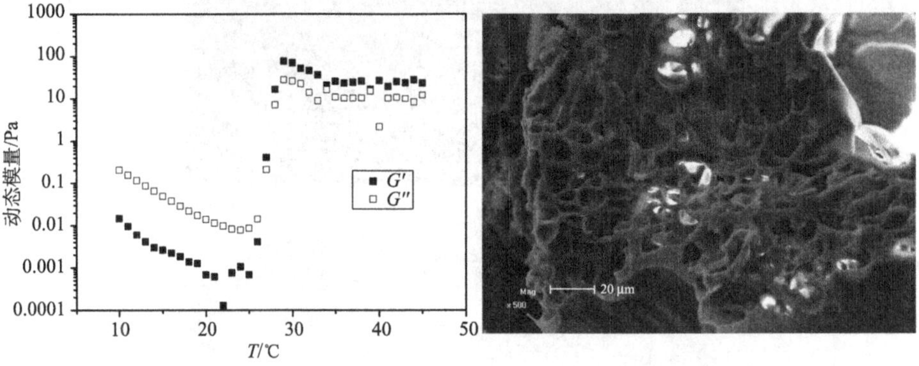

(a) 凝胶化　　(b) 微观形貌

图 3-12　温敏 P（NIPAAm-HEMA）水凝胶

现有研究表明，Pluronic F-127 在体内具有低毒性，因此临床应用受限。近年来，许多新型的三嵌段共聚物因无毒、生物降解且易形成温敏型水凝胶而得到了广泛关注。例如，PAA-PEG-PAA 材料可在温和条件下通过其疏水-亲水长链侧基的相互作用[5]，自组装构成凝胶，在药物传递和细胞支架方面具有应用前景（图 3-13）。目前，相关的研究扩展到具有生物降解性的聚乳酸（PLLA）或聚己内酯（PCL）长链引入烷基，获得可降解的双亲性嵌段共聚物，包括 PLGA-PEG-PLGA、PEG-PLLA-PEG 和 PCL-PEG-PCL 等。

通过研究细胞在这些温敏共聚物中的生长，认为细胞相容性较好，包裹的细胞能分泌基质。例如，将软骨细胞与 PEG-PLLA-PEG 共聚物溶液混合，结果表明凝胶形状培养一定时间后仍能保持，并具有类弹性软骨组织的韧性，组织学表明存在成熟弹性软骨组织。成骨细胞在含 RGD 和生长因子的温敏 PCL-PEG-PCL 水凝胶中也能确保生长，人体间充质干细胞在 PLGA-PEG-PLGA 水凝胶中具有显著的生长和向成骨细胞的分化行为。这些温敏共聚物水凝胶可通过不同链段的比例

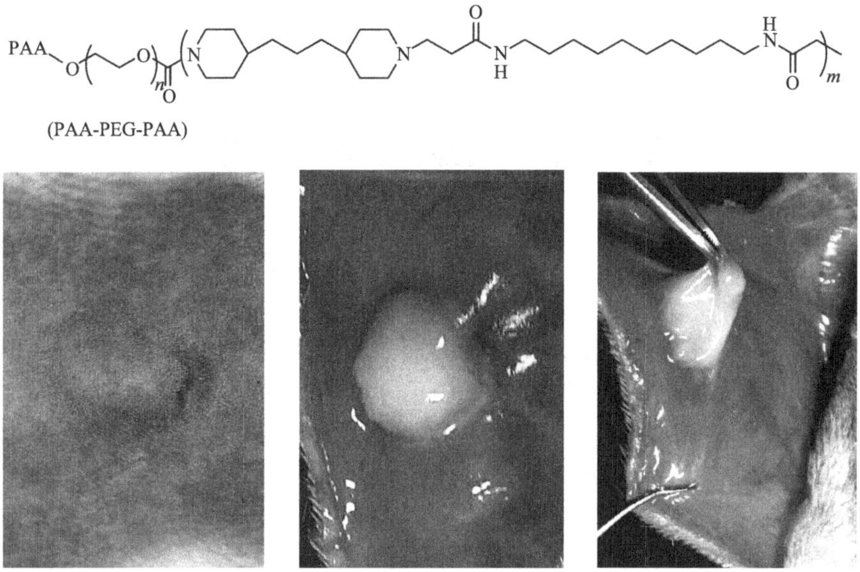

图 3-13　温敏 PAA-PEG-PAA 的分子结构和在小鼠体内的凝胶化

变化来控制降解速率，并且降解动力学为双峰降解，即疏水段几乎不降解，可以保持凝胶的强度而维持细胞的形态，而亲水段降解速度较快，且容易促进细胞分化和基质分泌，二者复合可以起到协同作用。

参 考 文 献

[1] 谈华平. 医用多聚糖材料. 北京: 科学出版社, 2015: 6-15.

[2] Tan H P, Marra K G. Injectable, biodegradable hydrogels for tissue engineering applications. Materials, 2010, 3(3): 1746-1767.

[3] Tan H P, Ramirez C M, Miljkovic N, et al. Thermosensitive injectable hyaluronic acid hydrogel for adipose tissue engineering. Biomaterials, 2009, 30(36): 6844-6853.

[4] Gan T T, Zhang Y J, Guan Y. *In situ* gelation of P(NIPAM-HEMA) microgel dispersion and its applications as injectable 3D cell scaffold. Biomacromolecules, 2009, 10(6): 1410-1415.

[5] Nguyen M K, Park D K, Lee D S. Injectable poly(amidoamine)-poly(ethylene glycol)-poly(amidoamine) triblock copolymer hydrogel with dual sensitivities: pH and temperature. Biomacromolecules, 2009, 10(4): 728-731.

第 4 章　碱基配对水凝胶

4.1　碱基配对交联原理

1953 年，沃森和克里克发现了 DNA 双螺旋结构（DNA double helix），在双螺旋的两部分之间，由四种化学物质组成的碱基对扁平环连接着（图 4-1），即著名的“沃森-克里克碱基配对”（the Watson-Crick base pairing）。DNA 双螺旋是一种核酸的构象，在该构象中，两条反向平行的多核苷酸链相互缠绕形成一个右手双螺旋结构。DNA 双螺旋的碱基位于双螺旋内侧，磷酸与糖基在外侧，通过磷酸二酯键相连，形成核酸的骨架。碱基平面与假想的中心轴垂直，糖环平面则与轴平行，两条链皆为右手螺旋。双螺旋的直径为 2nm，碱基堆积距离为 0.34nm，两核苷酸之间的夹角是 36°，每对螺旋由 10 个碱基对组成。维持 DNA 双螺旋结构稳定的力主要是碱基堆积力。双螺旋表面有两条宽窄、深浅不一的一个大沟（major groove）和一个小沟（minor groove）。DNA 双螺旋表面上出现的螺旋槽（沟），宽的沟称为大沟，窄的沟称为小沟。大沟、小沟都是由于碱基对堆积和核糖-磷酸骨架扭转造成的。DNA 本身的扭曲一般是 DNA 双螺旋的弯曲欠旋（负超螺旋）或过旋（正超螺旋）的结果，即为 DNA 超螺旋（DNA super-coiling）。

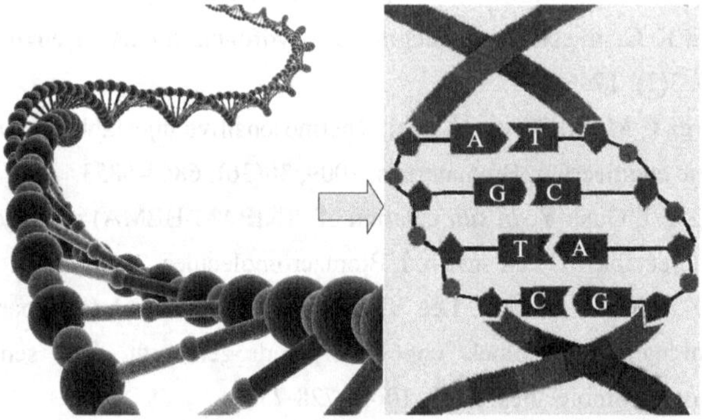

图 4-1　DNA 的螺旋结构及平面示意图

DNA 碱基配对的本质是氢键作用。在 DNA 或某些双链 RNA 分子结构中，由于碱基之间的氢键具有固定的数目和 DNA 两条链之间的距离保持不变，使得碱基配对必须遵循一定的规律，这就是在 DNA 中腺嘌呤（adenine，A）一定与胸腺嘧啶（thymine，T）配对，鸟嘌呤（guanine，G）一定与胞嘧啶（cytosine，C）配对（图 4-2）；而在 RNA 中腺嘌呤与尿嘧啶（uracil，U）配对。碱基之间的这种一一对应的关系叫做碱基互补配对原则（the principle of complementary base pairing）。利用碱基配对的作用力，可以交联制备水凝胶材料。

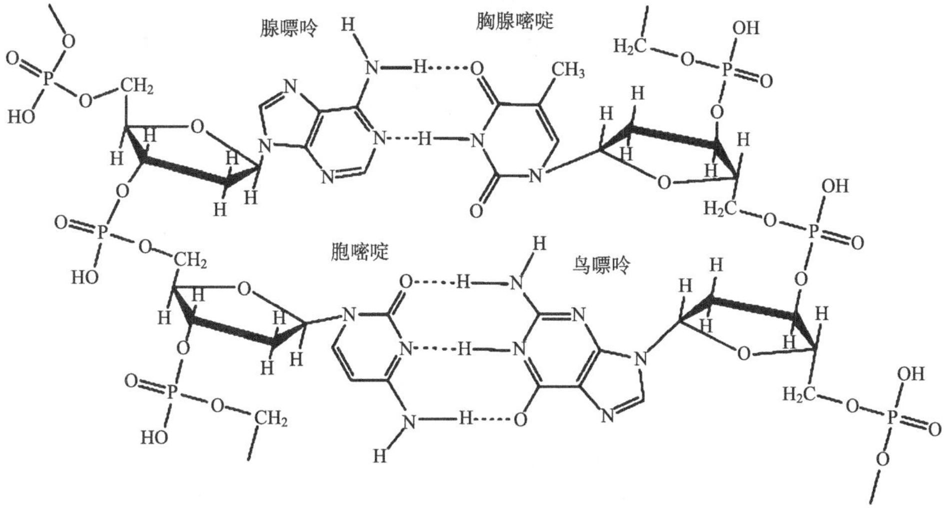

图 4-2 碱基配对之间的氢键作用示意图

4.2 可注射水凝胶

由于碱基配对（氢键作用）的过程无需添加额外的化学助剂，整个材料体系不存在任何伤害细胞的物质，可最大限度保持材料的生物活性，非常适合原位包裹细胞。最近的研究结果表明，采用碱基配对交联的水凝胶用作细胞支架均显示出很高的生物活性，能显著促进细胞的增殖与分化。

4.2.1 聚乙二醇水凝胶

因聚乙二醇无免疫原性和结构简单等优点，聚乙二醇水凝胶成为一种常用的模板材料。这里以四臂聚乙二醇（four-arm PEG）为基体材料，首先合成了巯基化胸腺嘧啶（T）和腺嘌呤（A），然后分别接枝于四臂聚乙二醇末端，得到两种具有碱基功能的前驱体分子，即 PEG-T 和 PEG-A，最后经碱基配对形成 PEG-T/PEG-A 水凝胶（图 4-3）。这种星状结构的四臂聚乙二醇要比直线型聚乙二醇的反应效率高，交联的 PEG 水凝胶具有立体结构，显示出更好的稳定性，特别是其力学性能和降解性能可根据聚乙二醇的分子质量进行调控[1]。

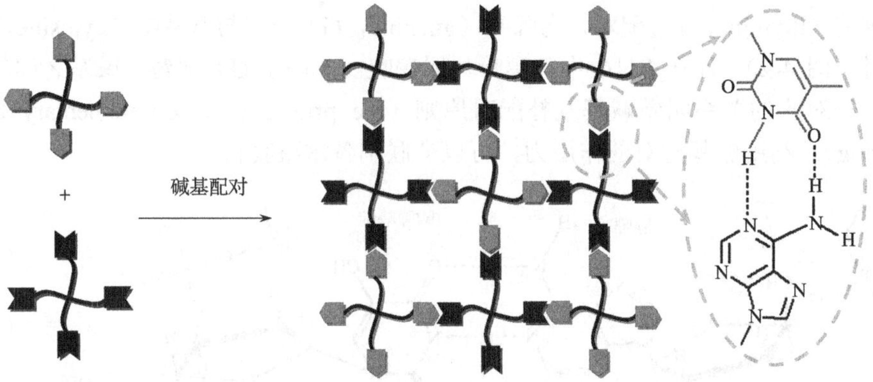

图 4-3　四臂聚乙二醇水凝胶通过胸腺嘧啶/腺嘌呤配对交联的示意图

由于碱基配对是一种双分子物理耦合过程，因此两种前驱体 PEG-T 和 PEG-A 溶液的摩尔比对凝胶过程非常重要。由图 4-4（a）可知，当 PEG-T 和 PEG-A 的摩尔比为 5∶5 即两者碱基对数量相等时，此时最有利于充分配对交联成为凝胶，所得凝胶的力学模量最高。除了碱基对的摩尔比，聚合物分子质量和溶液浓度也显著影响水凝胶的形成。图 4-4（b）对比了不同分子质量 PEG 水凝胶的储能模量，发现分子质量高的 PEG 所形成的凝胶其模量也较高，而且前驱体溶液的浓度也与凝胶的力学性能呈正相关。这些结果均符合聚合物体系的普遍规律。

图 4-4（c）显示了在 37℃下 PEG-T/PEG-A 混合溶液的动态流变学性能，从扫描曲线可以得知凝胶的过程。在一定条件下，即 PEG-T/PEG-A 摩尔比为 5∶5，PEG 分子质量为 20kDa 以及溶液浓度为质量分数 20%，此时体系的凝胶点在 150s 左右，比较适宜注射操作。凝胶点之后的 PEG-T/PEG-A 凝胶照片见图 4-4（c）左上角，呈半透明状。

通常，温度对氢键作用力具有重大影响，据此可以推测 PEG-T/PEG-A 水凝胶具有温度敏感性。通过测试不同温度下该水凝胶的流变学性能，发现储能模量随温度的上升而下降，损耗模量在 30℃达极大值，而后随温度的上升也逐渐降低（图 4-4（d））。这些结果表明，凝胶的交联作用随温度升高逐渐减弱，交联度与温度呈反向关系。

不同条件下 PEG-T/PEG-A 水凝胶的形态与结构见图 4-5。在 37℃下水凝胶形成后的宏观形貌照片见图 4-5（a），呈现半透明状，固化性好。冻干之后，该凝胶表现为多孔海绵体结构，与天然高分子水凝胶类似。从 PEG-T/PEG-A 水凝胶形态随温度的变化，可以确证碱基配对的温敏性。图 4-5（c）为 20℃下的水凝胶，可以看出此时材料处于一定的收缩状态，即形成致密的结构；而温度升高到 50℃时，水凝胶表现为熔融状态（图 4-5（d）），这是由于交联度的降低造成的，即此

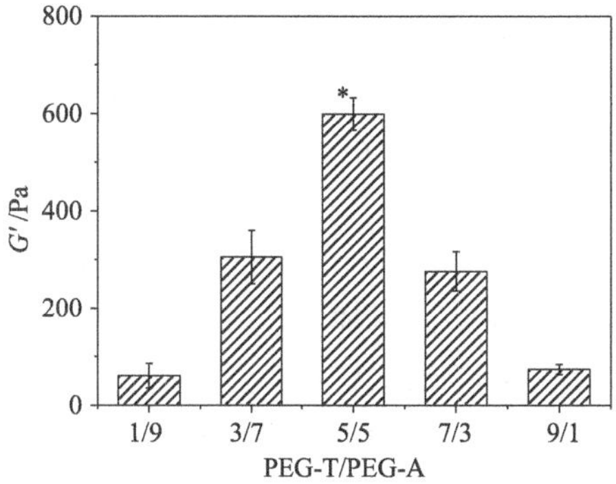

(a) PEG-T/PEG-A的摩尔比对水凝胶储能模量G′的影响

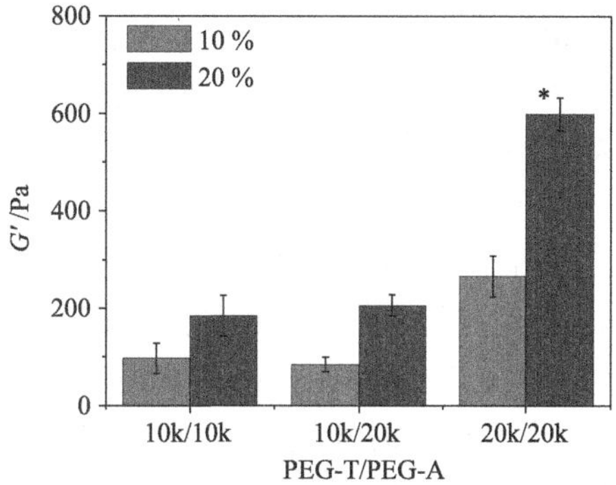

(b) PEG-T/PEG-A的分子质量和浓度对水凝胶储能模量G′的影响

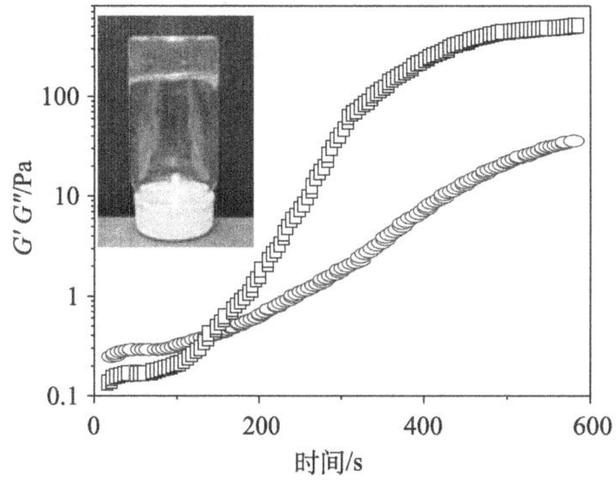

(c) PEG-T/PEG-A的凝胶流变学性能

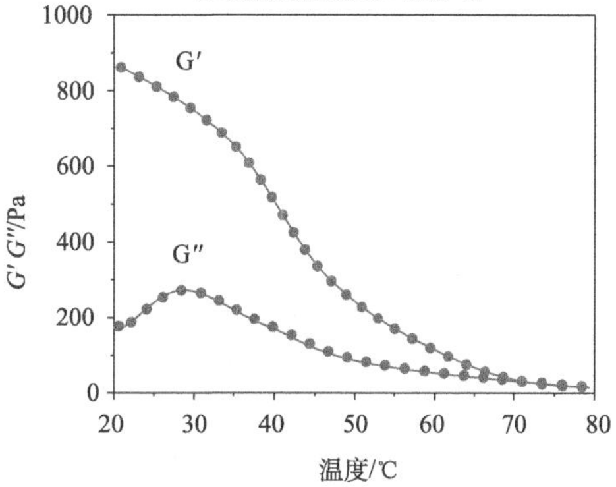

(d) 温度对水凝胶流变性能的影响

图 4-4　四臂聚乙二醇水凝胶的形成

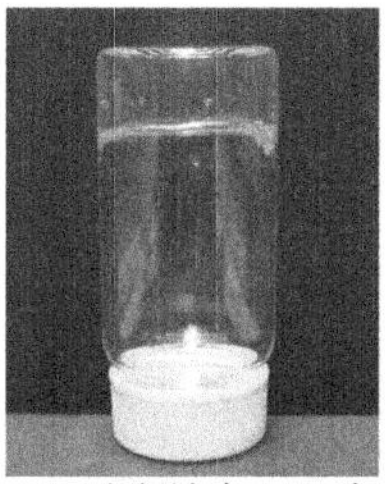

(a) 水凝胶在37℃时

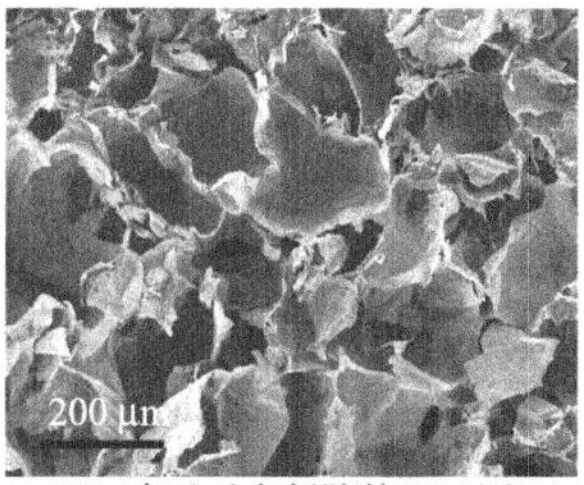

(b) 冻干后水凝胶的SEM图

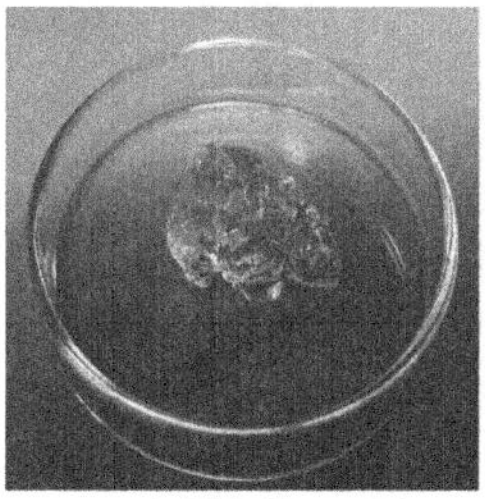

(c) 水凝胶在20℃时

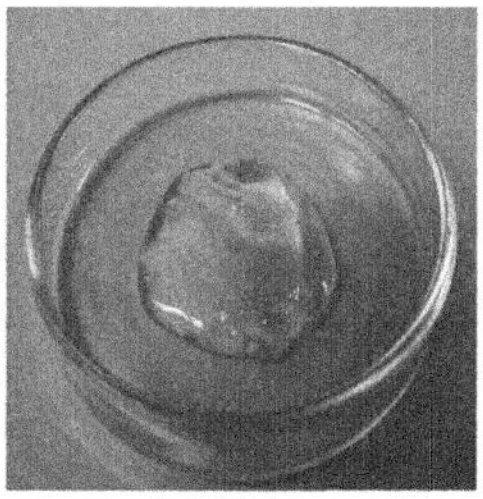

(d) 水凝胶在50℃时

图 4-5　四臂聚乙二醇水凝胶在不同条件下的形态与结构

时氢键结合发生了部分解离，部分凝胶网络恢复到溶液状。因此，温度的增加，降低了 PEG-T/PEG-A 水凝胶的稳定性。这种温度敏感特性，可以用作智能开关，例如，通过改变温度可控制凝胶的反复“溶胀-收缩”，即可达到智能“吞-吐”运载药物的功效。

为了考察 PEG-T/PEG-A 水凝胶的稳定性，在不同温度下测试了体外失重（图 4-6（a）），结果显示水凝胶的失重率随着温度的提高而增加，这与以上形貌结果（图 4-5（c），（d））一致。一般而言，水凝胶材料的溶胀性能与体外失重呈正相关，即溶胀比高时水凝胶不稳定，容易分解或降解。因此，可以看到，PEG-T/PEG-A 水凝胶在 50℃下的溶胀比显著高于室温和 37℃（图 4-6（b））。药物与信号传导为组织工程三要素之一，组织再生离不开活性药物和细胞生长因子的协同作用。这里以脂肪再生为应用目标，进一步考察 PEG-T/PEG-A 水凝胶对脂肪干细胞生长因子的运载效用。目前，已证明有胰岛素、地塞米松和血管内皮生长因子（VEGF）

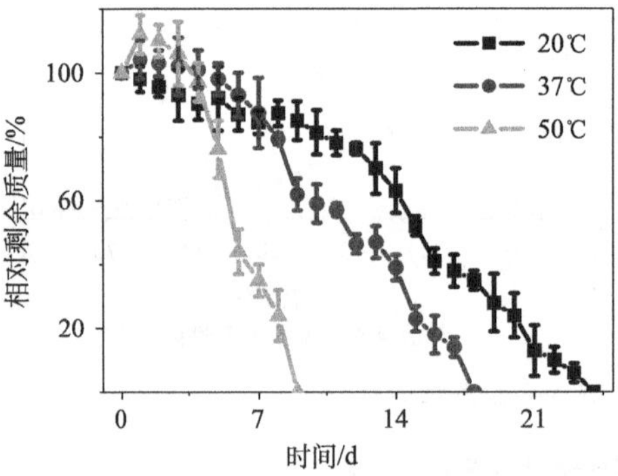

(a) 水凝胶在不同温度时的体外失重

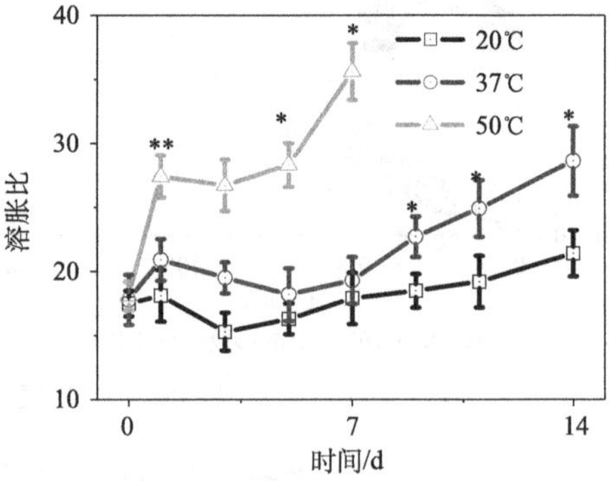

(b) 水凝胶在不同温度时的体外溶胀比

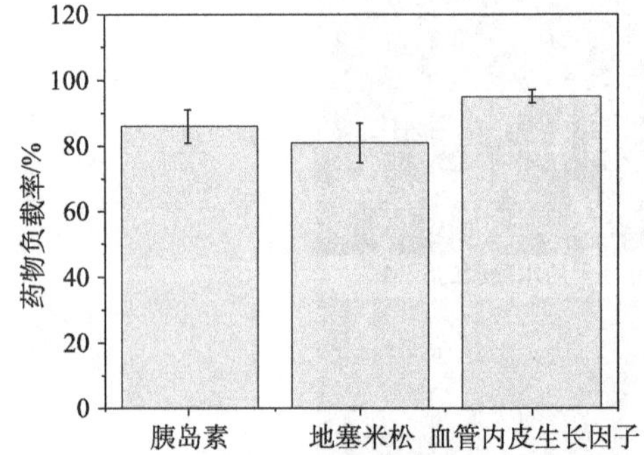

(c) 不同药物在水凝胶中的负载效率

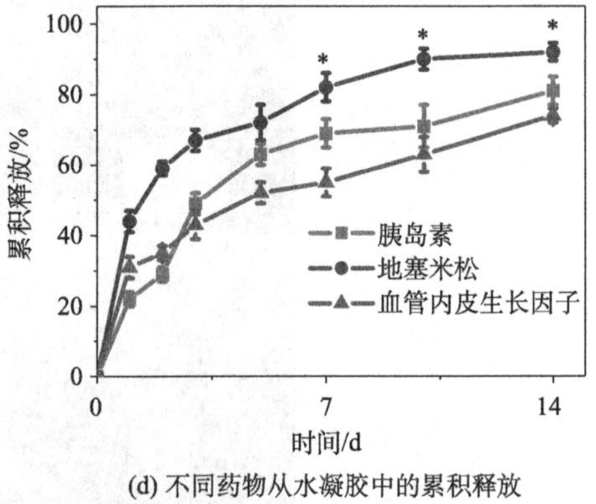

(d) 不同药物从水凝胶中的累积释放

图 4-6　四臂聚乙二醇水凝胶的性能

等药物可显著引起脂肪干细胞的定向分化[2-4]。初步研究结果表明，这种水凝胶支架材料可有效负载胰岛素、地塞米松和 VEGF，其负载率均超过 80%，并能较好地保持其生物活性（图 4-6（c））。并且，从它们在 PEG-T/PEG-A 水凝胶中的累积释放曲线来看（图 4-6（d）），三种药物均达到了不同程度的缓释效果，其中地塞米松的释放量显著高于其他两种药物，尤其是累积释放 7 天之后。这种释放的差异与药物本身的结构和性质有关，包括电性、极性、分子质量等。

为了全面考察 PEG-T/PEG-A 水凝胶的生物活性，分别在凝胶表面和内部种植了人体脂肪干细胞，并进行了荧光染色。在凝胶表面，细胞铺展良好，呈现多边形貌，说明该水凝胶表面具有较好的细胞相容性，适合细胞黏附（图 4-7（a），（b））。在凝胶内部，培养 7 天后，脂肪干细胞能保持正常的球形和尺寸，说明细胞表型正常、活性良好（图 4-7（c），（d）），这与天然脂肪中的细胞一致。由于氢键作用过程为物理交联，避免了使用化学交联剂，保证被包埋细胞和生长因子的活性，能最大限度地发挥材料对组织再生的诱导力。这些结果证实，碱基配对技术显著改善了水凝胶材料的使用安全性。

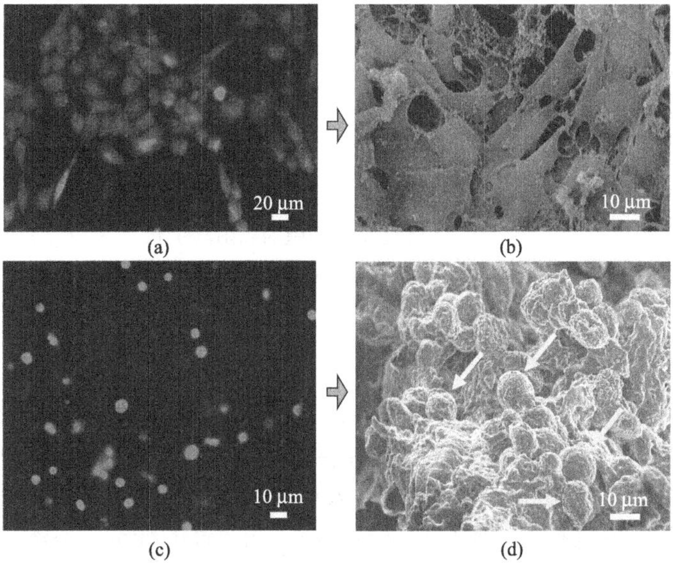

图 4-7 人体脂肪干细胞在种植后的形貌

（a），（c）为 CLSM 图，细胞种植密度为 5×10^4/孔；（b），（d）为 SEM 图，细胞种植密度为 6×10^4/mL，培养时间为 7 天

细胞培养的定量结果进一步显示，该 PEG-T/PEG-A 水凝胶材料具有较高的细胞相容性，能更好地促进脂肪干细胞的在凝胶表面的黏附（图 4-8（a））。负载细胞生长因子后，细胞的黏附率有所增加，尤其是添加 VEGF，黏附效果明显增

强。然而，含药后水凝胶的细胞黏附率依然低于组织培养板（TCP），这是因为凝胶表面的亲水性显著高于 TCP，从而不利于细胞的黏着。通常，水凝胶材料虽然能保持细胞的活性和表型，然而其致密的网纹结构却限制了细胞的迁移，从而不利于细胞的增殖与分化。对于 PEG-T/PEG-A 水凝胶，即便不添加细胞生长因子，培养 7 天之后细胞也显著发生了增殖，说明该材料本身即具有很好的活性。添加不同药物之后，PEG-T/PEG-A 水凝胶的细胞增殖率进一步增加（图 4-8（b））。胰岛素作为治疗糖尿病的特效药物之一，其本身也是脂肪干细胞的特定生长因子，因此促进细胞增殖的效果最为显著。总之，碱基配对作用温和，能最大限度保持细胞的活性，这是细胞分化和组织再生的基石，基于此类交联机制的细胞支架非常适用于软组织的修复。

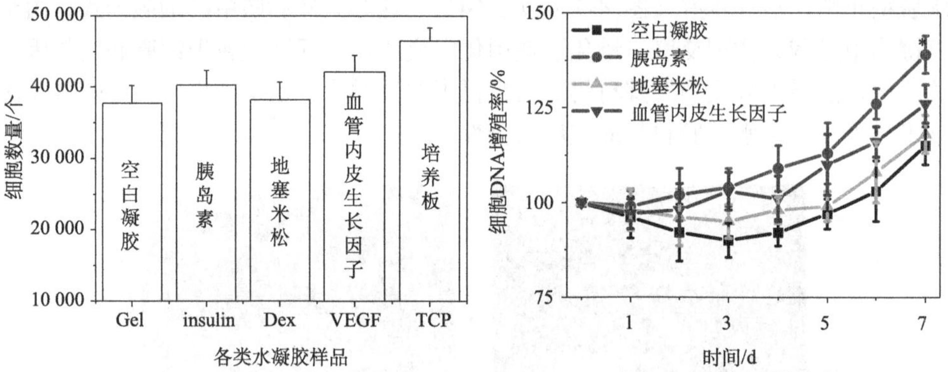

(a) 在水凝胶表面的黏附　　(b) 在水凝胶内部的生长

图 4-8　人体脂肪干细胞的黏附与生长

（a）中细胞种植密度为 5×10^4/孔，培养时间为 1 天；（b）中细胞种植密度为 6×10^4/mL

4.2.2　纤维素与肝素水凝胶

天然多聚糖材料与聚乙二醇相比具有更好的仿生结构和性能，因此更适合临床应用。这里，进一步以天然纤维素和肝素为基体材料，结合碱基配对交联技术，以期望能获得物理结构和生物活性接近天然组织的仿生细胞支架材料（图 4-9）。对天然聚合物材料进行改性常用化学接枝法。未改性的纤维素不溶于水，无法形成凝胶，而经季铵化处理后的纤维素则具有良好的水溶性。首先，将腺嘌呤和胸腺嘧啶分别接枝于季铵化的纤维素和肝素，得到了纤维素-腺嘌呤和肝素-胸腺嘧啶，即两种水凝胶前驱体材料。然后，分别将纤维素-腺嘌呤和肝素-胸腺嘧啶配制成一定浓度的溶液，两者按比例充分混合，即可发生交联而形成凝胶。最后，以骨修复为应用目标，将骨形态发生蛋白 BMP-2 负载于碱基配对纤维素与肝素水凝胶中，并种植人体造骨细胞 MG-63，考察其体外矿化和成骨能力。为了对比，同时将未含碱基的季铵化纤维素与肝素溶液混合成胶，作为对照。

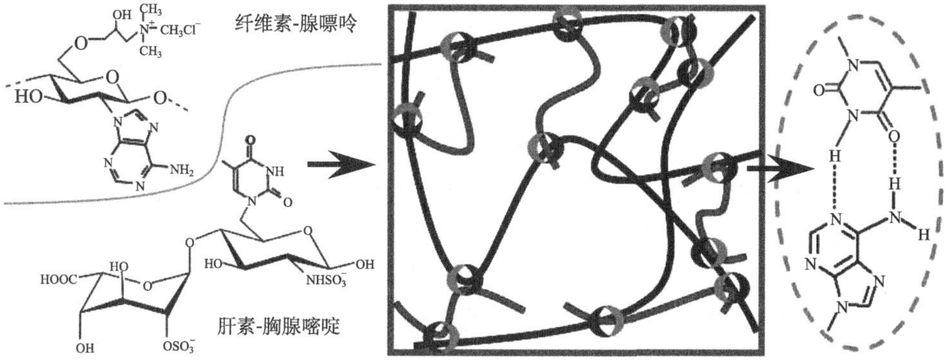

图 4-9　纤维素与肝素水凝胶的结构与交联示意图

作为力学性能优异的天然高分子之一，纤维素本身具有很强的结晶性，从而赋予纤维素水凝胶许多独特的性能。图 4-10 为干燥后纤维素与肝素水凝胶的微观形貌，从中看出纤维素容易形成纳米纤维结构，特别是碱基配对水凝胶的这种结构更加明显。人体天然组织与器官中普遍存在纳米纤维结构，因此从物理结构而言，这种细胞支架更具仿生特点，这将有利于细胞的增殖与分化。添加 BMP-2 后，纤维素与肝素水凝胶的微观结构未发生明显变化，说明 BMP-2 本身不会影响纤维素分子的结晶与排列。

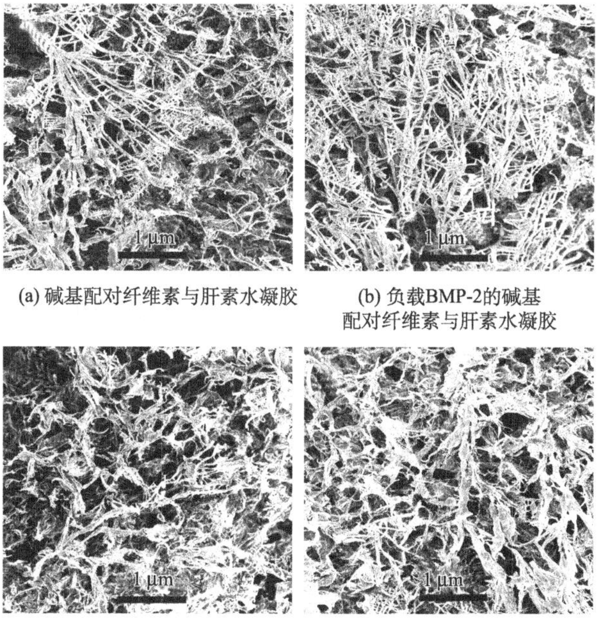

(a) 碱基配对纤维素与肝素水凝胶

(b) 负载BMP-2的碱基配对纤维素与肝素水凝胶

(c) 对照纤维素与肝素水凝胶

(d) 负载BMP-2的对照纤维素与肝素水凝胶BMP-2在水凝胶中的负载浓度为50 ng/mL

图 4-10　纤维素与肝素水凝胶的微观形貌图

纤维素与肝素水凝胶的压缩模量见图 4-11（a），结果显示碱基配对水凝胶的压缩模量要显著高于对照水凝胶。对于对照水凝胶，体系中为带正电的季铵化纤维素和带负电的肝素，凝胶网络经静电吸附作用而成。而在碱基配对体系中，除了分子间的静电吸附作用，碱基配对作用力加强了水凝胶的交联，因此这是一种双重交联的凝胶网络，从而表现出更好的力学性能。结果同时表明，添加 BMP-2 未对水凝胶的力学性能产生明显影响。

从水凝胶的溶胀性能和体外失重情况可以得知其稳定性，因此同时测定了纤维素与肝素水凝胶的溶胀比和失重率（图 4-11（b），（c）），结果显示水凝胶的溶胀比随培养时间的增加逐渐增大，而其水凝胶质量随着时间的增加而逐渐降低。我们知道，水凝胶材料的体外失重与溶胀性能相关联，即溶胀比高时容易导致水凝胶发生分解或降解。药物释放结果表明，两种纤维素与肝素水凝胶对 BMP-2 均具有缓释效果（图 4-11（d）），而 BMP-2 从碱基配对水凝胶的释放量显著低于对照水凝胶，说明碱基配对水凝胶的稳定性更利于结合 BMP-2，从而有望持续有效作用于包裹的细胞，提高支架的生物活性。

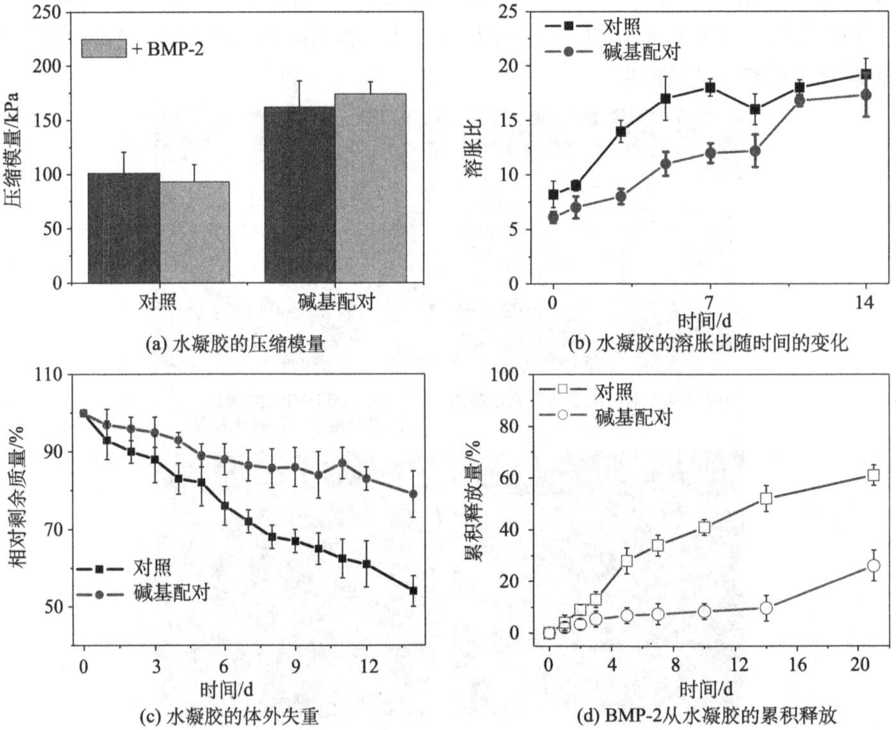

(a) 水凝胶的压缩模量　(b) 水凝胶的溶胀比随时间的变化

(c) 水凝胶的体外失重　(d) BMP-2从水凝胶的累积释放

图 4-11　碱基配对纤维素与肝素水凝胶的性能

对于骨组织工程，细胞在支架中的增殖与分化，即生物矿化（biomineralization），此过程对骨组织再生极为重要。近年来的研究表明，骨组织的生物矿化是一个复杂的动态过程，一般由种子细胞通过生物大分子的调控生成无机矿物，中间有生物体代谢、细胞、有机基质的参与。在一定的物理化学条件下，骨组织的生物矿化受到生物有机质、晶体自身生长机制以及外界环境等各方面的综合调控作用。从图 4-12 中可以明显看出，通过负载 BMP-2，体外培养 14 天后，人体造骨细胞 MG-63 在水凝胶支架中成功进行了一定程度的仿生矿化。矿化作用是通过有机大分子和无机离子在界面处的相互作用，从分子水平上控制无机矿物相的结晶、生长，从而使生物矿物具有特殊的分级结构和组装方式。我们推测，在纳米纤维结构和特异性生长因子的协同诱导下，人体造骨细胞 MG-63 可将溶液中的离子转变为固相骨矿物。结合进一步的定量检测和免疫荧光分析，证实了碱基配对纤维素与肝素水凝胶能有效促进骨胶原、骨钙素（OCN）及碱性磷酸酶（ALP）等新基质的分泌，从而为以后制备具有高断裂韧性和高强度的仿生水凝胶材料提供了理论基础。

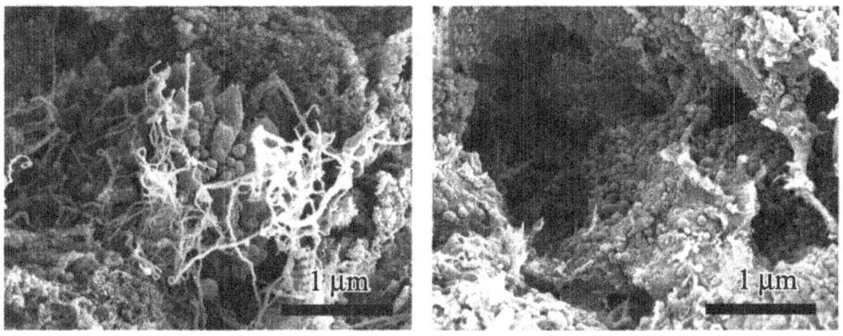

(a) 负载BMP-2的对照水凝胶　(b) 负载BMP-2的碱基配对水凝胶

图 4-12　人体造骨细胞 MG-63 在负载 BMP-2 的纤维素与肝素水凝胶中的种植与成骨化

培养时间为 14 天，细胞种植密度为 5×10^6 /mL

4.3　微　凝　胶

碱基配对技术具有较好的广泛适用性和扩展性。除了常规的大尺寸和可注射型水凝胶材料，可以进一步将碱基配对扩展到交联多聚糖微凝胶或纳米载药材料体系中。多聚糖微凝胶具备良好的生物降解性和细胞相容性，常用于药物与细胞的传递。多聚糖微凝胶的固化方法很多，常见的有悬浮交联法、反相乳化交联法、凝聚沉淀法、界面凝固法、溶剂挥发法、喷雾干燥法等。

4.3.1　透明质酸微凝胶

透明质酸微凝胶是一类具有高生物活性的载体材料。采用化学接枝法，将胸腺嘧啶和腺嘌呤分别接枝于透明质酸分子中，使其发生碱基配对而交联成纳米微球材料（图 4-13）。反相乳化交联法是制备透明质酸等多聚糖类纳米微球材料的主要方法之一，这种方法一般使用液状石蜡作为乳化液，用于分散透明质酸小液滴。这些小液滴中的透明质酸分子通过胸腺嘧啶/腺嘌呤间的碱基配对作用进行交联固化[5]。

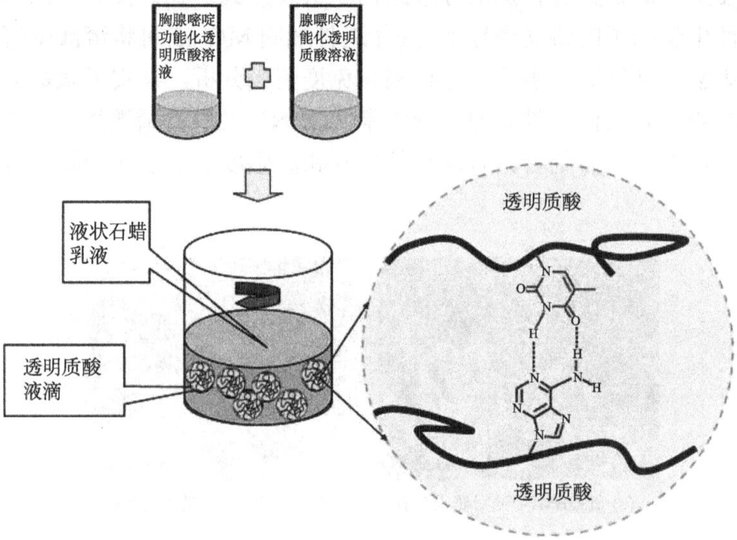

图 4-13　反相乳化法制备透明质酸纳米微球

碱基对的比例对透明质酸纳米微粒的固化具有重要影响。如图 4-14（a）所示，当胸腺嘧啶功能化透明质酸与腺嘌呤功能化透明质酸溶液的体积比为 1∶1 时，成球率最高，达到 87%。另外，纳米微球的直径随着透明质酸溶液浓度的增加而变大（图 4-14（b））。

由图 4-15（a）可以看出，本方法制备的透明质酸纳米微球分布均匀，在一定条件下平均直径为 120 nm，纳米微球呈现完整的球形。透明质酸纳米微球在 37℃下磷酸盐缓冲溶液中稳定性也较好，体外失重结果表明，培养 7 天后吸光度最大，说明失重很小，约 92%的纳米微球质量依然保留，该纳米微球交联度高，结构稳定。将人体成纤维细胞与该纳米微球共培养，结果显示细胞活性未受影响（图 4-15（b）），说明透明质酸纳米微球没有细胞毒性，生物相容性好，适用于体内药物治疗。

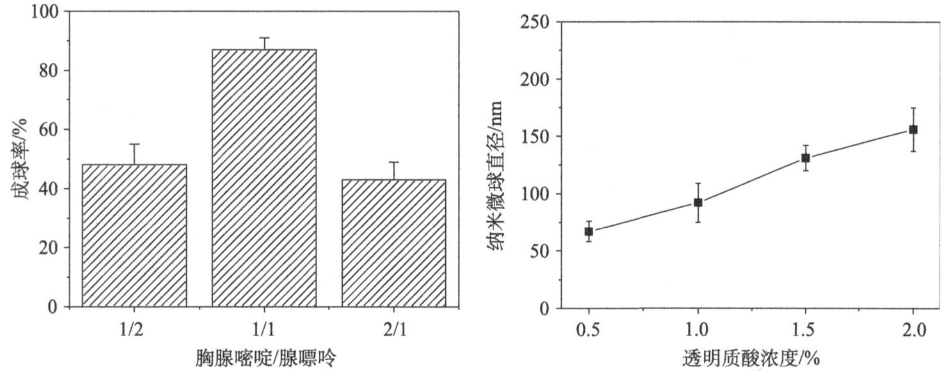

(a) 透明质酸纳米微球的成球率与不同碱基对配比间的关系　(b) 纳米微球的直径与透明质酸溶液浓度的关系

图 4-14　透明质酸纳米微球的制备

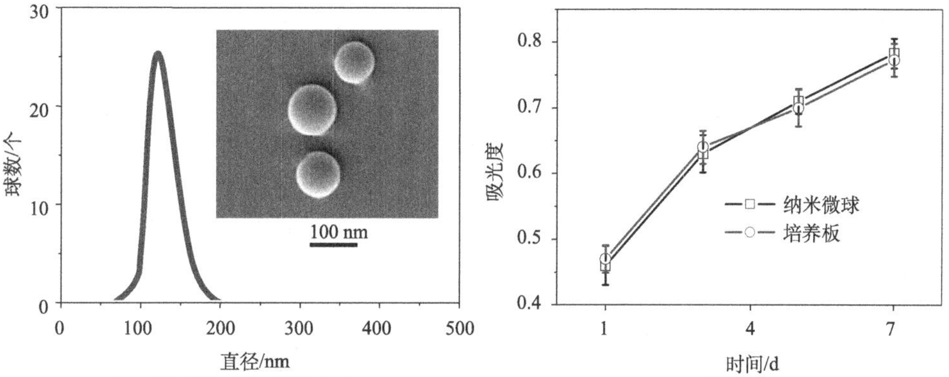

(a) 透明质酸纳米微球的粒径分布及SEM图　(b) 透明质酸纳米微球的细胞MTT活性

图 4-15　透明质酸纳米微球的形成

除了透明质酸，碱基配对技术还可以扩展到其他多聚糖凝胶材料的制备，包括海藻酸钠、硫酸软骨素或壳聚糖等。与化学交联剂相比，采用碱基配对交联的优点在于：一方面避免使用了有毒化学交联剂，因此纳米微球中不存在毒性残留，保证了纳米微球的安全性；另一方面基于分子间的氢键作用，不与被包埋活性药物发生化学反应，能有效保护药物的生物活性，特别适用于活性蛋白类药物的包埋与传递。

4.3.2　磁性多聚糖微凝胶

对多聚糖微凝胶进一步功能化与智能化的研究已引起广泛关注。磁性壳聚糖微球是近年来发展起来的一种新型功能医学材料，兼具壳聚糖的生物特性和磁性物质（纳米四氧化三铁）的磁响应性，一方面可通过共价键来结合活性物质，另一方面可对外加磁场表现出强烈的磁响应性，易于磁场分离，还提高了材料的机械强度。比如，纳米四氧化三铁颗粒与壳聚糖复合微球或纳米微粒已用于抗肿瘤方面的研究与应用，这些材料具有磁响应功能和靶向性，所携带的抗癌药物可通过外加磁场到达肿瘤后释放并杀死癌细胞。

目前制备微球或微凝胶普遍使用的方法是添加化学交联剂，比如多聚甲醛、戊二醛、水溶性碳二亚胺（EDAC）和京尼平等，其作用是将多聚糖分子中的活性基团（氨基、羧基和羟基）经过缩合而达到交联的目的。但是，现有的化学交联剂均有不同程度的化学毒性，交联过程中一方面会导致材料的分子结构发生变化而使材料变性，另一方面容易导致包埋的细胞生长因子变性而失活。并且，未参与作用的交联剂不容易被清除，残留的交联剂增加了材料的毒性。如能避免使用化学交联剂，则有望得到高生物活性的多聚糖微球材料，这是降低材料毒性和提高药物输送效率的有效途径。

基于碱基配对和静电吸附双重作用机制，可以交联磁性纳米壳聚糖基微粒形成微凝胶材料，用于靶向细胞生长因子的传递[6]。同样，利用反相乳化交联技术可以制备基于壳聚糖和肝素的凝胶微粒；同时，在该微凝胶中引入纳米四氧化三铁颗粒，从而提供了一种活性包埋和靶向控释细胞生长因子的新手段。在该体系中，通过分别对壳聚糖、肝素等多聚糖进行化学接枝改性，实现微凝胶的静电吸附和碱基配对双重交联，得到一种结构稳定的壳聚糖与肝素微凝胶材料（图 4-16）。

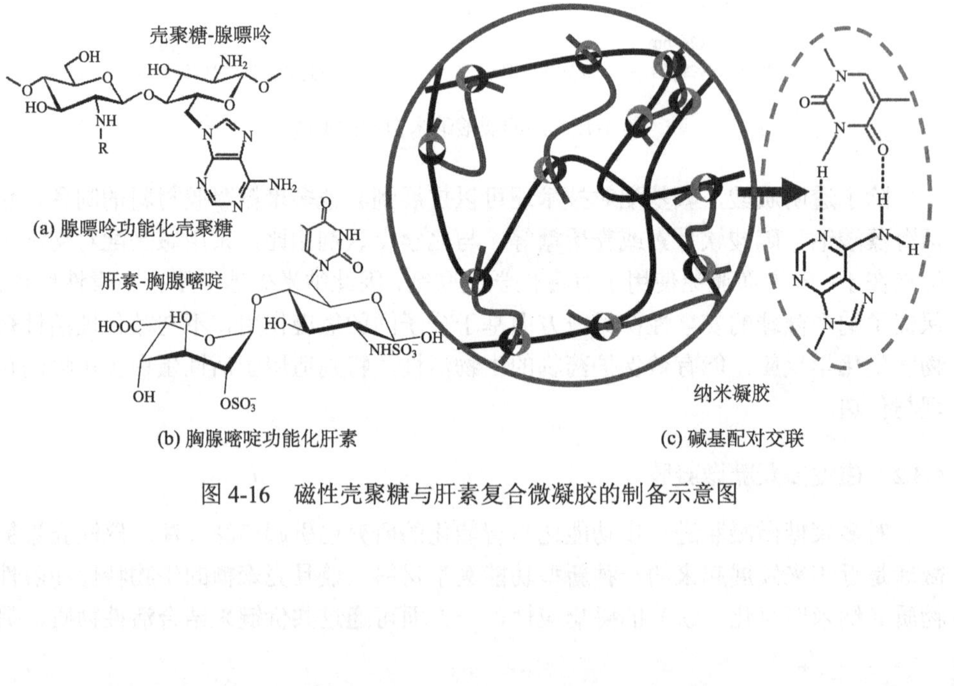

图 4-16　磁性壳聚糖与肝素复合微凝胶的制备示意图

多聚糖微凝胶或纳米微粒在制备过程中必须经过交联处理，其结构才能稳定。只有获得结构稳定的微球材料，微凝胶的性能才能得到保障。图 4-17（a），（b）为所得凝胶微粒的形貌，粒径分布见图 4-17（c）。结果显示，凝胶微粒的粒径分布均匀，平均粒径为 109 nm 左右，在图 4-17（b）中甚至可以观察到包裹在凝胶微粒中的四氧化三铁纳米颗粒。这表明，静电吸附和碱基配对的双重结合能实现多聚糖分子的有效交联，使得形成的微凝胶材料具有稳定的结构。此外，由于所得凝胶微粒的粒径较小，可注入血管至特定靶向部位。

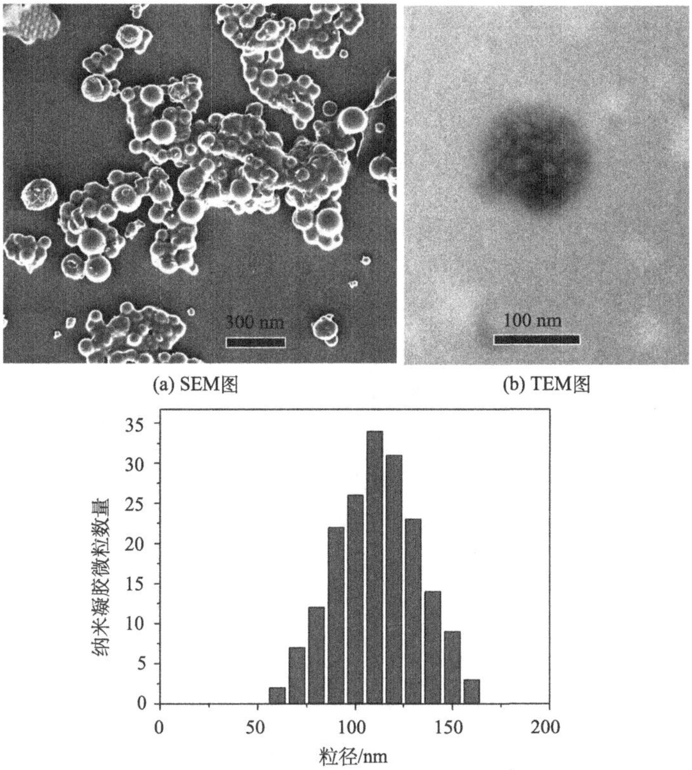

(a) SEM图　(b) TEM图

(c) 粒径分布

图 4-17　磁性壳聚糖与肝素复合微凝胶的形貌及粒径

判定材料的磁学性能最简单常用的方式是测其磁化曲线。图 4-18（a）为磁性凝胶微粒的磁化曲线，可看出该磁化曲线基本重合，没有磁滞现象。磁化曲线呈对称的 S 型，表现为典型的超顺磁性，其饱和磁化强度达到 37.4emu/g，说明该微凝胶具有良好的磁响应性，满足磁性靶向投递应用要求。另外，图 4-18（b）的磁性微凝胶的热重分析（TGA）曲线结果表明，多聚糖组分在 200℃之后开始分解，400℃达到平衡，最后残留质量比重为 36.7%，即磁性四氧化三铁在凝胶微粒中的比重约占总体的 1/3。

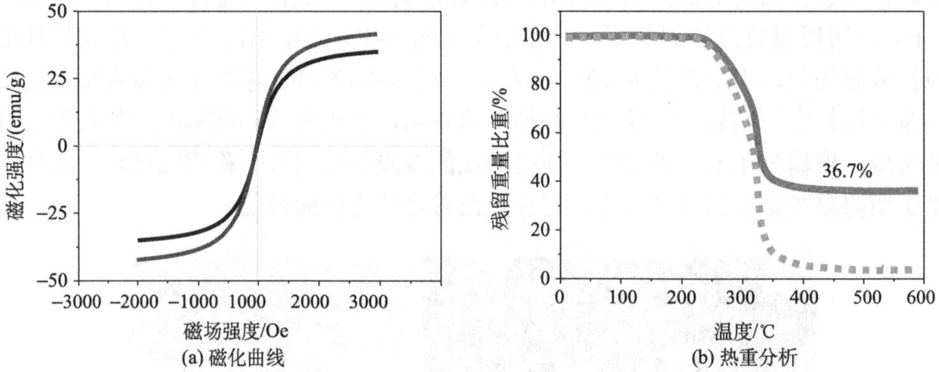

图 4-18　磁性壳聚糖与肝素复合凝胶微粒的磁化曲线和热重分析

将磁性壳聚糖与肝素微凝胶置于 37℃的 PBS 中孵育，在不同时间点取出称重，并计算其体外失重和溶胀性能。结果表明，该凝胶微粒在 PBS 中随时间缓慢失重，培养 10 天后，剩余质量比为 88.4%（图 4-19（a）），说明凝胶微粒稳定性较好。由于壳聚糖为酶解多聚糖分子，因此在 PBS 中添加 1mg/mL 溶菌酶（lysozyme）后，能显著促进该微凝胶的降解，导致失重率在 7 天后明显增加。溶胀方面，磁性壳聚糖与肝素微凝胶在含有溶菌酶的 PBS 中的溶胀比显著高于普通的 PBS（图 4-19（b）），表明溶菌酶促进了壳聚糖分子的降解，这会造成凝胶网络的结构性分解，从而导致材料的交联度下降，使凝胶溶胀加剧。

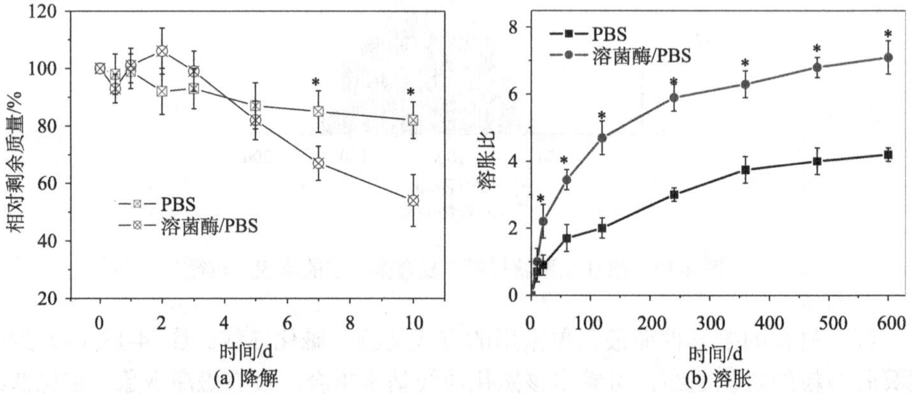

图 4-19　磁性壳聚糖与肝素复合凝胶微粒在 37℃下的体外性能

在组织工程和再生医学领域，常需要载体用于包埋细胞生长因子和基因，以提高细胞支架的生物活性，增强支架在体内的组织诱导能力。图 4-20 为磁性壳聚糖与肝素复合凝胶微粒在不同投药浓度条件下吸附骨形态发生蛋白BMP-2 的载药量，酶联免疫结果显示该材料载药量大、效率高，同时显示负载的 BMP-2 生物活性良好，说明这种材料在交联过程未与 BMP-2 发生化学反应而使其变性，而材料中的肝素分子还能有效结合 BMP-2，并能保护与稳定其生物活性。

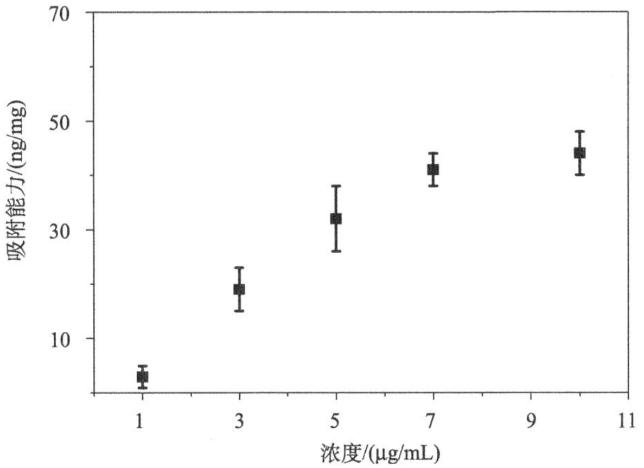

图 4-20　磁性壳聚糖与肝素复合凝胶微粒对不同投药浓度 BMP-2 的吸附能力

采用合适的控释手段，可实现细胞生长因子在体内的靶向传递，达到理想的治疗效果，而磁性凝胶微粒有望实现细胞生长因子等活性蛋白药物在体内的靶向传递。图 4-21 为骨形态发生蛋白 BMP-2 从磁性壳聚糖与肝素凝胶微粒中释放的情况，结果显示 24h 内 BMP-2 累积释放量约为 21%，具有良好的药物缓释性能，磁性四氧化三铁纳米颗粒的引入有效降低了释放速度。此外，由于材料中的肝素能有效结合 BMP-2，一定程度地起到了稳定和阻滞释放效果。另外结果也表明，

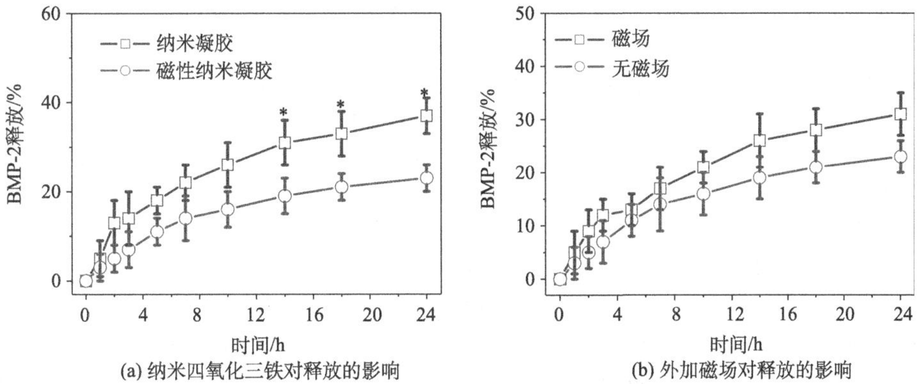

图 4-21　BMP-2 从磁性壳聚糖与肝素凝胶微粒的累积释放

外加磁场的作用对 BMP-2 的释放略有加速影响，因此该材料可用于细胞生长因子的靶向传递。

通过体外培养(培养时间 24h)，种子细胞（造骨细胞 MG-63）的结果显示，负载细胞生长因子的磁性壳聚糖与肝素凝胶微粒具有较好的生物活性，磁性四氧化三铁纳米颗粒的引入并未引起明显的细胞毒性（图 4-22（a））。特别是在外加磁场的作用下，该磁性微凝胶能显著提高细胞的活性并诱导细胞生长（图 4-22（b）），这可能源于 BMP-2 的生物作用和磁力刺激对细胞的协同作用，具体机理需进一步研究。目前微凝胶材料大多是通过改变自身溶胀性能来达到控释药物的目的，而这里介绍的壳聚糖与肝素凝胶微粒同时兼具磁力响应性，是一种双重调控智能载药材料。此外，交联机制为碱基配对和静电吸附作用，展现出更为优异的细胞相容性和生物活性，有望取得更好的应用效果。

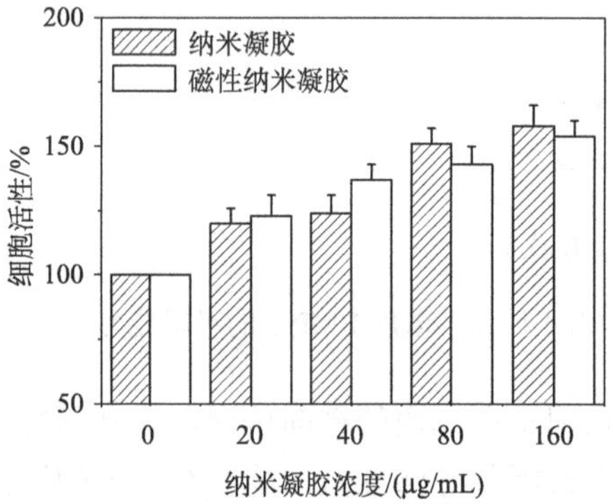

(a) 纳米四氧化三铁的影响

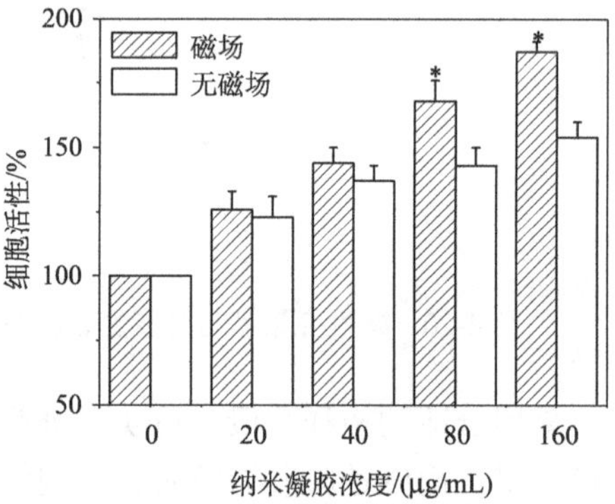

(b) 外加磁场的影响

图 4-22　载药磁性壳聚糖与肝素凝胶微粒对造骨细胞 MG-63 活性的作用

参考文献

[1] Tan H P, Xiao C, Sun J C, et al. Biological self-assembly of injectable hydrogel as cell scaffold *via* specific nucleobase pairing. Chemical Communications, 2012, 48(83): 10289-10291.

[2] Rubin J P, DeFail A, Rajendran N, et al. Encapsulation of adipogenic factors to promote differentiation of adipose-derived stem cells. Journal of Drug Targeting, 2009, 17(3): 207-215.

[3] Kelmendi-Doko A, Marra K G, Vidic N, et al. Adipogenic factor-loaded microspheres increase retention of transplanted adipose tissue. Tissue Engineering Part A, 2014, 20(17-18): 2283-2290.

[4] Tan H P, Chu C R, Payne K A, et al. Injectable *in situ* forming biodegradable chitosan-hyaluronic acid based hydrogels for cartilage tissue engineering. Biomaterials, 2009, 30(13): 2499-2506.

[5] 谈华平. 医用多聚糖材料. 北京: 科学出版社, 2015: 96-98.

[6] Fan M, Yan J X, Tan H P, et al. Magnetic biopolymer nanogels *via* biological assembly for vectoring delivery of biopharmaceuticals. Journal of Materials Chemistry B, 2014, 2(47): 8399-8405.

第 5 章　分子特异性结合水凝胶

5.1　原理与分类

分子特异性结合，是指分子之间存在某些专一性和排他性识别并发生结合的特性，这种现象常见于生物学中蛋白质分子之间的作用。生物分子有不同的结构，只有能发生反应的结构才能结合，而其他的结构不能结合，这就体现了专一性，即特异性结合。例如，细胞膜上某些糖和蛋白质特异性结合形成糖蛋白（图 5-1），这些糖蛋白对细胞器具有重要的信号传导作用，从而影响细胞的功能。

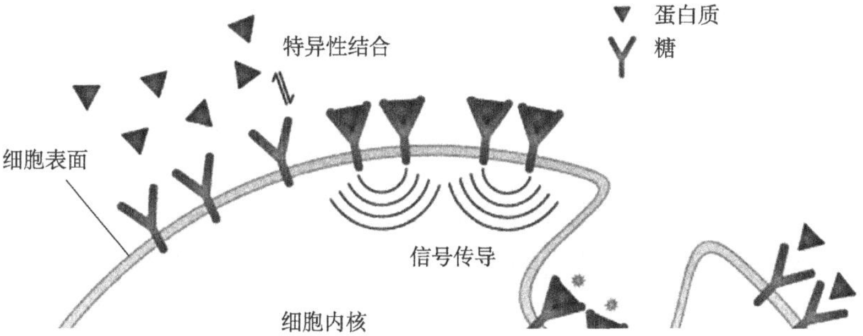

图 5-1　糖与蛋白质在细胞膜的特异性结合示意图

常见的分子特异性结合包括：抗原（antigen）与抗体（antibody）、配体（ligand）与受体（receptor）、DNA 促旋酶（Gyr B）与香豆霉素（coumermycin）、葡萄糖（glucose）与伴刀豆球蛋白 A（Con A）、生物素（biotin）与抗生物素（avidin）、肝素（heparin）与肝素结合蛋白（HIP）等。分子特异性结合主要依靠非共价键的相互作用，这些相互作用往往是多重性的，包括范德华力、电荷作用、疏水作用、氢键作用、分子构象转变及结晶等，主要发生在高分子侧链或者多肽主干之间。

利用某些分子特异性结合的作用力，可使聚合物链段之间发生交联而形成水凝胶网络。分子特异性结合水凝胶主要有两大优点：一是这些结合作用具有专一性和高效性，中间无任何副反应，排除了体系中不必要的干扰因素；二是结合的过程中不需要添加额外的试剂，有利于保持体系的生物活性。这两大优点决定了分子特异性结合技术在细胞支架材料制备方面具有诱人的前景。

5.2　配体与受体

配体与受体之间的相互辨别和选择性结合反应，从立体结构角度上说是相应的反应物之间构象的对应性。这种现象可用诱导契合学说来解释，即配体与受体接近时诱导配体蛋白变构，在此基础上配体与受体互补契合进行反应，配体与受体结合时有显著的构象变化。受体能在两种或多种不同配体之间作出辨别，并与其中构象最合适的一种配体结合，表现出两者之间具有严格的选择性。

整合素是一类广泛存在于细胞表面的受体，用于介导细胞与细胞外基质及细胞与细胞间黏附的细胞黏附分子，能与细胞黏附配体 RGD 多肽分子特异性结合。基于 RGD-整合素特异性结合机制，已有多种细胞支架材料接枝 RGD 多肽分子，促进细胞在材料表面的黏附。特别是对于多数人工合成材料，本身缺乏生物活性位点，不利于细胞的黏附与增殖，通过 RGD 的接枝与植入，使细胞相容性大大提高（图 5-2）。

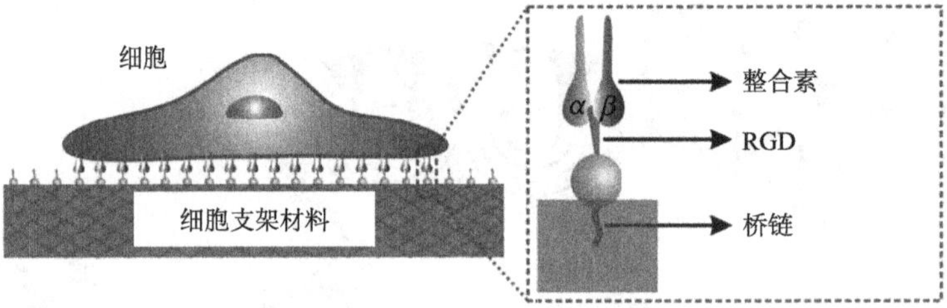

图 5-2　材料表面 RGD 与细胞整合素的特异性结合诱导细胞黏附的示意图

RGD 与细胞膜整合素的结合力已用于制备海藻酸钠水凝胶材料。一般利用水溶性 EDAC 为缩合剂，将带有 RGD 序列的多肽分子共价接枝在海藻酸钠上。由于 RGD 能够与细胞膜上的整合素特异性结合，因此当接枝 RGD 的海藻酸钠与细胞混合时，单个细胞就作为交联点形成整个水凝胶网络[1]。此外，RGD 的引入解决了海藻酸钠分子链缺少细胞识别位点的缺陷，非常有利于细胞在凝胶内的黏附，可改善细胞的黏连、增殖、分化和细胞的原型表达。由图 5-3 可见，在海藻酸钠分子链上接枝配体，然后利用配体与细胞膜上的受体发生特异性结合，细胞成为聚合物交联网络的交联点，而形成三维凝胶材料。必须指出的是，尽管此类水凝胶的组织相容性很好，但 RGD 与整合素结合力本身较弱，所形成的材料力学性能极差，难以满足临床使用要求[2]。

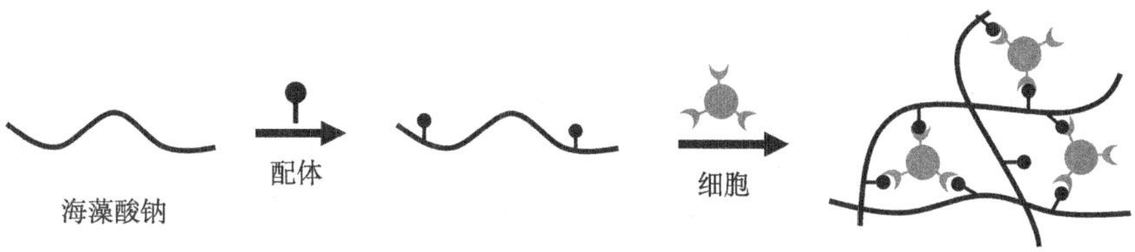

图 5-3　细胞交联海藻酸钠水凝胶的示意图

5.3　DNA 促旋酶与香豆霉素

DNA 促旋酶为细菌中的一种拓扑异构酶，具有特异的抑制性。例如，大肠杆菌的促旋酶为两种多肽链所形成的四聚体，其中的肽链分子则分别由 A 亚基（Gyr A）和 B 亚基（Gyr B）所产生。在 ATP 的存在下，促旋酶的催化作用是使弛缓型的闭环状 DNA 向负超螺旋 DNA 转变，而负超螺旋可以降低打开 DNA 双链碱基对所需要的能量，即有利于 DNA 的双链分开，从而抑制了细菌 DNA 的复制。目前已知促旋酶能与香豆霉素（coumermycin）相互作用，抑制促旋酶的作用。如图 5-4 所示，香豆霉素与 Gyr B 特异性结合，并以 1∶2 的比例形成天然的二聚体。基于这种作用力，我们可以制备新的药物交联凝胶材料。

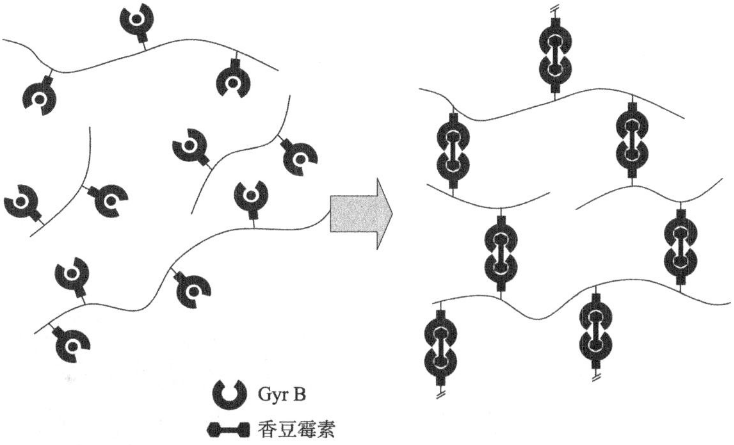

图 5-4　Gyr B 与香豆霉素的特异性结合用于交联聚合物

5.3.1　微凝胶材料

透明质酸微凝胶药物释放体系在定量给药、控制释放和受体靶向定位等方面体现了诸多优势。然而，透明质酸在组织中停留时间短，限制了其作为药物载体的应用范围。常规的透明质酸微凝胶在制备中均需使用有毒化学交联剂，以延长降解时间和提高稳定性，使得材料存在缺陷。药物交联技术是最近发展的新手段，通过促旋酶与香豆霉素特异性结合作用[3]，可得到结构稳定的透明质酸微球材料。如图 5-5 所示，通过化学接枝法，将促旋酶接枝于透明质酸分子中，采用反相乳化交联技术，以液状石蜡作为乳化液，同时添加香豆霉素，透明质酸溶液发生特异性交联形成微凝胶。基于透明质酸的微凝胶材料，具有优异的生物相容性和可调的生物降解性，可用于药物、蛋白或基因的包埋和释放，有望广泛用于药物控释、组织工程和再生医学等领域。

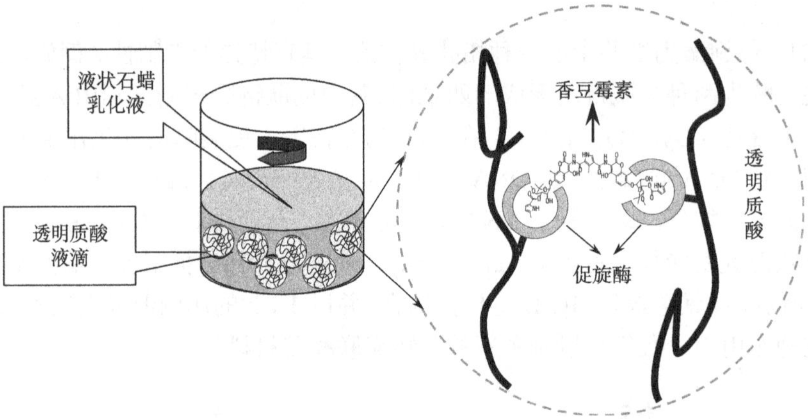

图 5-5　反相乳化交联技术制备透明质酸微球机理示意图

药物交联技术的核心是基于促旋酶与香豆霉素的特异性结合，因此两者的比例对透明质酸成球率有重要影响。图 5-6（a）的结果表明，当促旋酶与香豆霉素的比例为 1∶2 和 2∶1 时，所得成球率较高，分别达到 89%和 88%。干燥后的透明质酸微球分散性好，无团聚（图 5-6（b））。当促旋酶与香豆霉素的比例为 2∶1 时，

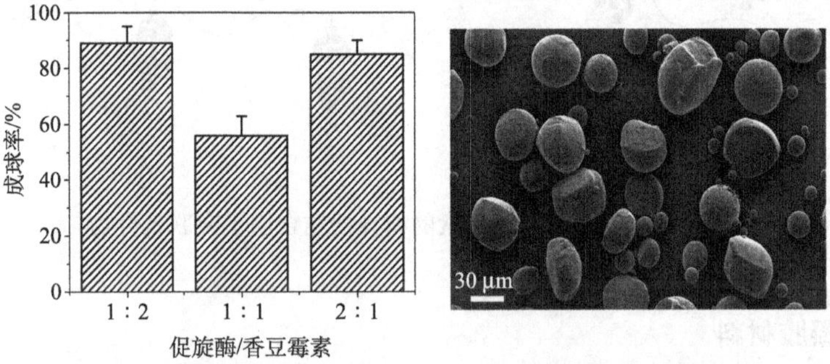

(a) 透明质酸微球成球率与不同促旋酶/香豆霉素配比的关系

(b)透明质酸微球的SEM图，促旋酶/香豆霉素配比2∶1

图 5-6　透明质酸微球的制备

所得微球平均直径为 29μm。理论上，促旋酶与香豆霉素以 2∶1 的比例结合，当香豆霉素过量时，未对透明质酸微球的交联产生负面影响。透明质酸分子具有高亲水性，能快速吸水成为微凝胶材料，直径也将增大。

制备过程中，透明质酸微球直径与促旋酶功能化透明质酸和香豆霉素溶液的浓度有关。结果表明，微球直径分别随两者溶液的浓度增加而变大（图 5-7）。此外，不同直径的透明质酸微球在 37℃磷酸盐缓冲溶液中的失重速率也有差别，通常直径较大的微球体外降解也较慢。整体而言，药物交联透明质酸微球的结构稳定，例如，对于平均直径为 18μm 的微球，培养 7 天后保留质量可超过 73%。这种透明质酸微凝胶材料作为药物载体，能迅速在作用部位达到和维持有效浓度，同时在机体其他部位无药物分布或药物浓度很低。在达到要求的浓度下，能尽量减少药物的投放量和频率，使药物的副作用达到最小，提高了药物的利用率、安全性和有效性，且能定向释放，效果显著。

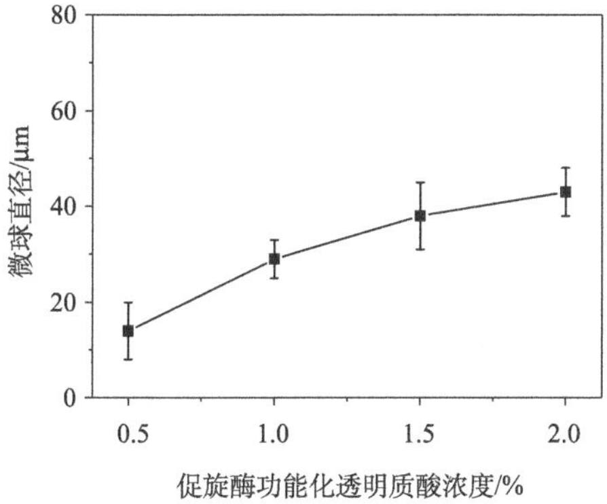

(a) 促旋酶功能化透明质酸浓度

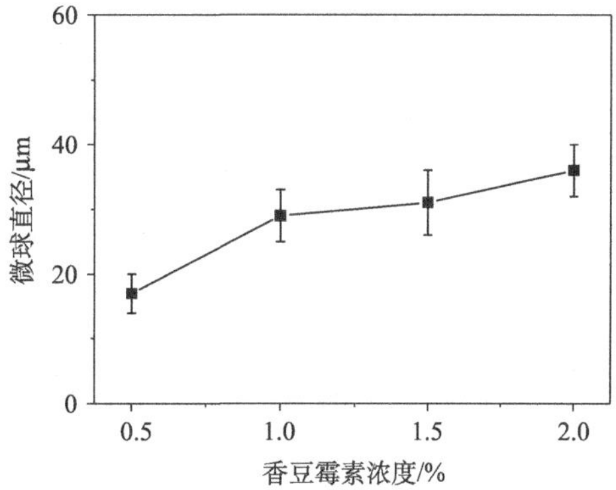

(b) 香豆霉素溶液浓度

图 5-7　透明质酸微球直径的影响因素

5.3.2　活性表面材料

新生霉素具有类似香豆霉素的结构，也能与促旋酶发生特异性结合[3]。不同的是，新生霉素是单官能团药物，只能以 1∶1 的比例与促旋酶作用。因此，可以利用新生霉素与香豆霉素的竞争关系制备药物响应性智能水凝胶材料。例如，在可降解高分子链中接枝 Gyr B，在一定条件下加入香豆霉素溶液，即可发生特异性二聚合而形成水凝胶网络（图 5-8（a）），同时也可添加 VEGF 等细胞生长因子。当体系中加入新生霉素，由于竞争关系导致二聚合体的解离，水凝胶发生解体从而释放出 VEGF（图 5-8（b））。

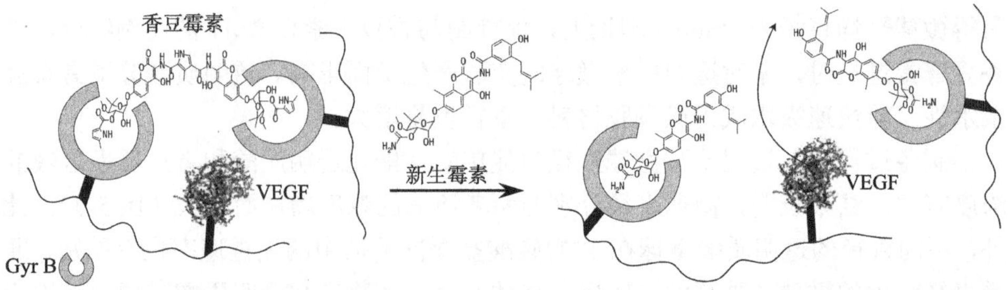

图 5-8　Gyr B 与香豆霉素和新生霉素的相互作用示意图

除了制备可降解水凝胶材料，还可以利用这种竞争关系在水凝胶表面制备智能分子刷。在组织工程中，细胞是组织再生的关键因素之一。目前，细胞支架材料缺乏足够的主动诱导性，很难将细胞有效地调动起来形成“小集团”，而能否有效调动细胞运转是组织再生的关键。因此，制备一种能同时促进细胞生长和聚集的活性组织工程材料具有很重要的意义。

乳糖-壳聚糖是一种水溶性壳聚糖衍生物，结构中含有特殊的β-半乳糖基团。已有研究表明，β-半乳糖基团能诱导多种细胞发生聚集[4,5]，包括肝细胞、软骨细胞和脂肪干细胞等，因此可以将这一特殊功能用于细胞的运载与收集。最近，我们在透明质酸水凝胶表面设计了一种特殊的智能分子刷用于骨分化研究，主要功能包括诱导脂肪干细胞的聚集、生长及释放。将含有促旋酶的乳糖-壳聚糖分子通过香豆霉素固定于透明质酸水凝胶的表面，形成高分子刷，同时在水凝胶中负载了细胞生长因子 BMP-2（图 5-9）。可以推断，基于香豆霉素与新生霉素竞争机制，乳糖-壳聚糖分子刷的固定是可逆的，即能通过添加新生霉素解锁，从而重新变为自由分子释放到水环境中[6]。

将促旋酶接枝于乳糖-壳聚糖，这样分子刷就可通过与香豆霉素的链接而固定在透明质酸水凝胶表面。从图 5-10（a）中可以得知，乳糖-壳聚糖在水凝胶表面的接枝率随反应时间的延长而提高，120min 之后达到饱和，接枝率约为 35%。图 5-10（b）结果表明，BMP-2 的负载与乳糖-壳聚糖的固定，并未对透明质酸水凝胶的力学性能产生明显影响，改性后水凝胶的压缩模量与空白对照基本一致。为了验证乳糖-壳聚糖分子刷的可逆性，将改性后的水凝胶浸泡于培养液中，并添加不同浓度的新生霉素。由于新生霉素与香豆霉素存在竞争关系，加入新生霉素后，部分乳糖-壳聚糖与新生霉素结合，脱离水凝胶表面而释放到培养液环境中。图 5-10（c）对比了不同浓度新生霉素下的乳糖-壳聚糖释放曲线，发现其释放率会随着新生霉素浓度的增加而提高。此结果说明新生霉素浓度越高，其与香豆霉素的竞争也越激烈，符合预期。当新生霉素浓度为 0.5 mmol/L 时，培养 150min，

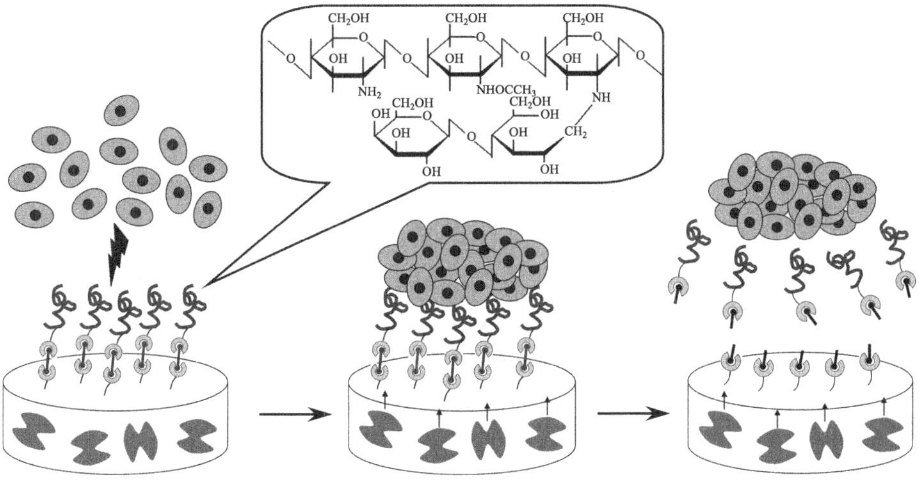

图 5-9　乳糖-壳聚糖在水凝胶表面诱导细胞的聚集与释放

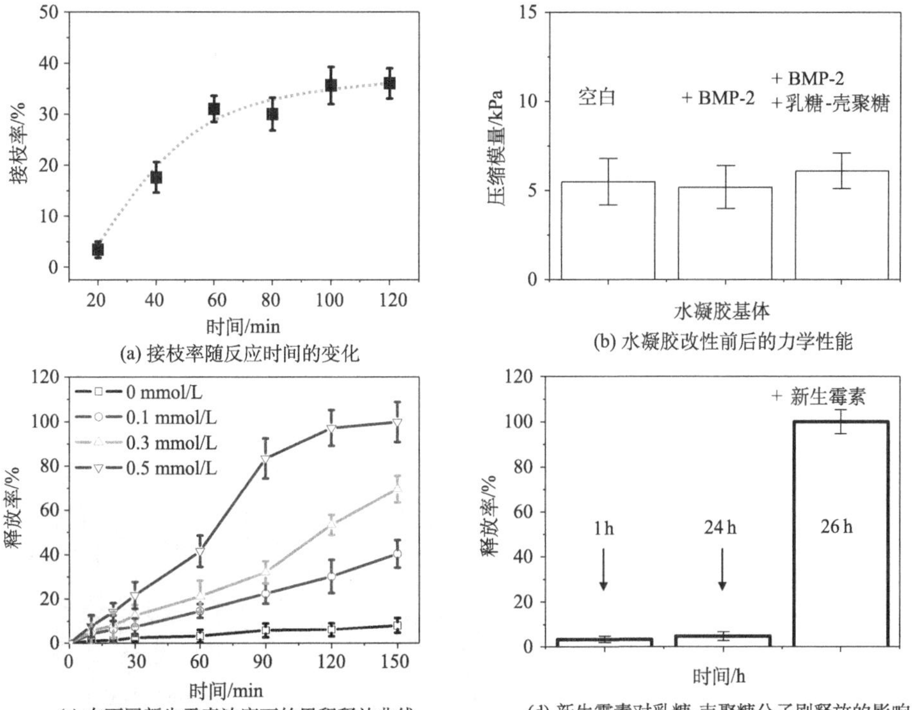

(a) 接枝率随反应时间的变化

(b) 水凝胶改性前后的力学性能

(c) 在不同新生霉素浓度下的累积释放曲线

(d) 新生霉素对乳糖-壳聚糖分子刷释放的影响

图 5-10　乳糖-壳聚糖分子刷在水凝胶表面的接枝与释放

乳糖-壳聚糖基本上全部释放到溶液中。另一方面，乳糖-壳聚糖分子刷在透明质酸水凝胶表面比较稳定，因为在不添加新生霉素的情况下，即使培养 24h 释放量也极少（图 5-10（d）），而添加 0.5 mmol/L 的新生霉素后，乳糖-壳聚糖分子刷随即发生了大量的释放，这也充分说明了该分子刷具有灵敏的药物响应性。

为了验证乳糖-壳聚糖分子刷对细胞的刺激作用，将人体脂肪干细胞种植于改性水凝胶表面。图 5-11（a）对比了 24h 内不同水凝胶表面的细胞反应，发现细胞在仅负载 BMP-2 的水凝胶表面未发生聚集，而含有乳糖-壳聚糖分子刷的表面明显发生了细胞聚集。特别是同时具有 BMP-2 和乳糖-壳聚糖的实验组，聚集现象更为明显，24h 后聚集率达到 95%，这可能是 BMP-2 与乳糖-壳聚糖具有协同作用。随后，在培养液中加入 0.5 mmol/L 新生霉素，细胞团中的乳糖-壳聚糖开始释放而脱离水凝胶表面。图 5-11（b）中的结果显示，最初阶段细胞团释放较慢，60min 后其释放率随着时间的延长而迅速提高，120min 可全部释放完毕。通过对细胞的活性检查，与仅含有 BMP-2 的水凝胶相比，细胞在含 BMP-2 和乳糖-壳聚糖水凝胶表面聚集成团后的活性显著提高（图 5-11（c））。FDA 荧光染色照片结果显示，细胞团活性良好（图 5-11（d）），能稳定黏附在水凝胶表面；加入新生霉素后细胞团完全释放，在水凝胶表面仅留有少量单独黏附的细胞，且保持活性（图 5-11（e））。这种高分子刷对种植于水凝胶表面的脂肪干细胞具有双重刺激作用：一是通过乳糖-壳聚糖中的 β-半乳糖基诱导细胞发生聚集形成细胞团，

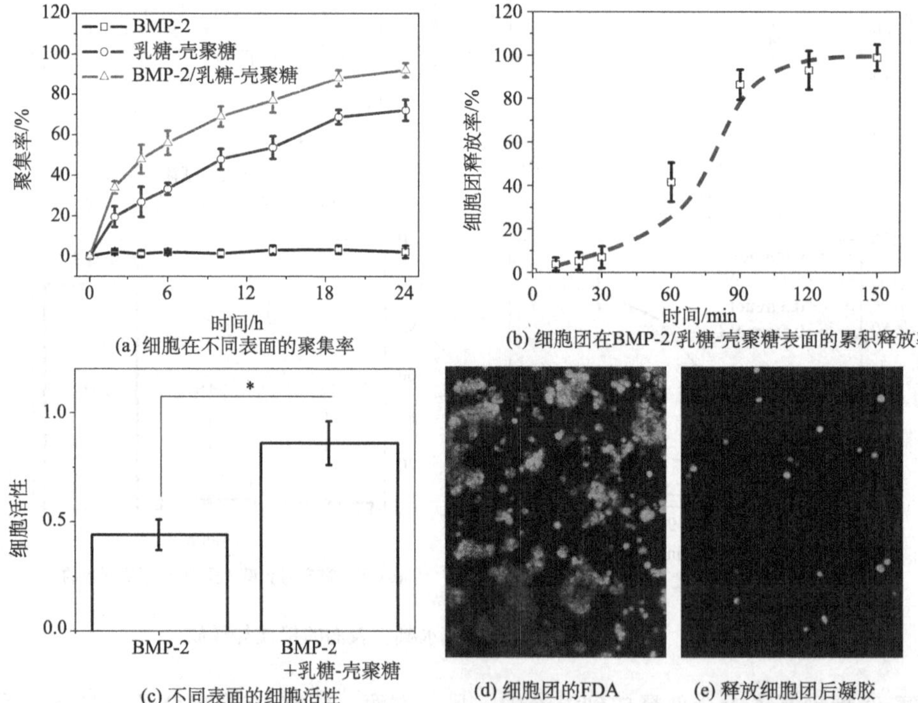

图 5-11　乳糖-壳聚糖分子刷在水凝胶表面诱导人体脂肪干细胞聚集及其释放

这些细胞团可随乳糖-壳聚糖分子一起释放，利用这种功能就能生产和收集细胞；二是水凝胶基体中负载的 BMP-2 本身具有促进细胞增殖与分化的功能，配合乳糖-壳聚糖分子刷对细胞进行的“收-放”力学刺激作用，对细胞的生长产生协同作用。这些生物学智能响应性刺激具有仿生效果，对骨、软骨和脂肪等的原位分化与再生具有更好的促进作用。

5.4　葡萄糖与伴刀豆球蛋白 A

葡萄糖也能与伴刀豆球蛋白 A（Con A）特异性络合，利用这种技术可以制备具有葡萄糖响应性的智能水凝胶材料。这种具有葡萄糖响应性的水凝胶材料最初用于糖尿病的药物治疗，近年来也作为可注射型细胞支架用于脂肪组织工程。在脂肪组织工程中，胰岛素是唯一能同时促进糖原、脂肪、蛋白质合成的激素，因此是脂肪干细胞重要的生长因子和分化促进剂。但是，作为机体内唯一降低血糖的激素，胰岛素常规的均衡释放方式会使正常人体产生低血糖等一系列不良反应。因此，在对糖尿病人的脂肪重建治疗中，必须对胰岛素进行智能运载[7-9]。根据胰岛素的特性，可以设计能自动调整释药剂量的材料体系，使它能够根据周围环境中葡萄糖的浓度变化来灵活释放胰岛素，从而使得病人的血糖保持在正常范围内。

葡萄糖响应性水凝胶以葡聚糖为基体材料，在凝胶网络中绑定伴刀豆球蛋白 A 组分。伴刀豆球蛋白 A 能和葡聚糖分子中的葡萄糖结构单元发生特异性络合作用，由此形成网络结构[10,11]。环境中葡萄糖分子使得凝胶三维结构通过自由竞争而产生部分分解，凝胶网络的交联度下降，凝胶会发生一定程度的溶胀。由这种竞争反应暂时引发水凝胶的整体溶胀，即会促进胰岛素通过扩散而释放出来（图 5-12）。这种智能水凝胶在糖尿病人的脂肪再生中有重要的应用意义，可实现对胰岛素的智能释放，即血糖正常水平时胰岛素将较少地释放，而血糖较高水平时，凝胶发生溶胀，这样胰岛素会较多地释放出来。

对于现有葡聚糖水凝胶来说，伴刀豆球蛋白 A 和胰岛素的额外加入将产生一定的影响。首先对凝胶时间的影响进行了对比研究（图 5-13），结果发现所有凝胶化均发生在 7min 内，当添加浓度为 2.5mg/mL 的伴刀豆球蛋白 A 后，体系凝胶化的速度显示更迅速，发生在 5min 以内。这是因为伴刀豆球蛋白 A 能与葡聚糖分子中的葡萄糖单元产生特异性络合作用，导致胶凝时间缩短，伴刀豆球蛋白 A 在形成水凝胶过程中起到额外交联剂的作用，故增强了凝胶的交联度。研究还表明，如在体系中加入浓度为 3mg/mL 的胰岛素，凝胶时间会略有增加，但并无显著性差异。

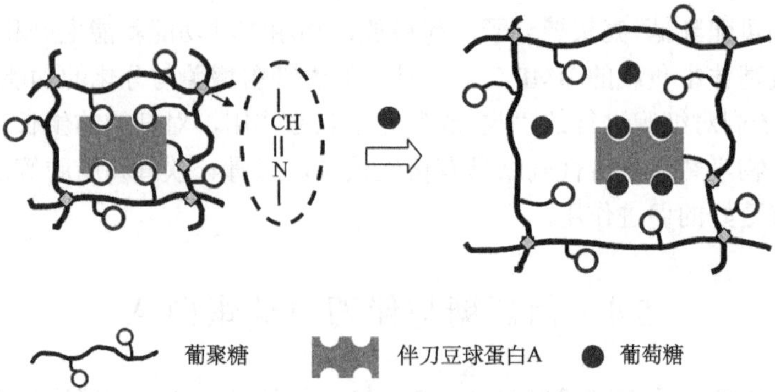

图 5-12　葡萄糖响应性水凝胶

伴刀豆球蛋白 A 通过参与席夫碱反应而固定于凝胶网络中，通过分子间自由竞争，凝胶网络结构产生部分分解而引起溶胀

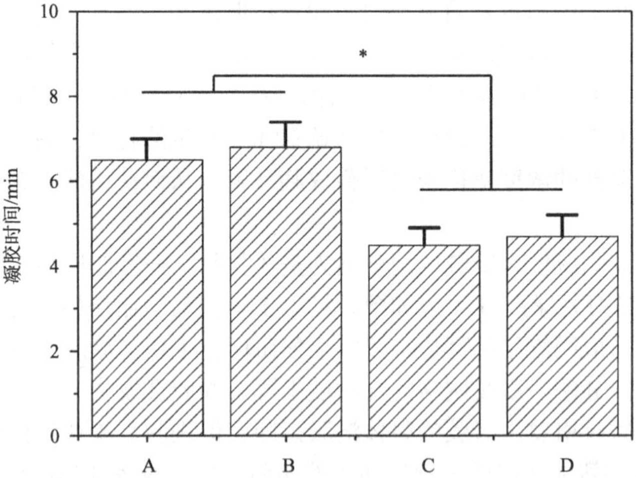

图 5-13　葡聚糖水凝胶在 4℃时的胶凝时间

A. 不含胰岛素对照凝胶；B. 含胰岛素对照凝胶；C. 不含胰岛素响应性凝胶；D. 含胰岛素响应性凝胶。胰岛素和伴刀豆球蛋白 A 浓度分别为 3 mg/mL 和 2.5 mg/mL

伴刀豆球蛋白 A 和胰岛素对水凝胶的影响也会体现在微观形貌上。图 5-14 中，SEM 照片显示了冷冻干燥后负载胰岛素的对照水凝胶（不含伴刀豆球蛋白 A）和葡萄糖响应性水凝胶的微观结构。根据截面形貌图可以知道，经过冷冻干燥步骤，两种水凝胶均成为海绵体，并显示出连续和多孔的结构，这与其他多聚糖水凝胶体系的结构类似。负载胰岛素对照水凝胶的孔径在 30～200μm（图 5-14（a）），而葡萄糖响应性水凝胶的孔径范围则为 10～100μm （图 5-14 （b）），显著小于对照水凝胶。这些结果表明，伴刀豆球蛋白 A 能够引起额外的络合交联作用，从而

使葡萄糖响应性水凝胶形成相对更为紧密的网络结构。

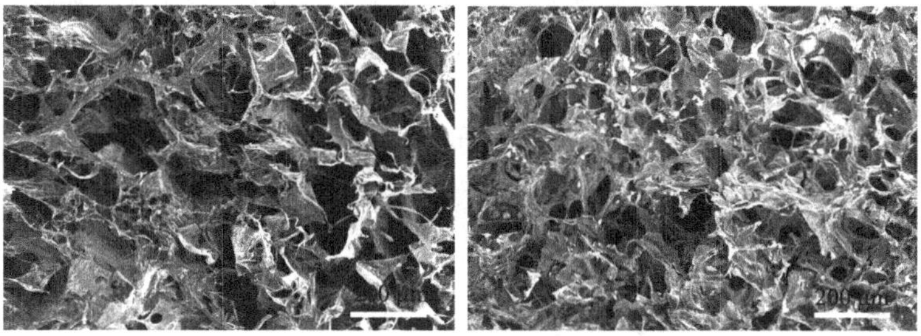

(a) 对照水凝胶　　(b) 葡萄糖响应性水凝胶

图 5-14　冻干后水凝胶的 SEM 图

胰岛素和 Con A 在材料中的浓度分别为 3mg/mL 和 2.5mg/mL

水凝胶力学性能测试结果也说明了伴刀豆球蛋白 A 在体系中的交联作用。如图 5-15 所示，添加伴刀豆球蛋白 A 的响应性水凝胶显示为更高的压缩模量，显著高于对照组。结合图 5-14，伴刀豆球蛋白 A 对葡聚糖网络进一步的交联，增加了凝胶的交联度，网孔更为致密，提高了凝胶的力学性能。此外，结果显示 3mg/mL 浓度胰岛素的加入对压缩模量影响不大，说明胰岛素并未参与交联作用，这与前面结果一致。

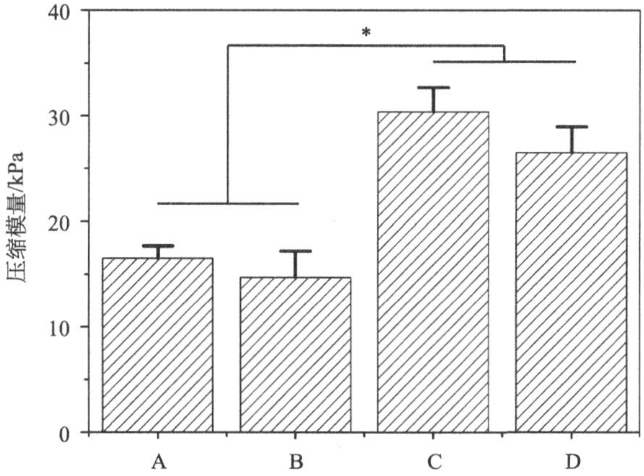

图 5-15　葡聚糖水凝胶在室温的压缩模量比较

A. 不含胰岛素对照凝胶；B. 含胰岛素对照凝胶；C. 不含胰岛素响应性凝胶；D. 含胰岛素响应性凝胶；胰岛素和伴刀豆球蛋白 A 浓度分别为 3 mg/mL 和 2.5 mg/mL

不同交联度水凝胶的稳定性也必将会有差异，在 37℃的 PBS 中测试了两种水凝胶的体外失重(胰岛素和伴刀豆球蛋白 A 浓度分别为 3mg/mL 和 2.5mg/mL)，结果如图 5-16 所示。伴刀豆球蛋白 A 的含量明显影响了水凝胶的失重行为，结果表明，含有伴刀豆球蛋白 A 的响应性水凝胶在 14 天内能够平稳地减少质量，与对照凝胶相比具有明显更低的质量损失率，即稳定性较好。在第 14 天，对照凝胶和响应性水凝胶的相对剩余质量分别为 32%和 71%。由此可知，在伴刀豆球蛋白 A 对葡聚糖网络进一步交联作用下，形成的响应性水凝胶在生理条件下相对更为稳定，更加适合用于胰岛素的释放，同时作为脂肪组织工程支架也满足临床应用要求。

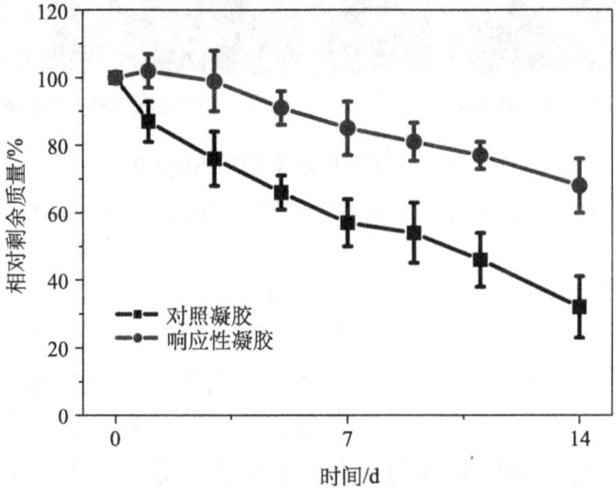

图 5-16　两种葡聚糖水凝胶在 37℃下 PBS 中的体外失重

除了体外失重，溶胀性能也是水凝胶材料稳定性的重要表现之一。通常，水凝胶的溶胀性能取决于网络的亲水性和交联度。图 5-17 为两种葡聚糖水凝胶（胰岛素和伴刀豆球蛋白 A 浓度分别为 3 mg/mL 和 2.5 mg/mL）在 37℃下 PBS 中的

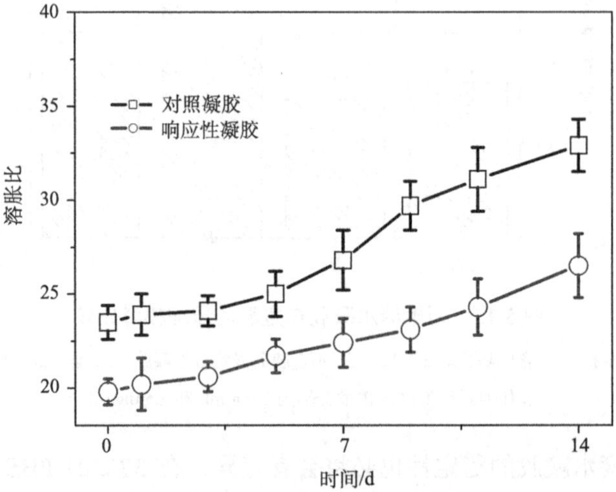

图 5-17　两种葡聚糖水凝胶在 37℃下 PBS 中的溶胀动力曲线

平衡溶胀比。与以上结果类似，添加伴刀豆球蛋白 A 也显著影响着水凝胶的溶胀性能。整体而言，由于伴刀豆球蛋白 A 增加了凝胶的交联度，其结构更为致密，从而降低了凝胶的溶胀性能。由结果可知，对照凝胶的初始溶胀比为 23.5，显著高于响应性水凝胶的初始溶胀比 19.8。随着培养时间的延长，这两种水凝胶的溶胀比均会增加，且这一增长过程持续到了第 14 天。这是由于培养过程中，网络结构会不断发生部分降解，自由的亲水性基团会由此不断增加，从而利于溶胀。培养 14 天后，对照水凝胶和响应性水凝胶的溶胀比分别增加到 32.9 和 26.5。

凝胶体系能否有效地响应葡萄糖浓度变化，取决于应用时体积能否达到一定的膨胀程度。当环境中葡萄糖浓度增加时，若要实现胰岛素的有效释放，此时水凝胶网络能够发生溶胀是必要条件。接下来，通过控制环境中葡萄糖浓度的变化，对两种葡聚糖水凝胶作出的溶胀动力学变化进行评估。图 5-18 证明了伴刀豆球蛋白 A 对凝胶的葡萄糖依赖性膨胀具有直接的影响。分别将两种葡聚糖水凝胶（胰岛素和伴刀豆球蛋白 A 浓度分别为 3 mg/mL 和 2.5 mg/mL）放置于不同的葡萄糖浓度下，培育 24h 后测试其溶胀比变化。结果显示，对于响应性水凝胶，其溶胀比会随环境葡萄糖浓度的提高而显著增加，溶胀比从 19.8 线性增加到 31.3；而对于没有添加伴刀豆球蛋白 A 的对照水凝胶，溶胀比没有发生明显的改变。比较两者在不同葡萄糖浓度时的膨胀特性，显然含有伴刀豆球蛋白 A 的水凝胶对葡萄糖响应更为灵敏。这种溶胀变化由环境中葡萄糖的增加所引起。由于竞争关系，使葡聚糖中的葡萄糖结构单元从伴刀豆球蛋白 A 中脱离，从而部分解除了凝胶网络，降低了凝胶的交联度，导致局部凝胶/溶胶转变和溶胀比的升高，这将有利于胰岛素的扩散与释放。

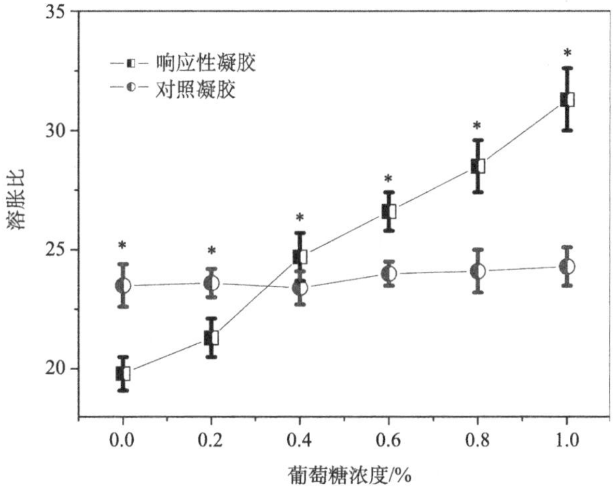

图 5-18　两种葡聚糖水凝胶在 37℃下 PBS 中培养 24h 的溶胀比与葡萄糖浓度的关系

当人体环境中的自由葡萄糖分子扩散到水凝胶中时，即与伴刀豆球蛋白 A 络合的葡聚糖单元形成竞争反应，使得伴刀豆球蛋白 A 转而与自由葡萄糖分子结合，从而降低了葡萄糖浓度。葡聚糖与伴刀豆球蛋白 A 的结合对凝胶体系具有交联作用，因此竞争过程中会引起凝胶溶胀状态的改变，从而对负载其中的药物扩散也会造成周期性影响。图 5-19 的结果表明，葡萄糖响应性水凝胶中的胰岛素负载浓度为 3mg/mL 释放强烈依赖于环境中葡萄糖含量。从图可以看出，水凝胶的葡萄糖响应性受其接触的葡萄糖浓度影响。在释放过程中，加入葡萄糖后，能引发胰岛素的释放，并且葡萄糖浓度越高，水凝胶的响应性越强，胰岛素的释放越明显，即更多的胰岛素被释放出来。在本实验中，当缓冲液中葡萄糖浓度为质量分数 1.0%时，胰岛素的释放量显著高于葡萄糖浓度为质量分数 0.4%的缓冲液。因此，这种葡萄糖响应性水凝胶材料，可以利用外部葡萄糖浓度变化来调整胰岛素的“智能”释放，有望用于糖尿病人的脂肪修复和重建。

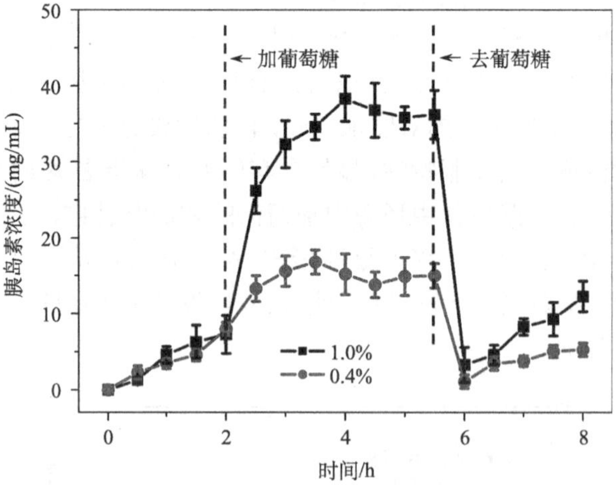

图 5-19　胰岛素从葡萄糖响应性水凝胶中释放与葡萄糖剂量变化的关系

5.5　生物素与结合素

近年来，基于生物素与结合素特异性结合为交联机制，新型水凝胶材料也得到了发展。如图 5-20 所示，首先通过化学改性手段，将透明质酸和四臂聚乙二醇分别接枝结合素和生物素，得到水凝胶交联前驱体。然后，分别将接枝的前驱体分子溶解于 PBS，配成一定浓度（质量分数 4%）的溶液。如果将这两种溶液按比例在 37℃充分混合，可发生特异性结合而交联成为水凝胶支架[12]。在这个体系中，易伸展变形的聚乙二醇链提供了水凝胶的弹性，而高亲水性的透明质酸链保证了水凝胶的溶胀性能。同时，为了加强凝胶的生物活性，还可负载药物和细胞生长因子。这里将负载有细胞生长因子 VEGF 的纳米多聚糖颗粒（由低分子质量肝素与季铵化壳聚糖组成）添加入水凝胶中，最终得到了一种可注射型纳米杂化水凝胶细胞支架材料。

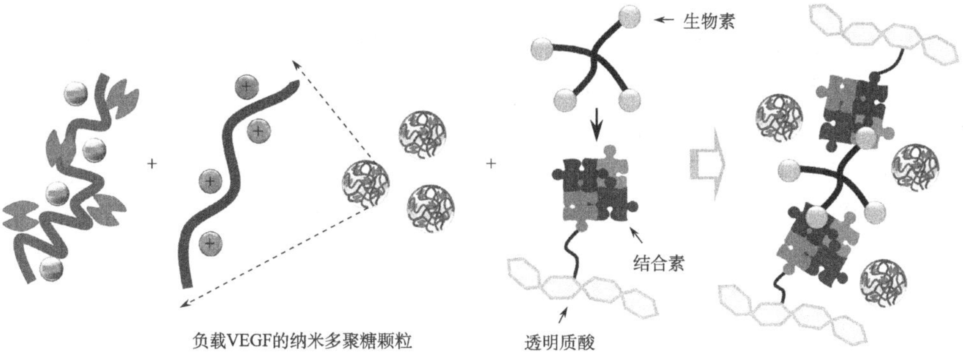

图 5-20　纳米杂化水凝胶材料的制备示意图

水凝胶由透明质酸与四臂聚乙二醇通过生物素/结合素作用交联，载药纳米多聚糖颗粒由低分子质量肝素与季铵化壳聚糖通过静电吸附作用交联

载药纳米多聚糖颗粒由低分子质量肝素与季铵化壳聚糖通过静电吸附作用交联而成，其中 VEGF 在纳米颗粒的负载浓度为 19.4ng/mg。图 5-21 展示了杂化水凝胶的微观形貌。结果显示这种水凝胶（纳米多聚糖颗粒在水凝胶的添加浓度为 50mg/mL）为纳米纤维状，纤维平均直径为 43nm，而纳米颗粒平均直径约 146.5nm。另外，根据水凝胶在形成中材料的流变学性质，单独的两种前驱体溶液都表现出较低的力学性能；当两种溶液充分混合后发生交联而形成凝胶，故其力学性能显著提高。说明通过生物素与结合素特异性结合机制，透明质酸与聚乙二醇发生了交联作用，形成一种由天然多聚糖与合成高分子复合而成的水凝胶材料。

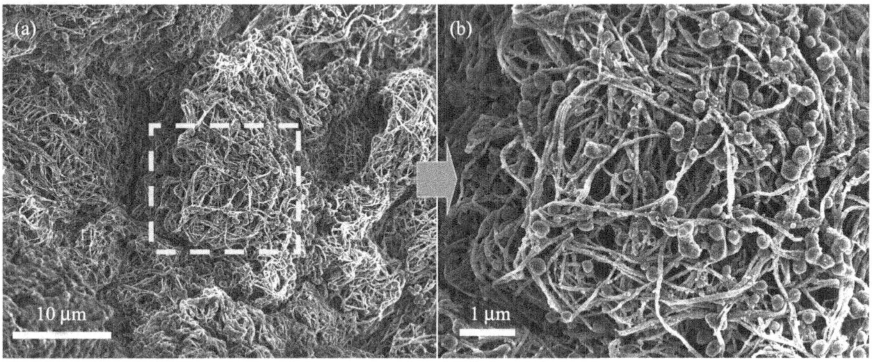

图 5-21　纳米杂化水凝胶的 SEM 图

对所形成的纳米杂化水凝胶进行了性能表征的研究。图 5-22（a）为水凝胶的失重曲线，表明水凝胶具有一定的稳定性，细胞生长因子或纳米载体颗粒的加入没有对凝胶的稳定性产生显著影响。图 5-22（b）为水凝胶的溶胀比，凝胶的溶胀比随着培养时间的延长而逐渐增大，表明水凝胶发生了一定程度的溶胀，这与凝胶在体外降解中的结构变化有关。同时，对纳米杂化水凝胶的力学性能作了考察。如图 5-22（c）所示，VEGF 直接负载于凝胶并不能显著影响凝胶的压缩模量；而纳米多聚糖颗粒加入水凝胶之后，形成了压缩模量显著增高的杂化材料，这可能是由于纳米颗粒在凝胶中起到了填充增韧的作用。随着水凝胶基体的解离和降解，细胞生长因子同时从材料中释放。图 5-22（d）显示了 VEGF 在水凝胶培养时的释放速率，结果表明 VEGF 直接负载于凝胶时释放最快，尤其在最初 3 天发生暴释，而将 VEGF 包埋于纳米多聚糖颗粒后，释放速率显著下降。将纳米多聚糖颗粒加入水凝胶中，缓释效果可进一步增强，这将有利于对种植的细胞产生持续的作用。

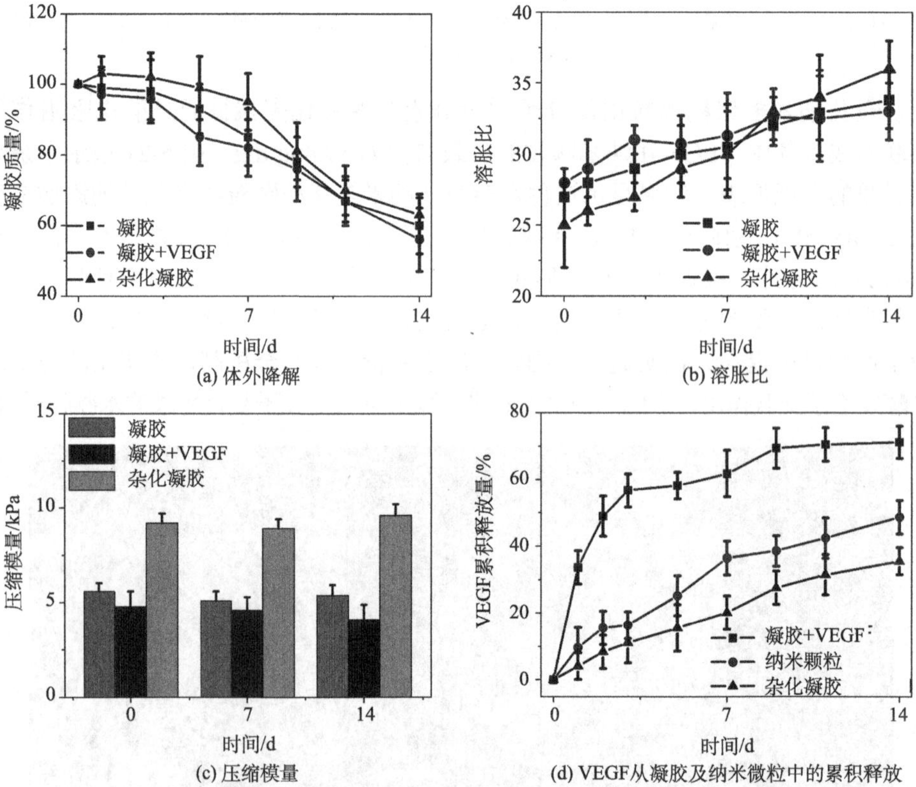

(a) 体外降解　(b) 溶胀比

(c) 压缩模量　(d) VEGF从凝胶及纳米微粒中的累积释放

图 5-22　纳米杂化水凝胶在 37℃下 PBS 中的体外性能随时间变化对比

为了考察纳米杂化水凝胶材料的生物活性，将脂肪干细胞种植其中，检测了细胞 DNA 数量随培养时间的变化（图 5-23）。结果表明，培养 7 天与 14 天后，细胞在 VEGF 直接负载的水凝胶中没有显著变化，说明这种传递方式作用有限；不同的是，含有纳米多聚糖颗粒的杂化凝胶体现了较高的生物活性，水凝胶中的细胞数量显著增加（图 5-23（a）），证明了这种杂化水凝胶材料能有效保持细胞生长因子的活性，促进了细胞的增殖。细胞培养中，同时观察了脂肪干细胞在水凝胶中的生存状态及微观形貌。激光扫描共聚焦显微镜（CLSM）观测结果表明，种植 24h 与 14 天后细胞活性良好（图 5-23（b），（c））。结合扫描电镜观测结果，与未加纳米颗粒的凝胶相比（图 5-23（d）），进一步显示了细胞在纳米杂化水凝胶中生长 14d 后形态也发生了明显的变化（图 5-23（e）），间接验证了脂肪干细胞在水凝胶中有了一定程度的脂肪分化，即该水凝胶具有高的生物诱导功能，有望将脂肪干细胞分化为成熟的脂肪体细胞。

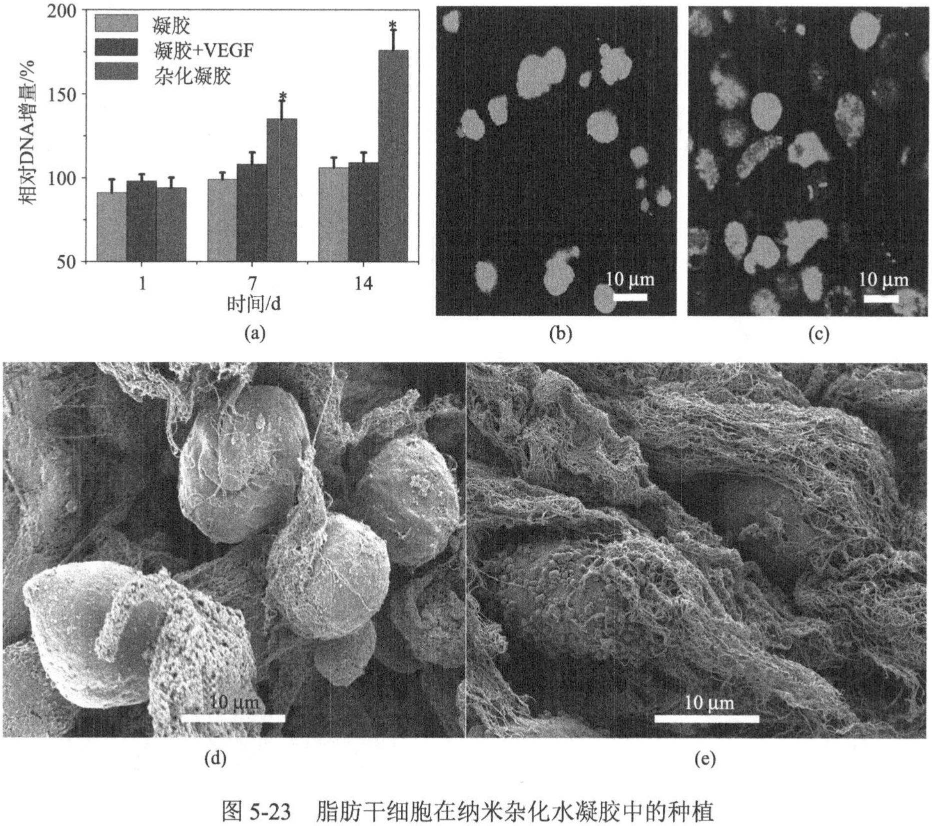

图 5-23　脂肪干细胞在纳米杂化水凝胶中的种植

（a）细胞在材料中的增殖；（b），（c）细胞在纳米杂化凝胶中分别培养 24h 和 14 天的 CLSM 图；（d），（e）细胞分别在未加纳米颗粒的单一凝胶与纳米杂化凝胶中培养 14 天后的 SEM 图；细胞种植密度为 1000×10^4/mL

5.6　肝素与肝素结合蛋白

生物医学中，肝素具有保护小蛋白分子活性的特性，可增加蛋白类细胞生长因子的稳定性，防止细胞生长因子因受热或极端 pH 而变性以及被蛋白酶水解。细胞生长因子与肝素结合后活性可增加 10～100 倍。细胞生长因子是一类肝素特异性结合蛋白（HIP），它可与肝素进行特异性结合。细胞生长因子与肝素结合区是碱性氨基酸的富集区，可能是其中带正电荷的赖氨酸等碱性氨基酸与带负电荷的肝素发生了相互作用。由于肝素具有保护和活化细胞生长因子的特殊性能，常被引入各种医用材料体系中用于细胞生长因子的传递，以获取更高的生物活性。例如，肝素常被用于改性水凝胶、微球、活性表面及三维多孔支架等。此外，利用肝素与细胞生长因子的结合特性可构建细胞生长因子的控制释放体系，能有效诱导种子细胞的持续生长与分化。

利用肝素与生长因子的特异性结合作用，可得非共价交联水凝胶材料[13,14]，如图 5-24 所示。与普通肝素相比，低分子质量肝素的选择性与结合力更强，故这里选

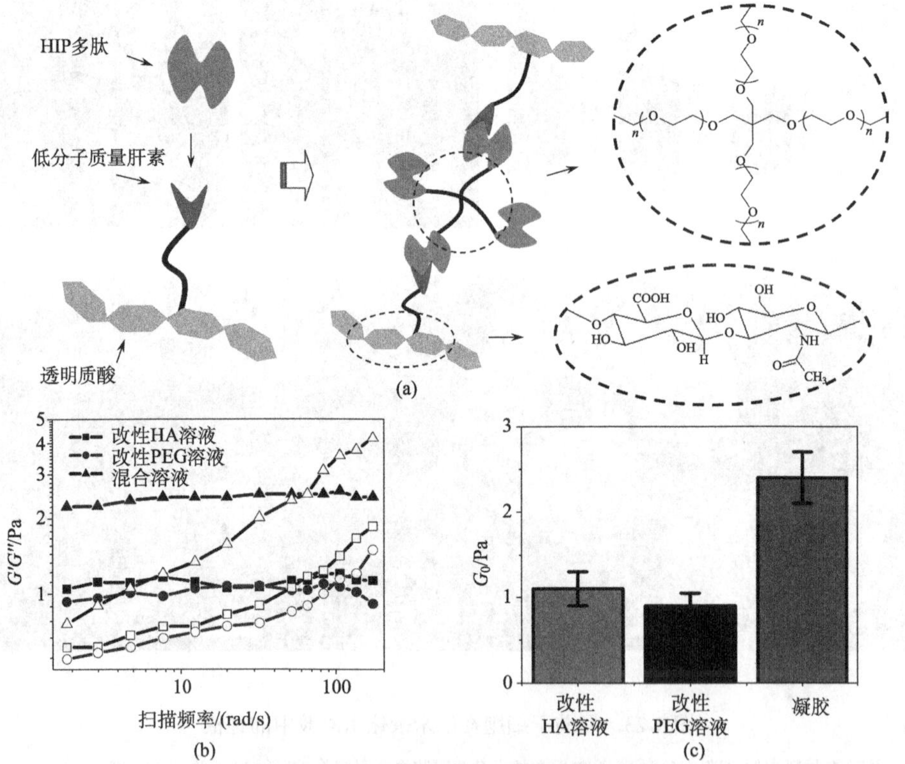

图 5-24　肝素特异性作用交联水凝胶材料

（a）为低分子质量肝素（LMWH）与肝素结合蛋白（HIP）多肽特异性作用交联透明质酸/四臂聚乙二醇水凝胶的示意图；（b），（c）为水凝胶的流变及力学性能

择低分子质量肝素（LMWH）作为交联分子。首先合成 HIP 多肽 CRPKAKAKAKAKDQTK，然后将低分子质量肝素和 HIP 多肽分别接枝于透明质酸骨架和星形聚乙二醇末端，即得到水凝胶交联前驱体：透明质酸-肝素（HA-LMWH）和聚乙二醇-多肽（PEG-HIP）；最后，将这两种前驱体大分子分别溶解于 PBS，并将两者溶液按比例充分混合，就能发生交联而形成水凝胶材料（图 5-24（a））。由于此凝胶过程为物理作用，未加入任何化学交联剂，因此能保持整个体系的高生物活性。在研究水凝胶形成中的流变学性质时发现，单独的前驱体溶液，即交联前的两种大分子溶液，都显示出较低的力学性能（图 5-24（b），（c））。将它们充分混合后，其力学性能在较短时间内显著提高，这说明肝素与肝素结合蛋白间能迅速发生结合，并具有交联成为三维水凝胶材料的能力。

经二氧化碳临界点干燥后，肝素特异性交联透明质酸与聚乙二醇水凝胶表现为海绵体材料。图 5-25 中展示了该材料的 SEM 微观形貌，表明这种水凝胶为纳米纤维状，纤维直径为 50~70nm（图 5-25（a）～（c））。作为对照，同时将没有接枝改性的透明质酸和四臂聚乙二醇配成相同浓度的溶液，充分混合后没有发现

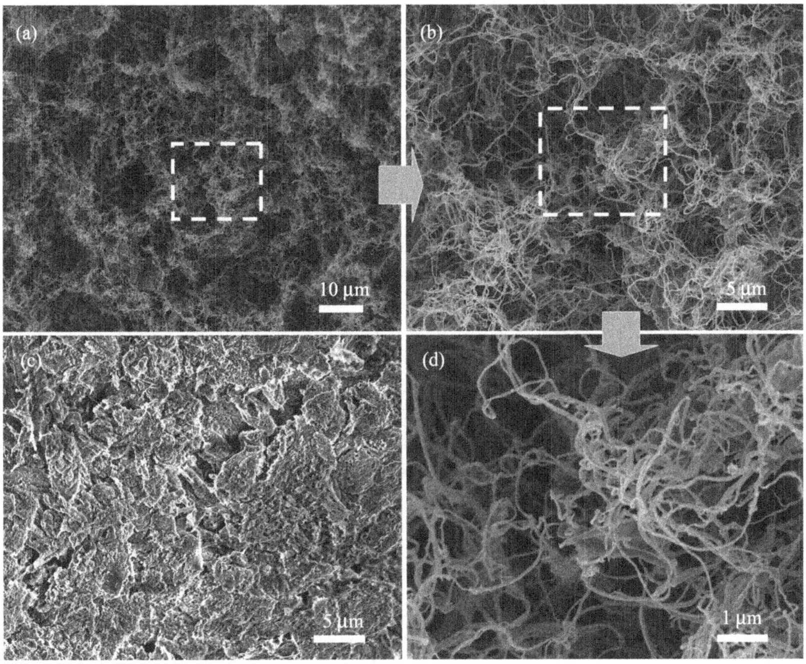

图 5-25　二氧化碳临界点干燥后透明质酸与聚乙二醇水凝胶的 SEM 图

（a）～（c）为 HA-LMWH/PEG-HIP 水凝胶，（d）为对照未改性 HA 与 PEG 溶液的混合物

形成类似的水凝胶材料，而干燥后的形貌也未显示出纳米纤维结构。这表明了肝素特异性结合力是凝胶交联的必要驱动力。在四臂聚乙二醇作为交联基体材料时，透明质酸凝胶网络能形成类似细胞外基质（ECMs）的纳米结构。

在 37℃的 PBS 中对水凝胶的体外降解性能进行监测。作为对照，同时也研究了肝素-透明质酸溶液直接与 CRPKAKAKAKAKDQTK 多肽作用的情况，即制备了不含柔性四臂聚乙二醇链的水凝胶：HA-LMWH/HIP。如图 5-26（a）所示，不含四臂聚乙二醇的对照组在体外培养 2 天后就发生完全分解，而含有四臂聚乙二醇链的水凝胶可至少存在 14 天。在第 14 天，含有四臂聚乙二醇链水凝胶的相对剩余质量为 62%。这说明，由于四臂聚乙二醇的链段舒展，且每个分子具有四个作用位点，在交联中能有效地起到桥联作用，所形成的凝胶具有更稳定的结构，因此这种条件下凝胶交联更为充分，即特异性结合效率较高。

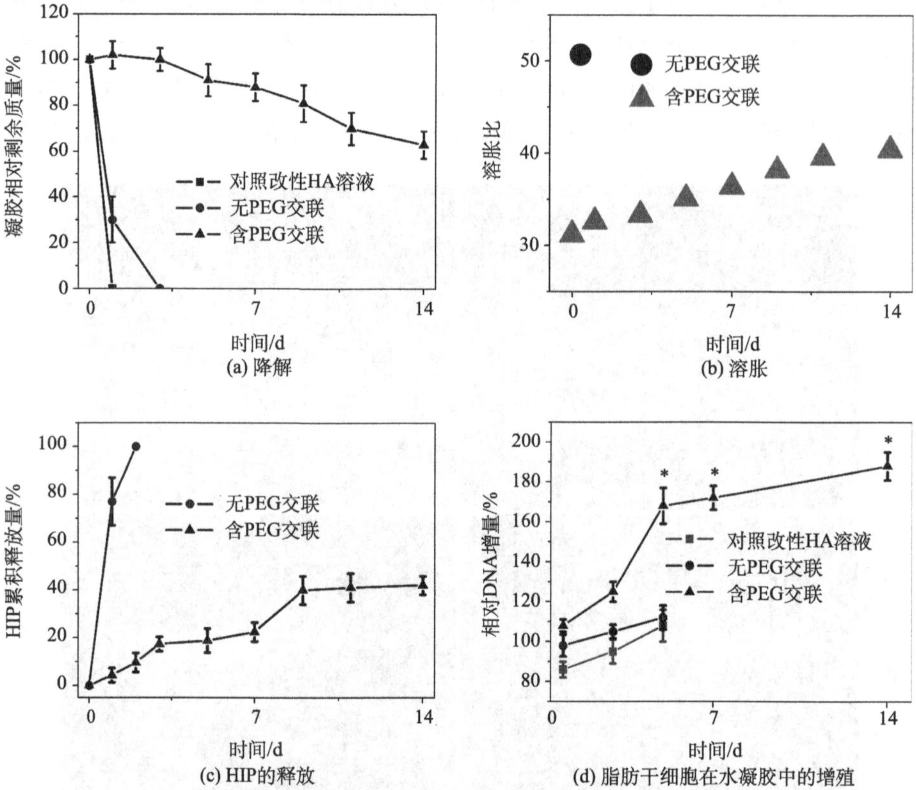

图 5-26　透明质酸/聚乙二醇水凝胶的体外性能

细胞种植密度为 2×10^4/孔（48 孔细胞培养板）

水凝胶支架的溶胀性能对物质交换至关重要，因此对透明质酸和聚乙二醇水凝胶在 PBS 中的溶胀动力学做了研究（图 5-26（b））。结果显示，不含四臂聚乙二醇的对照组在 2 天内消失，而含有四臂聚乙二醇链的水凝胶较为稳定，这与体外降解数据一致。培养 14 天后，水凝胶的溶胀比显著增加，从 31.2 上升至 40.4。这同样说明，单独 CRPKAKAKAKAKDQTK 多肽交联肝素-透明质酸获得的凝胶结构不稳定，而含有四臂聚乙二醇链的多肽可以与之发生有效弹性交联，形成非共价组装的纳米纤维水凝胶网络。这归因于四臂聚乙二醇链提供了稳定的作用位点，使之能在水环境中与低分子肝素特异性结合。

为了进一步考察材料的体外降解性能，同时评估该水凝胶有效运输细胞生长因子的能力，对降解过程中累积释放的多肽进行了测量。图 5-26（c）中可以看出，14 天内，PBS 中培养的水凝胶总的多肽累积释放量约为 42%，而未用四臂聚乙二醇交联的对照组在 48h 内完全释放，多肽的暴释行为与其迅速的失重吻合。采用四臂聚乙二醇交联的水凝胶表现出平稳的多肽释放能力，增加了缓释的持续时间，说明该水凝胶结构稳定，具有作为药物缓释和细胞载体的应用潜力。

体外细胞实验的结果证实了这种水凝胶材料具有较高的生物活性。图 5-26(d) 表示脂肪干细胞在该水凝胶中能显著增殖，培养 14 天后细胞增加近一倍。值得关注的是，种植细胞后的水凝胶降解速率明显减慢，且其压缩模量基本稳定（图 5-27（a））。这可能是由于细胞在水凝胶中活性较大，增殖与分化行为较为旺盛，新分泌的基质补充了水凝胶体系。SEM 照片进一步显示了脂肪干细胞在水凝胶中生长的细节。从图 5-27（b），（c）中可以看出，脂肪干细胞在凝胶中呈现常规的球形，且能呈现正常的表型，证实了该水凝胶具有良好的生物活性，可有效诱导脂肪干细胞的增殖与分化。

肝素在再生医学中的作用非常重要。在组织工程中已普遍将 TGF-β、BMPs 和 FGFs 等肝素结合类细胞生长因子加入到肝素复合的微球、水凝胶和多孔支架等材料中。这些细胞生长因子在材料中能被肝素激活并保护，通过扩散和机械响应机理缓慢释放。已有大量研究证实，含有肝素的细胞支架释放出来的细胞生长因子的生物活性比单独支架材料释放的活性高，这是因为肝素与细胞生长因子的相互作用对其活性起到了稳定作用。在软骨组织工程中，众多体内、体外实验结果都证明了含有肝素分子的水凝胶体系具有促进移植物及周围软骨形成的功效。例如，肝素具有诱导软骨形成的能力，添加 TGF-β 的水凝胶支架能增加软骨细胞 DNA 的合成，促进软骨细胞的增殖和基质分泌；还需指出的是，胰岛素样生长因子（insulin-like growth factors，IGFs）和 TGF-β具有协同促进活性作用，两者的双重释放能使软骨细胞保持更高的增殖状态。

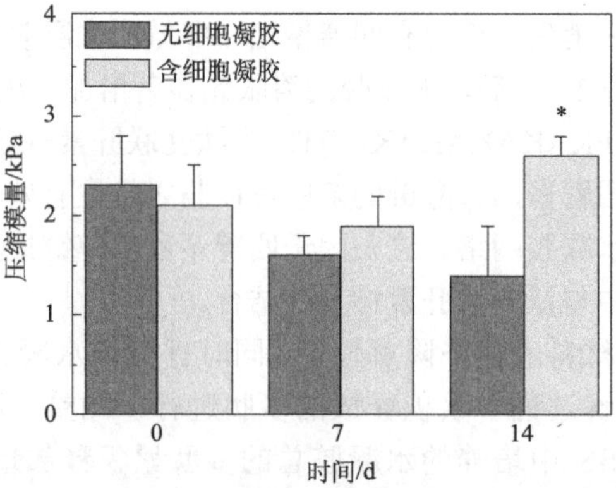

(a) 水凝胶的压缩模量

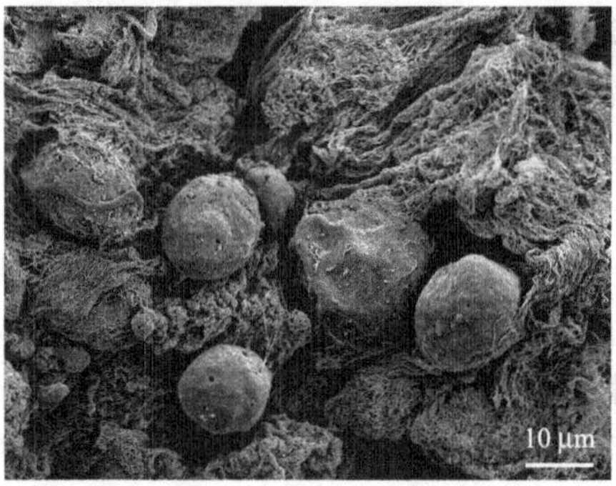

(b) 细胞在水凝胶中分别培养24h后的SEM图

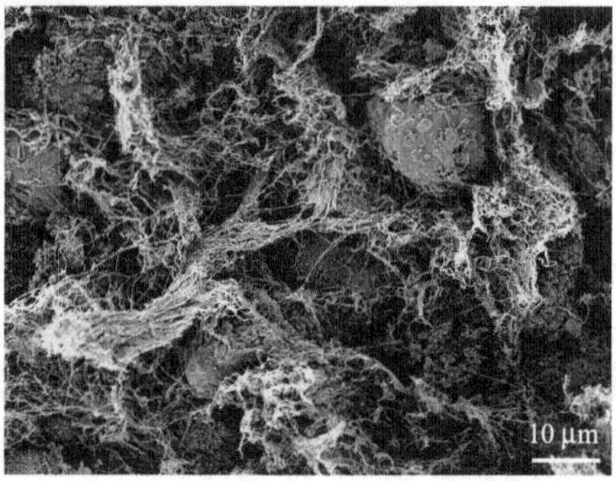

(c) 细胞在水凝胶中分别培养14天后的SEM图

图 5-27　脂肪干细胞在水凝胶中的生长与分化

细胞种植密度为 1000×10^4/mL

参考文献

[1] Lee K Y, Kong H J, Larson R G, et al. Hydrogel formation *via* cell crosslinking. Advanced Materials, 2003, 15(21): 1828-1832.

[2] Sun J C, Tan H P. Alginate-based biomaterials for regenerative medicine applications. Materials, 2013, 6(4): 1285-1309.

[3] Ehrbar M, Schoenmakers R, Christen E H, et al. Drug-sensing hydrogels for the inducible release of biopharmaceuticals. Nature Materials, 2008, 7(10): 800-804.

[4] Tan H P, Lao L H, Wu J H, et al. Biomimetic modification of chitosan with covalently grafted lactose and blended heparin for improvement of *in vitro* cellular interaction. Polymers for Advanced Technologies, 2008, 19(1): 15-23.

[5] Tan H P, Wu J D, Huang D J, et al. The design of biodegradable microcarriers for induced cell aggregation. Macromolecular Bioscience, 2010, 10(2): 156-163.

[6] Tan H D, Gao X, Sun J C, et al. Double stimulus-induced stem cell aggregation during

differentiation on a biopolymer hydrogel substrate. Chemical Communications, 2013, 49(98): 11554-11556.

[7] Tan H D Rubin J P, Marra K G. Injectable *in situ* forming biodegradable chitosan-hyaluronic acid based hydrogels for adipose tissue regeneration. Organogenesis, 2010, 6(3): 173-180.

[8] Rubin J P, DeFail A, Rajendran N, et al. Encapsulation of adipogenic factors to promote differentiation of adipose-derived stem cells. Journal of Drug Targeting, 2009, 17(3): 207-215.

[9] Kelmendi-Doko A, Marra K G, Vidic N, et al. Adipogenic factor-loaded microspheres increase retention of transplanted adipose tissue. Tissue Engineering Part A, 2014, 20(17-18): 2283-2290.

[10] Tanna S, Taylor M J, Sahota T S, et al. Glucose-responsive UV polymerised dextran-concanavalin A acrylic derivatised mixtures for closed-loop insulin delivery. Biomaterials, 2006, 27(8): 1586-1597.

[11] Tan H D, Hu X H. Injectable *in situ* forming glucose-responsive dextran-based hydrogels to deliver adipogenic factor for adipose tissue engineering. Journal of Applied Polymer Science, 2012, 126(S1): E180-E187.

[12] Tan H D, Shen Q, Jia X J, et al. Injectable nano-hybrid scaffold for biopharmaceuticals delivery and soft tissue engineering. Macromolecular Rapid Communications, 2012, 33(23): 2015-2022.

[13] Yamaguchi N, Zhang L, Chae B-S, et al. Growth factor mediated assembly of cell receptor-responsive hydrogels. Journal of the American Chemical Society, 2007, 129(11): 3040-3041.

[14] Tan H P, Zhou Q X, Qi H F, et al. Heparin interacting protein mediated assembly of nano-fibrous hydrogel scaffolds for guided stem cell differentiation. Macromolecular Bioscience, 2012, 12(5): 621-627.

第 6 章　席夫碱交联水凝胶

6.1　席夫碱反应机理

所谓的席夫碱反应是指醛基与氨基缩合形成酰胺键的化学过程。席夫碱反应在生物医学中的应用非常广泛，近年来最重要的应用是制备可注射型水凝胶细胞支架材料。特别是某些天然多聚糖高分子，如透明质酸、海藻酸钠、硫酸软骨素、纤维素和葡聚糖等，其结构含有邻二羟基，可方便地被氧化成邻二醛基，可与含有氨基的高分子原位发生席夫碱反应而交联。图 6-1 为席夫碱反应交联水凝胶的形成示意图，两种分子链上的醛基与氨基快速反应脱去一个 H_2O 分子成为碳氮双键，形成三维网络结构成为凝胶[1]。多聚糖的氧化通常以高碘酸钠作为氧化剂，需在水溶液中避光反应。席夫碱反应可在温和条件下进行，甚至在室温时就能迅速交联，非常适用于活性蛋白药物与细胞的包埋。

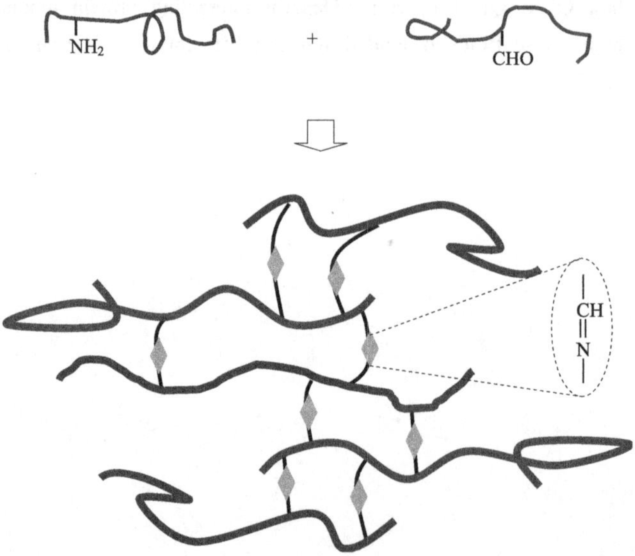

图 6-1　席夫碱反应交联水凝胶的形成示意图

6.2 氧化透明质酸的应用

最先用于细胞原位包埋的席夫碱水凝胶是壳聚糖与透明质酸复合水凝胶[1]。壳聚糖类水凝胶是应用广泛的医用材料，壳聚糖及其衍生物可通过多种方式发生交联固化成型，如共价交联和离子交联等。由于分子间的强氢键作用，壳聚糖只能在酸性条件下质子化后溶解。通过化学接枝手段在壳聚糖中引入亲水性基团和侧链，能破坏壳聚糖的有序结构和结晶性，减弱分子间的氢键作用力，从而大大提高了壳聚糖的水溶性。壳聚糖分子链上富含氨基，非常便于改性。通过与酸酐反应，例如琥珀酸酐，在壳聚糖链上发生 *N*-酰化，所得产物在水中的溶解度可大大增加。通过与琥珀酸酐反应，壳聚糖分子中的部分氨基可酰化为亲水性的羧基，同时，这种基团的转化也破坏了壳聚糖的有序结构，减小了分子间的氢键作用力，从而形成了水溶性琥珀酰壳聚糖（SCS），图 6-2 为水溶性琥珀酰壳聚糖的合成路径。

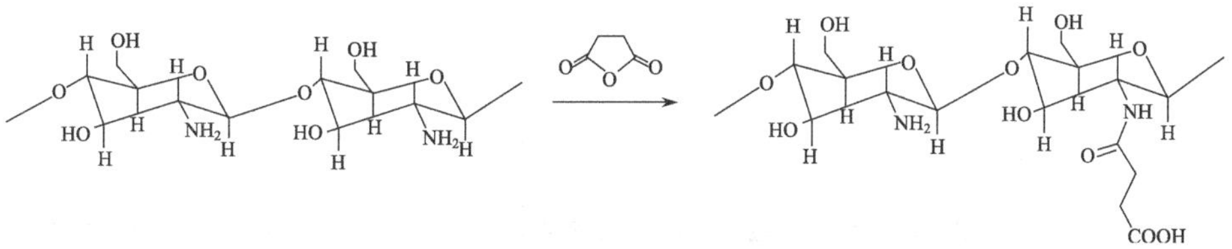

图 6-2 水溶性琥珀酰壳聚糖的合成路径

6.2.1 壳聚糖与透明质酸水凝胶

透明质酸氧化后成为醛基透明质酸（AHA），而水溶性的琥珀酰壳聚糖含有氨基，当两者溶液充分混合后即可原位发生席夫碱反应而形成凝胶网络。琥珀酰壳聚糖与醛基透明质酸的配比对水凝胶的形成及性能具有重要影响。研究发现，当两种溶液的浓度相同（质量分数 2%），琥珀酰壳聚糖体积比为 5∶5 时凝胶时间最短（图 6-3），这是因为在这个条件下，氨基量与醛基量相当，有利于反应的迅速进行。所形成的水凝胶稳定性和力学性能也较好。其他比例的凝胶形成较慢，稳定性和力学性能也较弱。特别是当琥珀酰壳聚糖含量为 10%或 90%时，由于两种反应基团比例严重失衡，未能形成理想的水凝胶材料。

冻干后的多聚糖水凝胶为典型的海绵体多孔材料。图 6-4 为三种琥珀酰壳聚糖含量的水凝胶冻干后的微观结构。可以明显看到，水凝胶表面为多孔结构的聚合物膜层，这是聚合物分子在干燥过程中相分离，并坍塌在材料表面。凝胶内部

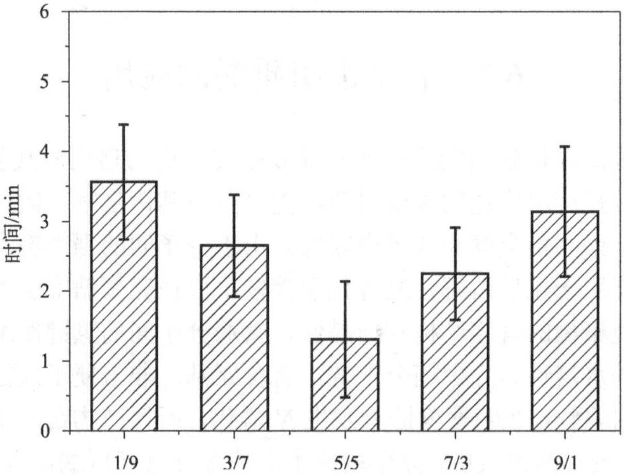

图 6-3　凝胶时间与琥珀酰壳聚糖/醛基透明质酸比例的关系

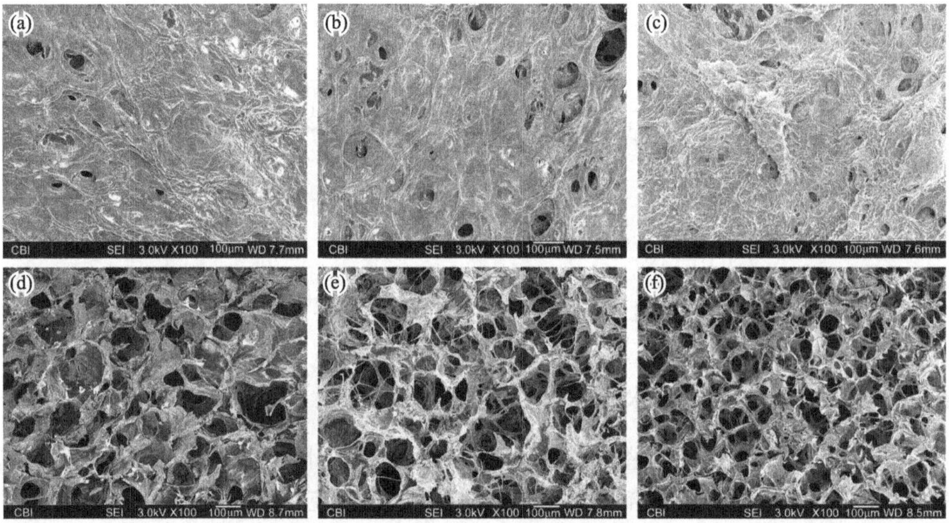

图 6-4　冻干后不同比例琥珀酰壳聚糖含量的水凝胶表面及内部 SEM 图

（a）～（c）为水凝胶表面 SEM 图；（d）～（f）为水凝胶内部 SEM 图；（a），（d）琥珀酰壳聚糖含量为 30%；（b），（e）琥珀酰壳聚糖含量为 50%；（c），（f）琥珀酰壳聚糖含量为 70%；多聚糖浓度为质量分数 2%

孔隙度较高，孔径在 10~100μm，分布较为均匀，说明在冻干过程中聚合物与冰晶的相分离过程进行得比较平稳。不同比例的琥珀酰壳聚糖与醛基透明质酸水凝胶结构略有差异，其中当琥珀酰壳聚糖含量为30%时水凝胶主要呈现为片状结构，而琥珀酰壳聚糖含量为 50%时形成较多的纤维，当琥珀酰壳聚糖含量为 70%时水凝胶孔径较为致密，这可能是因为该组分交联比较充分、力学性能较高。

不同琥珀酰壳聚糖含量的水凝胶具有的生物活性不同。将牛膝软骨细胞种植在不同琥珀酰壳聚糖含量的水凝胶表面，结果显示不同含量的水凝胶具有不同的细胞黏附性，其中琥珀酰壳聚糖含量为50%的水凝胶表面黏附的细胞数量最多，含量为70%的次之，说明50%含量琥珀酰壳聚糖的水凝胶具有最好的生物活性（图6-5）。但是，与阳性对照——组织培养板（TCP）相比，这种水凝胶的细胞黏附性明显要低，这是因为水凝胶本身亲水性较高，制约着细胞的附着。而其他含量的水凝胶表面不利于细胞的黏附，如含量为30%和90%的材料，这可能是由于凝胶交联度较低、结构不稳定；另外，交联不充分也会导致材料表面分子处于溶解态，亲水性增高。

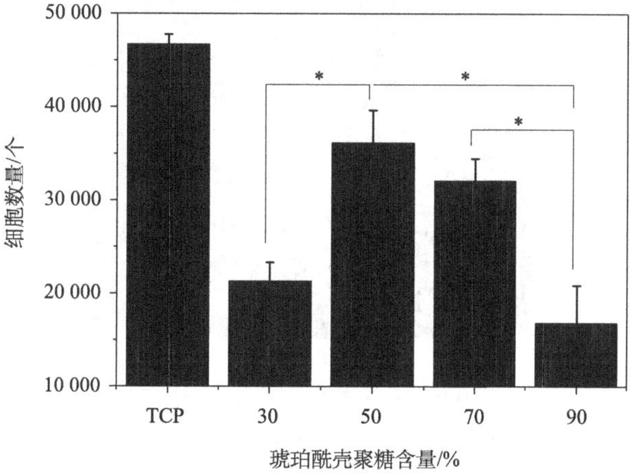

图 6-5　牛膝软骨细胞在水凝胶表面的黏附行为

培养时间为24h，细胞种植密度为 5×10^4 孔

将牛膝软骨细胞分别种植在水凝胶表面和内部培养 24h，经荧光染色后采用CLSM观察细胞的活性状态（图6-6）。图6-6（a）是细胞在水凝胶表面的活态形貌，结果显示细胞在表面能铺展生长，呈现典型的多角形，说明细胞在水凝胶表面能较好地黏附。不同的是，在水凝胶内部，软骨细胞展现为球状，且分布均匀（图6-6（b）），3D计算结果表明超过93%的细胞能够存活（图6-6（c））。这种是软骨细胞更接近真实状态的生长方式，说明这种水凝胶具有很高的生物活性，细胞能维持正常的功能表型，这对于促进细胞基质分泌和软骨形成非常有利，因此该水凝胶可作为细胞支架用于软骨修复。

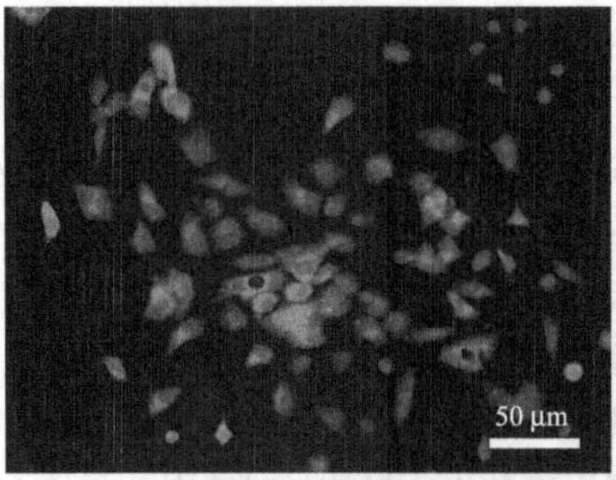

(a) 细胞种植于凝胶表面

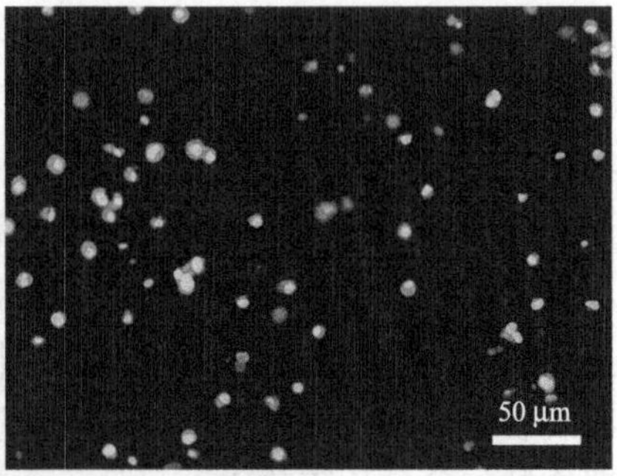

(b) 细胞种植于凝胶中

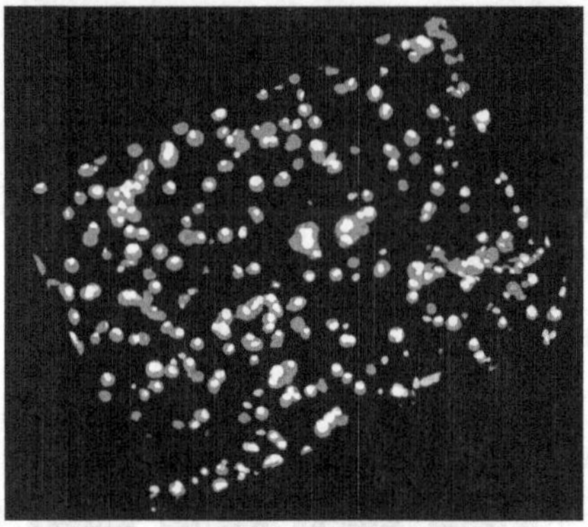

(c) 凝胶内部细胞3D图

图 6-6　牛膝软骨细胞的 CLSM 图

琥珀酰壳聚糖的含量为 50%，培养时间 24h，种植密度为 600×10^4mL

图 6-7 是软骨细胞在水凝胶中培养 24h 后的微观形貌。图 6-7（a）是水凝胶表面，能明显看到包覆在凝胶内部的细胞展现为球形；图 6-7（b）为水凝胶内部的球形软骨细胞，直径在 10μm 左右，这与 CLSM 结果一致。

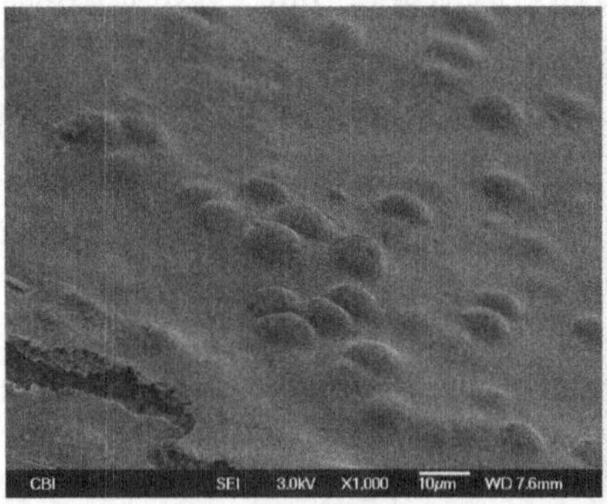

(a) 材料表面

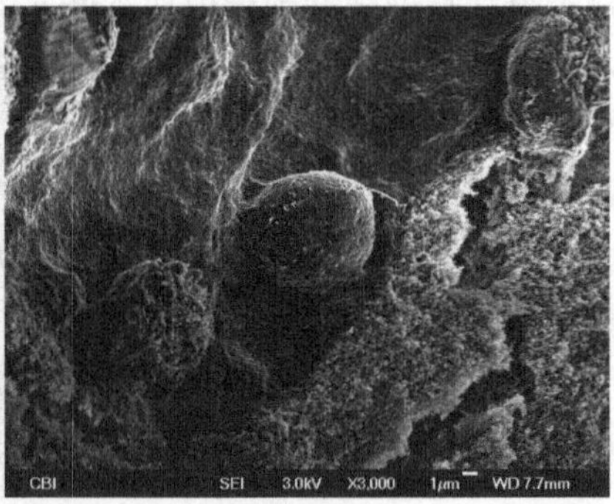

(b) 材料内部

图 6-7　牛膝软骨细胞在水凝胶中的 SEM 图

琥珀酰壳聚糖的含量为 50%，培养时间 24h，种植密度为 600×10^4mL

6.2.2　葡萄糖响应性水凝胶

在脂肪组织工程研究中，如何有效传递细胞生长和分化因子是亟待解决的问题。目前已被证明有效的脂肪细胞生长和分化因子最常用的是胰岛素和地塞米松，它们在水凝胶支架中的负载及其对脂肪再生的生物学作用得到了广泛的关注。由于胰岛素常规的均衡释放方式将会使正常人体产生低血糖等一系列不良反应，因此在脂肪组织工程中必须对其进行智能运载。针对这个问题，可以设计具有葡萄糖响应功能的智能水凝胶支架材料，来实现胰岛素的安全应用。简单有效的方法是在制备壳聚糖/透明质酸水凝胶的同时，将葡萄糖感触分子，如葡糖氧化酶（GOD）和接触酵素通过席夫碱反应接枝到水凝胶网络中，形成具有葡萄糖响应功能的水凝胶材料[2]，示意图见图 6-8。

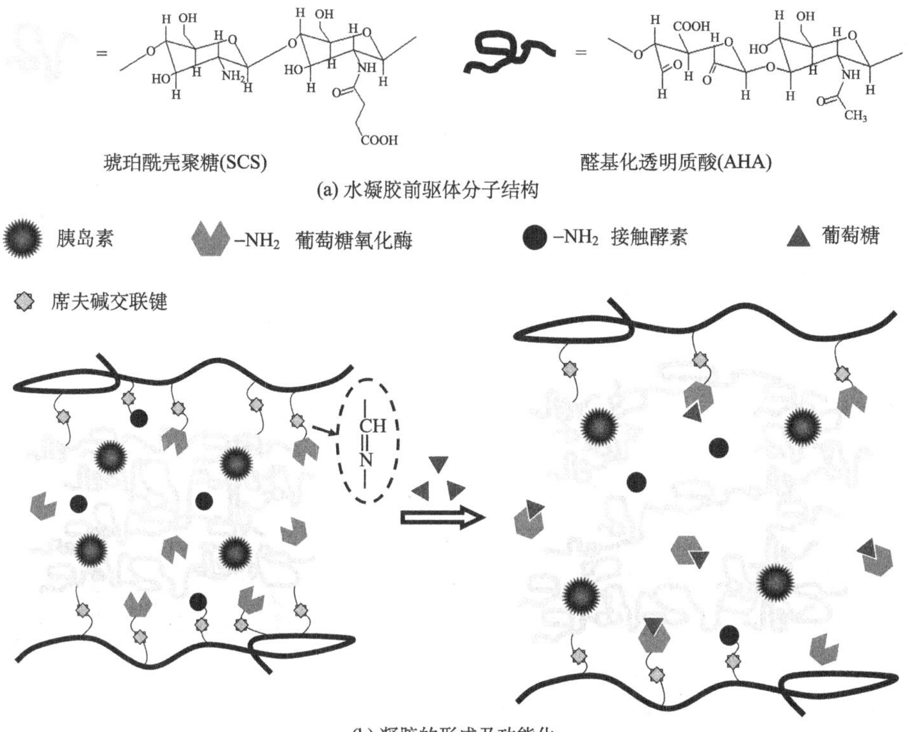

图 6-8　葡萄糖响应性水凝胶的制备及胰岛素的释放

这种智能细胞水凝胶支架在脂肪再生中可实现对胰岛素的智能释放，即血糖正常水平时胰岛素将不能或较少地释放，而血糖水平较高时胰岛素会较快地释放出来，这对糖尿病人有重要的应用意义。比如，外环境中血糖值较高，过量的葡萄糖将在葡糖氧化酶和接触酵素的共同作用下转化为葡糖酸，同时，席夫碱交联体系易在酸性环境下发生部分解离，从而造成凝胶网络的溶胀，实现胰岛素的扩散与释放；反之，胰岛素将较为稳定地截留在凝胶中（图 6-9）。

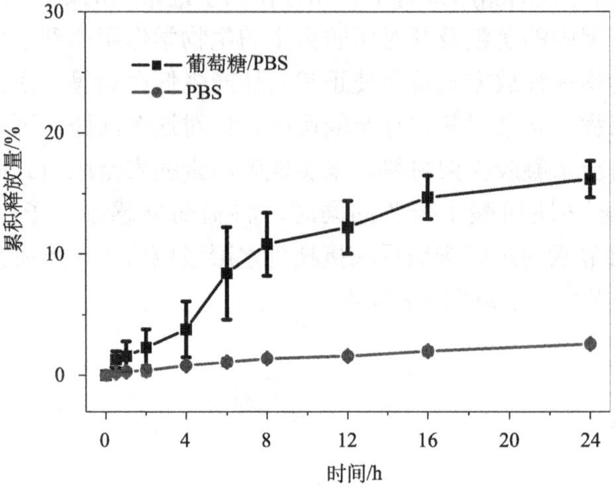

图 6-9　胰岛素在葡萄糖响应性水凝胶的智能释放

6.2.3　地塞米松接枝水凝胶

通常，蛋白类细胞生长因子溶于水，如果直接把它们包埋在水凝胶中，很容易发生暴释而达不到预期作用效果。因此，可以将水溶性的脂肪生长因子药物（如地塞米松）共价接枝于多聚糖分子中，这样就可实现药物在水凝胶材料中持续存在。图 6-10 所示为接枝地塞米松的水凝胶材料的合成路线[3]。首先，合成琥珀酰壳聚糖；然后，将地塞米松羧基化，得到 Dex-Suc；再将其接枝到琥珀酰壳聚糖上，即获得了含有地塞米松的壳聚糖衍生物大分子 SCS-Dex；最后，将 SCS-Dex 溶液与醛基透明质酸充分混合，交联得到了含有地塞米松的可注射复合水凝胶材料。为了便于讨论，将接枝地塞米松的水凝胶记为 AHA-SCS-Dex，而未接枝药物的对照材料记为 AHA-SCS。

由于地塞米松的接枝消耗了琥珀酰壳聚糖的部分氨基，从而影响了醛基与氨基的反应。AHA-SCS-Dex 混合水凝胶的凝胶化率与 AHA-SCS 水凝胶相比略有下降，结果表明 AHA-SCS 和 AHA-SCS-Dex 水凝胶的凝胶时间分别约为 1.8min 和 2.1min。冻干后的 AHA-SCS 和 AHA-SCS-Dex 水凝胶内部的微观结构形貌如图 6-11 所示，冻干后的水凝胶形成典型的海绵体多孔结构，孔洞均匀地分布在两种水凝胶的内部，可以看出孔隙率比较高。与 AHA-SCS 水凝胶相比，AHA-SCS-Dex 水凝胶由于相对较低的交联密度而呈现较大的孔径和松散结构。关于凝胶时间，

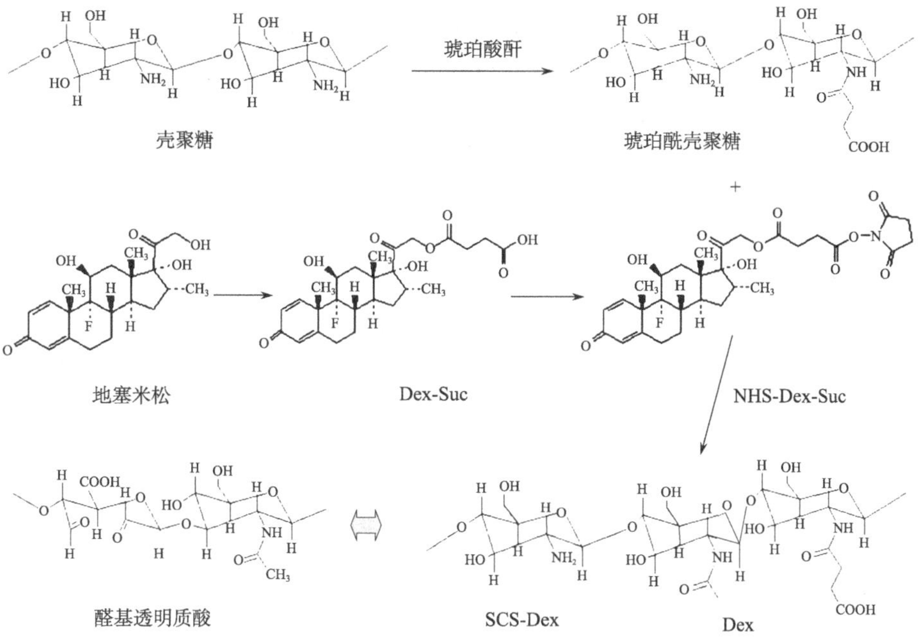

图 6-10　地塞米松在琥珀酰壳聚糖与醛基透明质酸复合水凝胶中的共价接枝路线

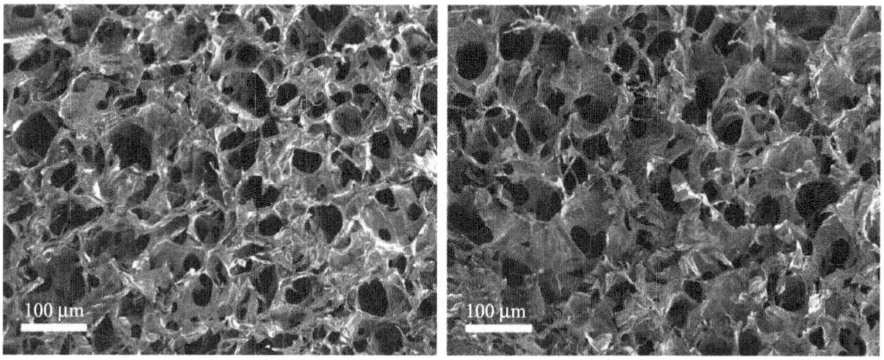

(a) AHA-SCS　　(b) AHA-SCS-Dex

图 6-11　冻干水凝胶内部的 SEM 图

溶液体积比为 1∶1

由于 AHA-SCS-Dex 水凝胶每单位质量具有较少的氨基基团，需要额外的时间来形成席夫碱交联键，这导致了凝胶时间延长，形成的凝胶结构也较疏松，同时也能说明这种凝胶的交联度较低。

多聚糖水凝胶型材料通常作为注射细胞支架用于组织工程，它们在进行物质交换时其高溶胀比的保持力是至关重要的。透明质酸和壳聚糖都有很多亲水性基团，如氨基、羟基和羧基等，它们可以很容易地与水结合。AHA-SCS 和

AHA-SCS-Dex 水凝胶在 PBS 中的溶胀比较高，并能随着培养时间延长而增加，这是交联结构发生部分解离引起的。结果也表明，地塞米松的接枝显著影响水凝胶的溶胀性能。如图 6-12（a）所示，由于交联度低，AHA-SCS-Dex 水凝胶的溶胀比高于 AHA-SCS 的水凝胶，特别是 3 天后，AHA-SCS-Dex 水凝胶的溶胀比显著高于 AHA-SCS 水凝胶。

水凝胶支架的降解行为对细胞的长期作用有着至关重要的影响。这里将 AHA-SCS 和 AHA-SCS-Dex 水凝胶分别浸泡在 37℃的 PBS 中，其剩余质量与时间的关系如图 6-12（b）所示。AHA-SCS 和 AHA-SCS-Dex 凝胶的质量随培养时间延长而减少，在开始阶段均以较快的速率降解，然后降解速率减慢。与 AHA-SCS 水凝胶相比，AHA-SCS-Dex 水凝胶具有较高溶胀比且降解速率较快，这种变化应该源于地塞米松的接枝作用，而在降解过程中更强的水合作用加速了该凝胶网络的水解。在第 14 天，发现 AHA-SCS 和 AHA-SCS-Dex 水凝胶的剩余质量比分别为 91%和 87%。

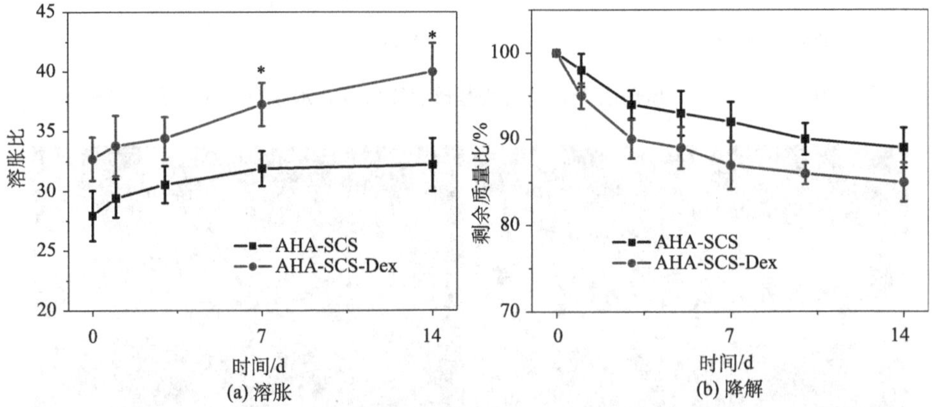

图 6-12　AHA-SCS 和 AHA-SCS-Dex 水凝胶在 37℃ PBS 中的性能

体外细胞培养结果表明，AHA-SCS-Dex 水凝胶的生物活性显著高于 AHA-SCS（图 6-13）。脂肪干细胞在 AHA-SCS-Dex 水凝胶表面黏附的数量明显高于 AHA-SCS 水凝胶，并与阳性对照 TCP 接近（图 6-13（a））。同时，将脂肪干细胞包覆于两种水凝胶中，在培养的 5 天中，细胞在 AHA-SCS 水凝胶中逐渐减少。不同的是，包覆于 AHA-SCS-Dex 水凝胶的细胞在培养过程中明显增殖，特别是在第 5 天，AHA-SCS-Dex 中细胞的数量显著高于 AHA-SCS（图 6-13（b））。这充分说明水凝胶中接枝的地塞米松能有效促进脂肪干细胞的黏附与生长，即 AHA-SCS-Dex 水凝胶有望用于脂肪再生和软组织修复。

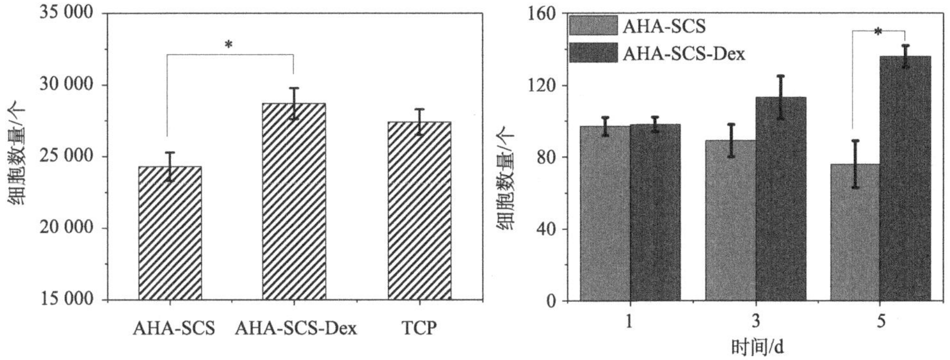

(a) 表面黏附　　　　(b) 内部增殖

图 6-13　脂肪干细胞在 AHA-SCS 和 AHA-SCS-Dex 水凝胶的种植

（a）和（b）种植密度分别为 5×10^4/孔和 500×10^4/mL

6.3　氧化海藻酸钠的应用

海藻酸钠易溶于水，具有较好的成胶性，是制备水凝胶的理想材料，最简单的交联方法是离子交联[4]。海藻酸盐的降解速率很慢，有时凝胶降解产物的相对分子质量超过了肾的清除阈值，很难排出体外。采用高碘酸钠使海藻酸钠部分氧化，在氧化过程中，高碘酸钠与海藻酸钠糖醛酸单元中的顺式邻二醇发生反应，使碳碳键打开生成两个醛基，得到含有醛基的氧化海藻酸钠，改变了分子链的构象，降低了链的刚性，促进了海藻酸钠在水溶液中的水解[5]。反应过程如图 6-14 所示。部分氧化海藻酸钠能够形成离子交联水凝胶，且降解速率可由水溶液的酸碱度和温度调控。

6.3.1　海藻酸钠与壳聚糖水凝胶

海藻酸钠氧化后得到含醛基的海藻酸钠，与含有氨基的水溶性聚合物如 *N*-琥珀酰壳聚糖和明胶等混合，可原位交联成凝胶体系[6]。图 6-15 为 *N*-琥珀酰壳聚糖与海藻酸钠水凝胶的形成机制图。氧化海藻酸钠含有醛基，水溶性的 *N*-琥珀酰壳聚糖含有氨基，当两种溶液混合时，高分子分子链上的醛基与氨基发生席夫碱反应，脱去一个 H_2O 分子成为碳氮双键，形成三维网络结构成为凝胶。

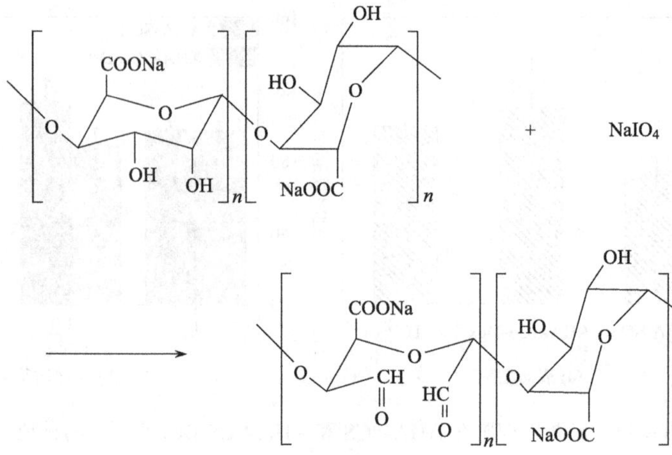

图 6-14　海藻酸钠的氧化反应

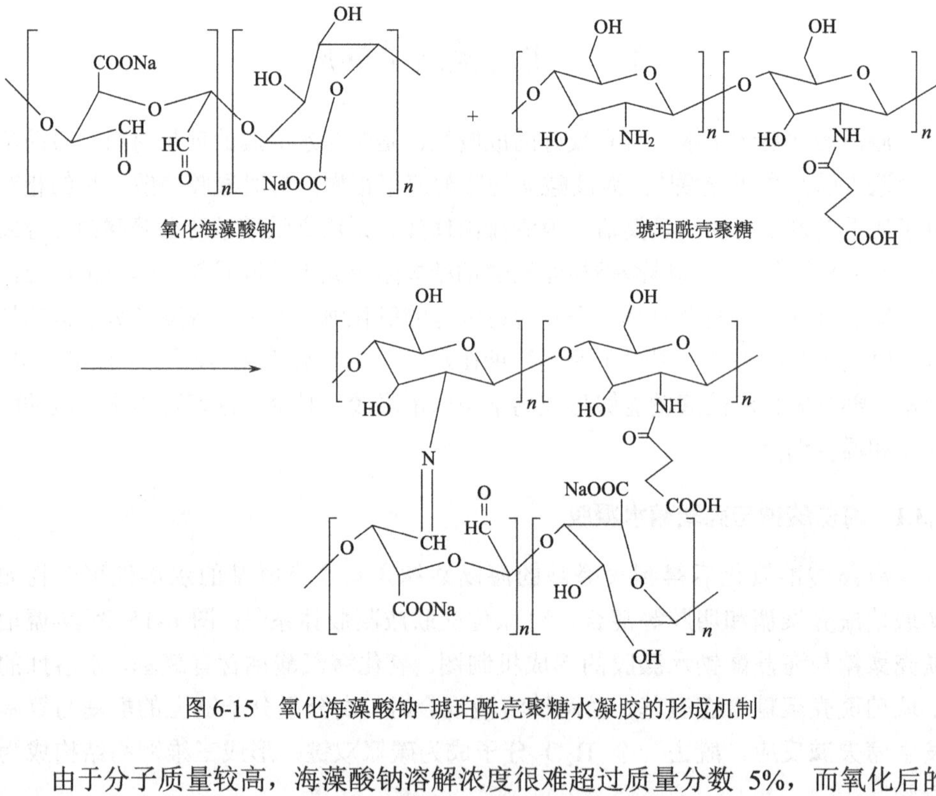

图 6-15　氧化海藻酸钠-琥珀酰壳聚糖水凝胶的形成机制

由于分子质量较高，海藻酸钠溶解浓度很难超过质量分数 5%，而氧化后的海藻酸钠分子质量有所降低。氧化海藻酸钠在溶解于 PBS 时，最大浓度可达到质量分数 16%。当加入氧化海藻酸钠的量大于该浓度时，溶液底部会有沉淀析出。分别配制浓度为 3%、5%、10%和 16%的氧化海藻酸钠溶液，与质量分数 2.5%的

N-琥珀酰壳聚糖溶液按体积比 1∶2 进行混合。图 6-16 为各个不同浓度的氧化海藻酸钠溶液与 *N*-琥珀酰壳聚糖形成的水凝胶的形态。由图 6-16（a）中可以看出，在氧化海藻酸钠 3%~16%的浓度范围内，混合溶液均能交联形成水凝胶。凝胶形成后可以发现氧化海藻酸钠浓度为 5%、10%、16%的三种凝胶完全为固态，具有一定的弹性，特别是 16%的凝胶性最好（图 6-16（b））。氧化海藻酸钠浓度为 3%的凝胶，凝胶欠佳，力学性能差，倒置时可发现形成的凝胶仍展现出流体状态（图 6-16（c））。

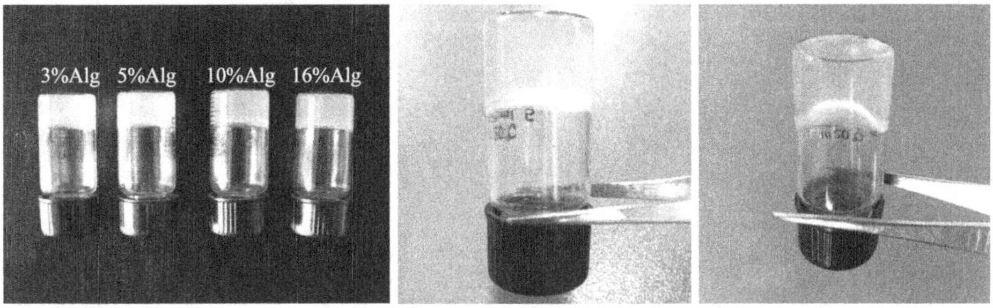

(a) 不同浓度的氧化海藻酸钠与*N*-琥珀酰壳聚糖形成的凝胶照片　　(b) 氧化海藻酸钠浓度为质量分数16%的水凝胶　　(c) 氧化海藻酸钠浓度为质量分数3%的水凝胶

图 6-16　氧化海藻酸钠/*N*-琥珀酰壳聚糖水凝胶的照片

水凝胶经过冷冻干燥后的内部结构形貌如图 6-17 所示。图中可以看出，随着氧化海藻酸钠浓度的提高，水凝胶的孔隙变得致密、均匀。其中，浓度最低的 3%氧化海藻酸钠制备的水凝胶内部孔隙非常不均匀（图 6-17（a_1），（a_2）），分布在 200～700μm。5%氧化海藻酸钠的水凝胶（图 6-17（b_1），（b_2））孔隙效果稍好于 3%。10%氧化海藻酸钠的水凝胶孔隙效果要更好一些（图 6-17（c_1），（c_2）），但是孔隙直径仍不是特别均匀，有部分孔较大。而氧化海藻酸钠浓度为 16%制备的水凝胶内部孔隙非常致密、均匀（图 6-17（d_1），（d_2）），都在 200μm 左右。

凝胶时间是软组织修复水凝胶材料实际应用的一项重要指标：如果凝胶时间过长，混合溶液还没有形成凝胶容易在体内游走；如果凝胶时间过短，则很难进行注射操作。不同浓度氧化海藻酸钠的凝胶时间如图 6-18 所示。从图可知，水凝胶的凝胶化时间随着氧化海藻酸钠的浓度的增加而减少。这是由于氧化海藻酸钠的浓度提高，溶液中醛基的浓度增加，凝胶时间减少。当氧化海藻酸钠浓度提高到 16%时，凝胶时间约 1min，如果继续增加氧化海藻酸钠的浓度，凝胶时间会降低到少于 1min，这样凝胶过快不利于完成注射操作，并且，氧化海藻酸钠的浓度继续增加会导致沉淀而析出。

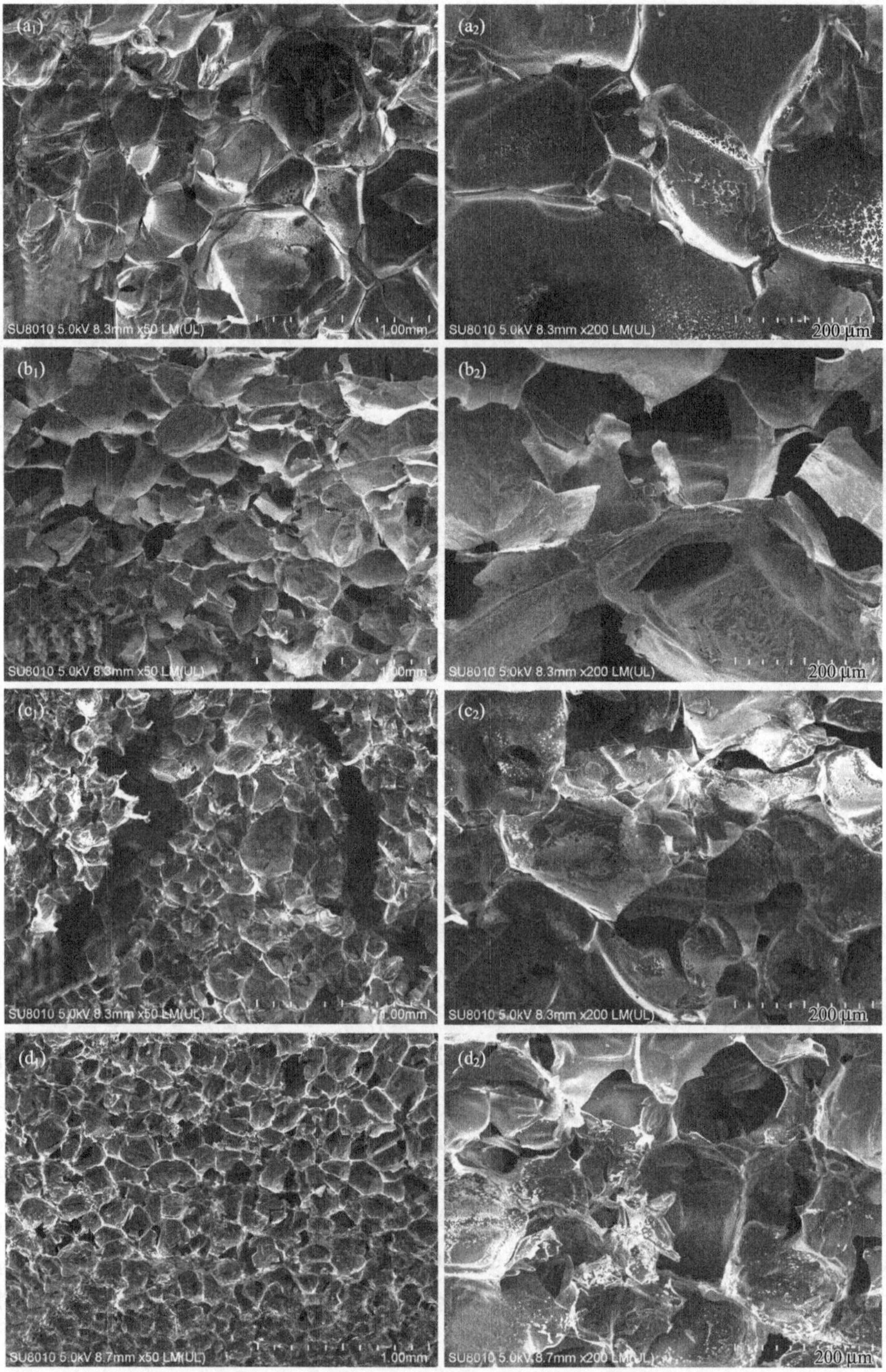

图 6-17　冻干水凝胶内部结构扫描电镜图

（a）～（d）分别为氧化海藻酸钠浓度为质量分数 3%、5%、10%、16%的水凝胶，右图为左图的局部放大图

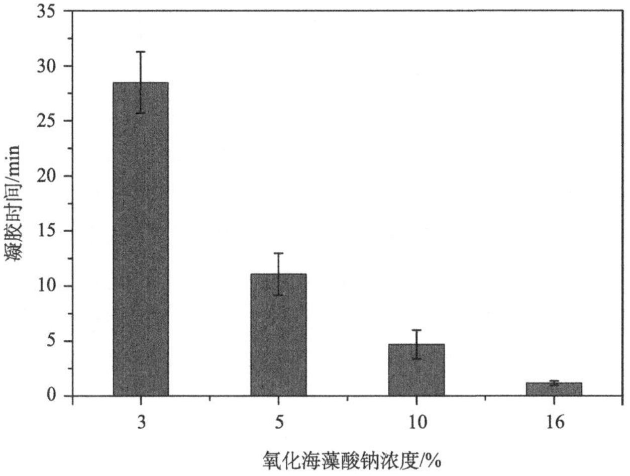

图 6-18　不同浓度氧化海藻酸钠制备的水凝胶的凝胶化时间

水凝胶的溶胀比是组织工程用水凝胶的另一项重要性能指标，它对于水凝胶植入体内后的力学性能、吸收营养物质、细胞生长以及药物释放的速率都有重要影响。对三种不同氧化海藻酸钠浓度的水凝胶的溶胀比进行了测试，结果如图 6-19 所示。最开始时，低浓度氧化海藻酸钠制备的水凝胶溶胀比较高，主要是因为氧化海藻酸钠浓度低时交联度低，水凝胶内部孔隙较大含水量较高。随着时间的推移，氧化海藻酸钠浓度为 16%制备的水凝胶吸水溶胀，溶胀比在 12h 时达到最大，且与其他两种水凝胶溶胀比相近。总的来说，三种不同浓度的水凝胶在溶胀比上后期相差不大，而且 16%浓度氧化海藻酸钠制备的水凝胶溶胀比可达到 31.1，即

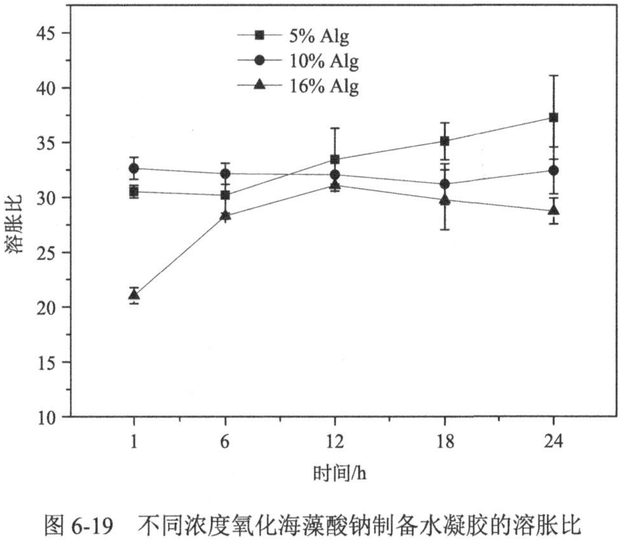

图 6-19　不同浓度氧化海藻酸钠制备水凝胶的溶胀比

含水量达到 96.9%。模型蛋白药物包埋实验发现，质量分数 1%的 BSA 加入不会显著影响水凝胶的溶胀比，也就是说，在水凝胶的使用中，加入低浓度的蛋白类药物或生长因子不会显著影响水凝胶的性能，该凝胶结构较为稳定。

用于软组织修复的水凝胶不仅要有良好的溶胀性能，还要有一定的力学性能。通常天然多聚糖水凝胶一般力学性能较弱，因此提高其力学性能很重要。如图 6-20 所示，随着氧化海藻酸钠浓度的提高，水凝胶的压缩强度增加。当海藻酸钠浓度为 16%时，压缩强度可达到 44.03kPa，比 5%氧化海藻酸钠的压缩强度提高约 25%。这是由于随着氧化海藻酸钠浓度的提高，氧化海藻酸钠与 *N*-琥珀酰壳聚糖的交联更加充分，交联度增高，导致水凝胶网络更加致密，因此水凝胶的力学性能得到提高。

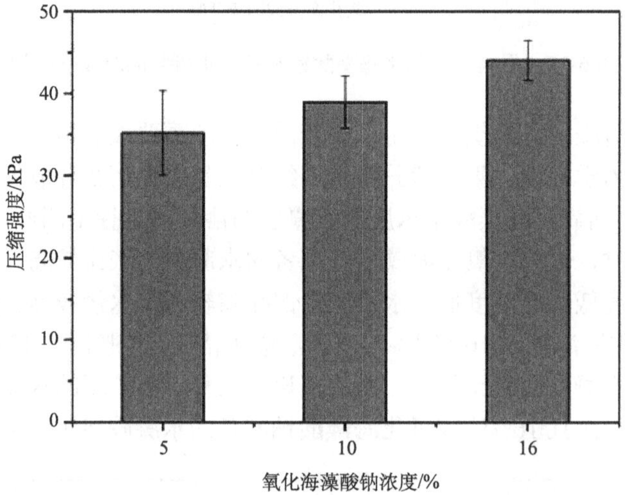

图 6-20　不同浓度氧化海藻酸钠制备水凝胶的压缩强度

图 6-21 和图 6-22 分别为不同浓度氧化海藻酸钠制备水凝胶的压缩应力-应变曲线以及压缩后的形态。综合两图可以看出，氧化海藻酸钠的浓度越低，应力随应变增加速率越低，制备的水凝胶断裂破坏越不明显。5%氧化海藻酸钠的水凝胶在压缩应变 0.4 之前，应力只有微量增加，在应变达到 0.6 之后，应力才开始迅速增加（图 6-21（a）），断裂前最大应变达到 0.78。低浓度氧化海藻酸钠制备的水凝胶含水量高，其韧性较高，压缩断裂破坏没有高浓度下明显。而 16%氧化海藻酸钠的水凝胶，应力随应变增加较快，在压缩应变为 0.4 时，应力达到 10kPa 以上，断裂前最大应变为 0.54，最大压缩应力达到 45kPa 以上（图 6-21（c））。在压缩断裂后，高浓度氧化海藻酸钠制备的水凝胶断裂明显，结构破坏严重（图 6-22）。虽然 16%氧化海藻酸钠水凝胶的韧性没有低浓度氧化海藻酸钠的水凝胶

好，但是压缩强度要高于低浓度氧化海藻酸钠水凝胶。

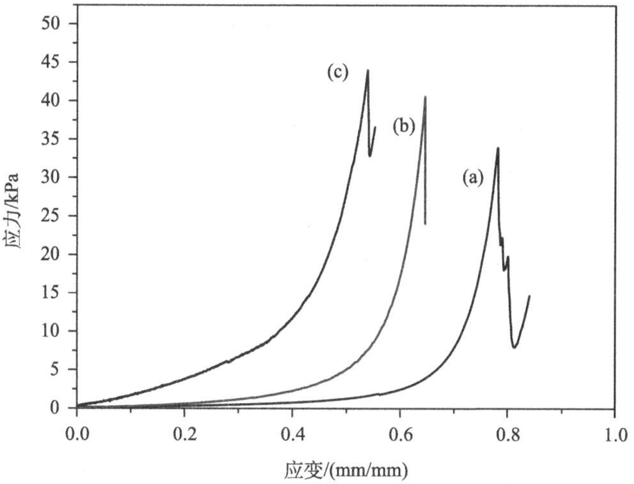

图 6-21　不同浓度氧化海藻酸钠制备水凝胶的压缩应力-应变曲线

氧化海藻酸钠浓度：（a）质量分数 5%；（b）质量分数 10%；（c）质量分数 16%

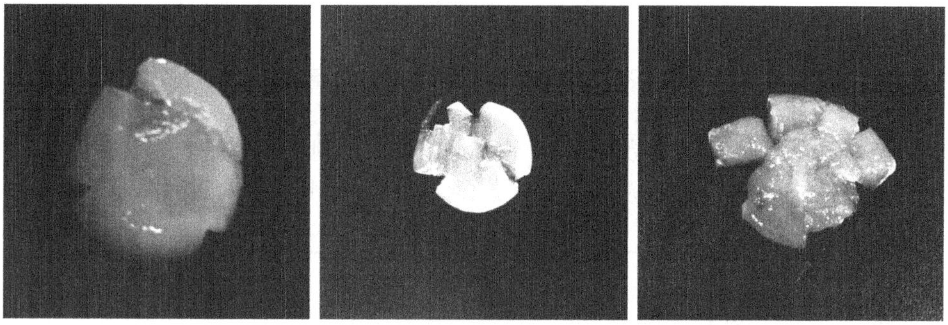

(a) 质量分数5%　(b) 质量分数10%　(c) 质量分数16%

图 6-22　不同浓度氧化海藻酸钠制备水凝胶压缩后的形态照片

用于软组织修复水凝胶支架材料的降解性能对材料的应用有着重要的影响。一般要求支架材料的降解速率要与组织生长速度相匹配。如果支架降解过快，新组织还未长成支架就消失了，导致损伤位置仍然缺失；降解过慢，则阻碍新组织的生成。图 6-23 为不同氧化海藻酸钠浓度水凝胶在 PBS 溶液中的降解行为。由图可以看出，5%氧化海藻酸钠水凝胶在降解过程中先溶胀，再解离，质量先增加再减小，这是因为其内部交联密度较低，含水量较高且吸水能力较弱，质量增加得较为缓慢。随着水凝胶的降解，高分子网络发生坍塌与解离，导致质量下降。而氧化海藻酸钠浓度为 10%和 16%水凝胶的降解过程为质量先增加，然后减小，再增加。这可能是因为浓度较高，水凝胶内部交联较为致密，有较强的吸水能力。吸水达到最高后，随着降解的进行使质量减小，而在降解的过程中内部交联部分断开，致密度降低使吸水能力增加，从而再次吸水溶胀。5%和 10%浓度氧化海藻酸钠的水凝胶可以最长存在 27 天，16%浓度氧化海藻酸钠水凝胶为 23 天，满足软组织修复用水凝胶的实际应用。

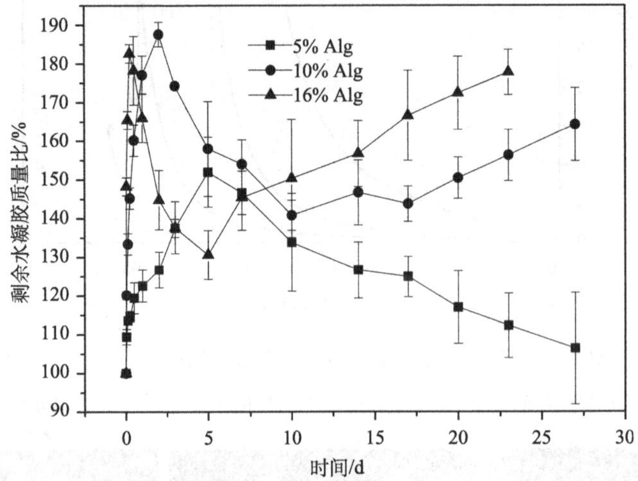

图 6-23　不同浓度氧化海藻酸钠制备水凝胶的降解

图 6-24 为 16%氧化海藻酸钠和 *N*-琥珀酰壳聚糖制备水凝胶，包含 BSA 与不含 BSA 降解行为的比较。从图看出，加入 BSA 后，水凝胶的降解曲线有一些变

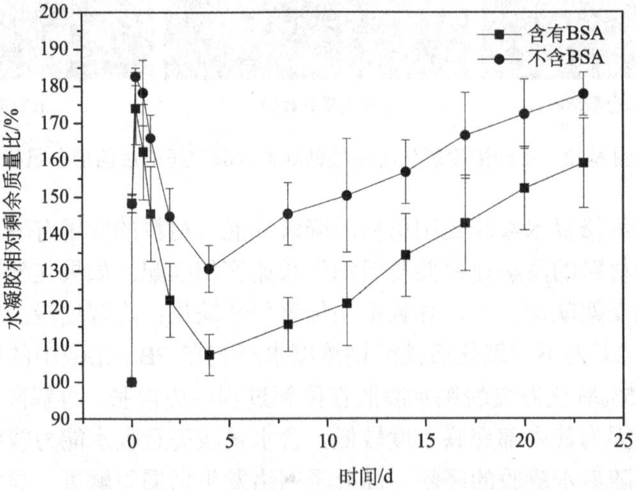

图 6-24　浓度为质量分数 16%氧化海藻酸钠制备水凝胶的降解

化，前期两种水凝胶的质量基本一样，从第 2 天开始，含有 BSA 的水凝胶质量比不含 BSA 的水凝胶降解得快。就总体趋势而言，加入 BSA 后的水凝胶降解要略快于不含 BSA 的空白水凝胶，这是因为 BSA 分子链上也含有氨基，在形成凝胶过程中，BSA 中的氨基会与部分氧化海藻酸钠反应，消耗掉一部分氧化海藻酸钠的醛基，使参与席夫碱交联反应的氧化海藻酸钠的量比空白水凝胶低，交联致密度下降，从而降解稍快。加入 BSA 后水凝胶的降解仍然可以达到第 23 天，没有影响到水凝胶的稳定性。

图 6-25 为氧化海藻酸钠与 *N*-琥珀酰壳聚糖水凝胶降解过程中内部结构变化情况的 SEM 照片。从图看出，降解前，凝胶内部孔隙致密、大小均匀、连通性良好，直径在 200μm 左右（图 6-25（a_1），（a_2））；随着降解的进行，在第 7 天，水凝胶内部孔隙塌陷而且变得不均匀，孔隙稍微变大，而且孔壁也变得脆弱（图 6-25（b_1），（b_2））；降解进一步进行，内部交联键进一步断裂，在第 14 天的时候孔径变得更大，且孔壁也更加脆弱（图 6-25（c_1），（c_2））；降解到最后第 23 天，水凝胶内部孔隙变得更为稀少（图 6-25（d_1），（d_2））。

图 6-26 为包埋不同 BSA 含量的水凝胶的释放曲线，其中水凝胶由 0.5mL 的质量分数 16%氧化海藻酸钠溶液和 1mL 的质量分数 2.5%的 *N*-琥珀酰壳聚糖溶液制备而成。从图中可以看出，水凝胶整体对 BSA 的释放速度随着 BSA 的浓度增加而增加。当 BSA 含量为质量分数 5%时释放最快，在第 1 天释放总量为 75.28%，第 2 天达到 82.91%，之后释放量缓慢增加，在第 17 天释放量超过 90%。当 BSA 的含量为质量分数 1%时释放最慢，第 1 天为 56.54%，在第 3 天达到 73.86%，之后释放几乎不变。值得注意的是，BSA 在水凝胶中未能完全释放，主要是因为部分 BSA 与氧化海藻酸钠发生了反应，共价接枝在分子链上，无法通过扩散而释放出来。

6.3.2　微球填充水凝胶

为了提高氧化海藻酸钠溶液与 *N*-琥珀酰壳聚糖水凝胶的力学性能和药物缓释功效，这里将海藻酸钠微球与其复合。与氧化海藻酸钠溶液和 *N*-琥珀酰壳聚糖水凝胶类似，加入海藻酸钠微球后，氧化海藻酸钠溶液与 *N*-琥珀酰壳聚糖溶液成胶性能依然良好。所制备的微球填充复合水凝胶如图 6-27 所示。由图中可以看出，添加微球后的水凝胶成胶性良好，并且随着加入微球量的增加，所制备的水凝胶形态保持一致。

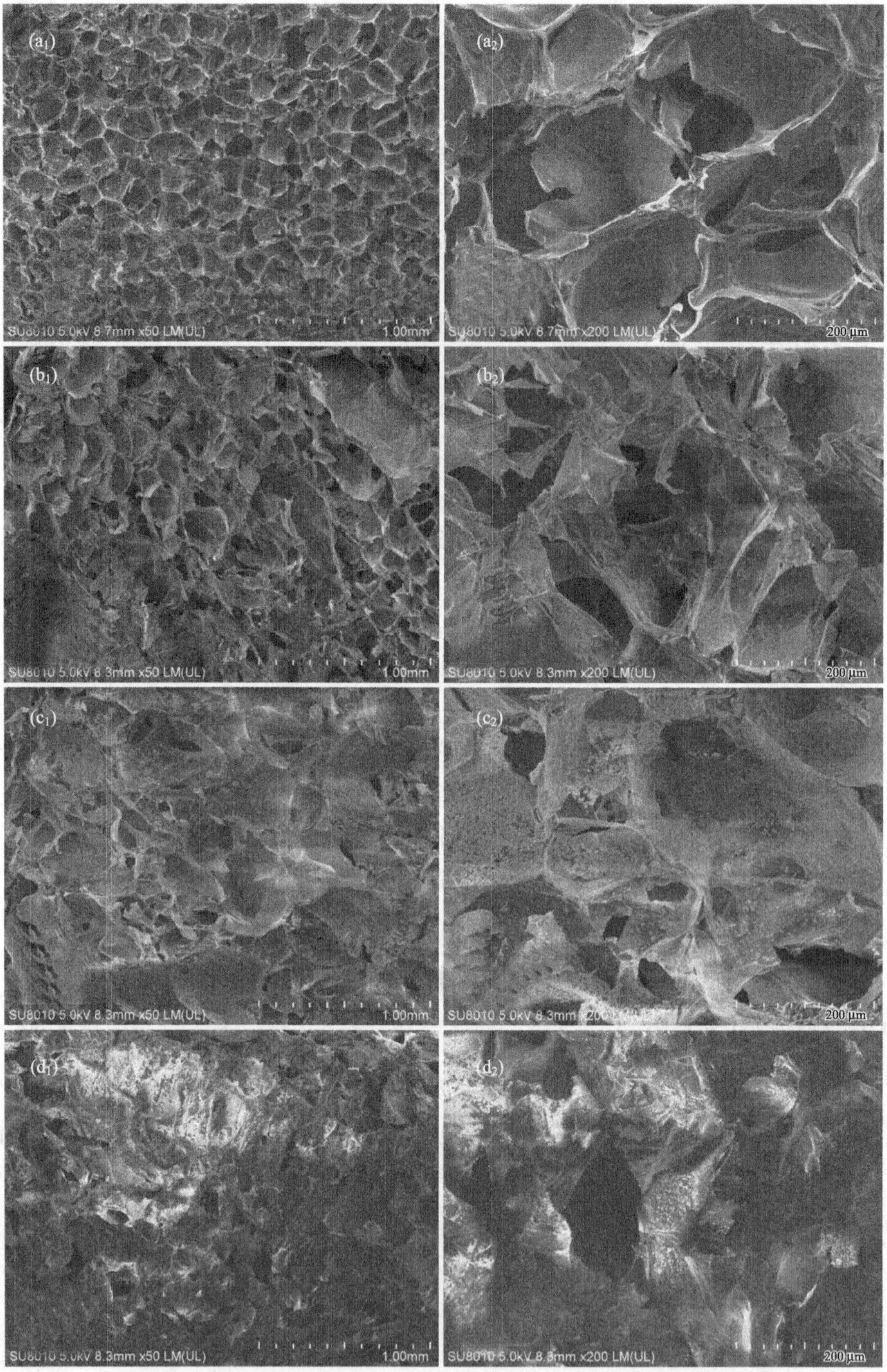

图 6-25　浓度为质量分数 16%氧化海藻酸钠水凝胶的降解 SEM 图

(a）降解前；（b）第 7 天；（c）第 14 天；（d）第 23 天；其中右图为左图的局部放大图

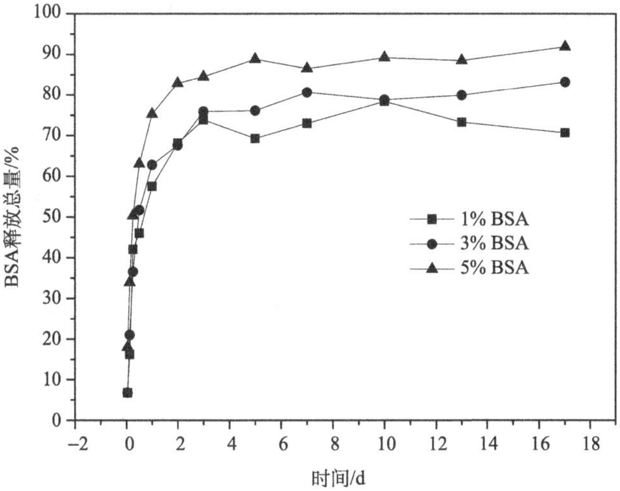

图 6-26　加入不同含量的 BSA 从水凝胶的释放行为曲线

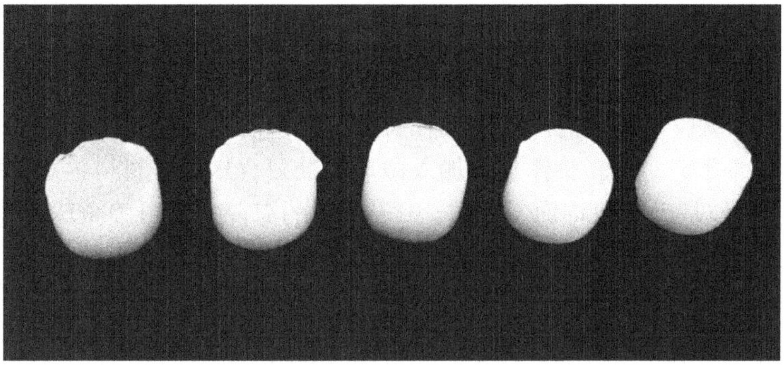

图 6-27　不同微球含量复合水凝胶的外观形态

从左到右依次为加入微球量 0.1mL、0.3mL、0.5mL、0.7mL、0.9mL

微球填充量对复合水凝胶的凝胶化过程有重要影响。总体而言，加入微球的量越多，凝胶化时间越长（图 6-28）。微球的加入相当于对氧化海藻酸钠溶液起到一定的稀释作用，使其浓度降低，从而使凝胶化时间增加。加入的量为 0.1mL 时，微球对凝胶过程影响不是很大，凝胶化时间在 1.2min 左右，凝胶时间未受明显影响。加入微球的量为 0.9mL 时，微球的总体积比氧化海藻酸钠的体积要大，对氧化海藻酸钠的稀释作用明显，凝胶化时间增加也比较明显，达到 7.7min。而当加入微球的量为 0.5mL 时，凝胶化时间为 2.9min，比较适宜实际注射操作。

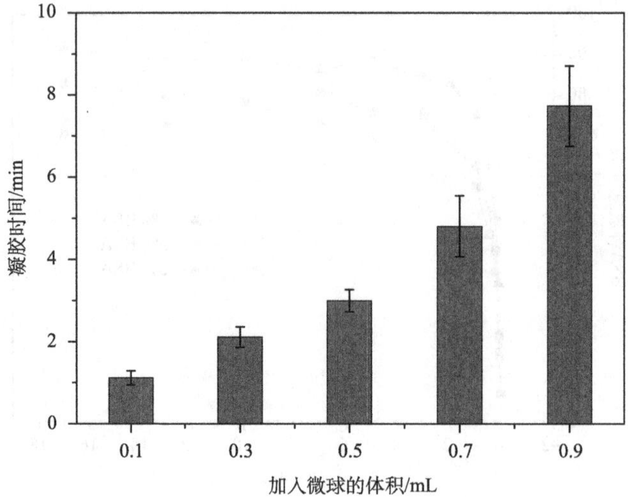

图 6-28　不同微球含量的复合水凝胶的凝胶化时间

不同海藻酸钠凝胶微球含量的复合水凝胶材料内部结构 SEM 照片如图 6-29 所示，其中图 6-29（a）为不加微球的对照水凝胶内部结构。从图可以看出，微球的加入使水凝胶材料的内部孔隙直径有所变化，随着微球量的增加，复合水凝胶材料的内部孔隙变大。整体上，加入微球后的复合水凝胶材料内部孔隙尺寸虽然有所增加，但是仍能保持均匀分布。由于加入的海藻酸钠凝胶微球直径在 20μm 左右，所以在较低倍数下无法观察到微球的存在。

海藻酸钠微球为凝胶微球，内部含有水分，在干燥过程中许多微球会由于脱水出现结构塌缩现象，如图 6-30（a）所示。凝胶微球失水不均匀导致不规则塌缩，有些形成圆片状（图 6-30（b））。当海藻酸钠凝胶微球包埋进水凝胶中，在进行干燥时同样会出现这种情况。微球包埋在水凝胶内部，干燥后形成片状，导致 SEM 观察不明显，只有部分未完全塌缩仍保持球形的微球能够被观测到。

图 6-30（c）为加入微球后的水凝胶复合材料表面形貌。水凝胶在冻干后表面会形成一层如图中显示的膜，箭头所指为能够观察到的在冻干过程中没有完全塌缩的海藻酸钠微球。图 6-30（d）~（f）分别为加入微球量为 0.1mL、0.5mL、0.9mL 的微球复合水凝胶材料，箭头所指为材料内部具有代表性的微球。海藻酸钠凝胶微球干燥脱水容易造成塌缩，这导致在复合水凝胶材料内只有部分微球能被明显看到，但是总体仍能看出，微球确实能均匀分布于水凝胶支架中。

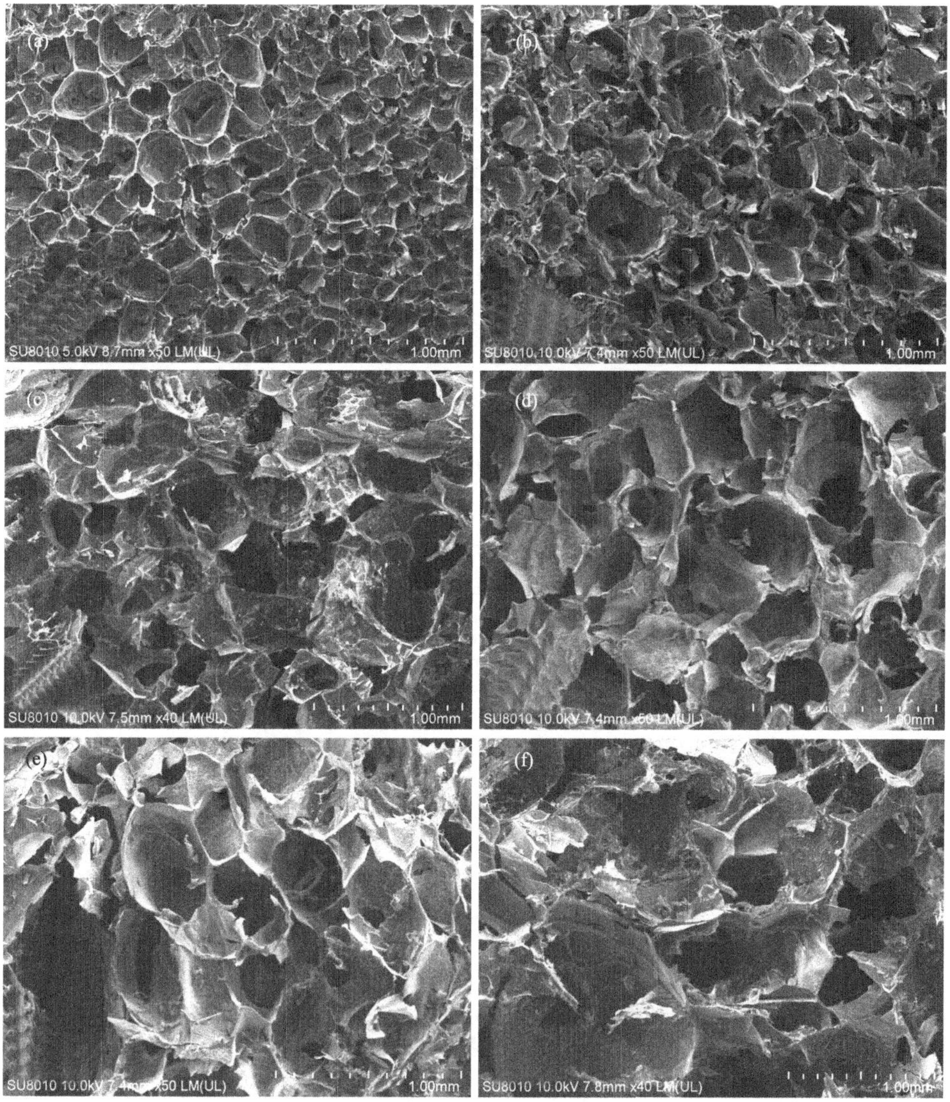

图 6-29　加入不同微球量的复合水凝胶材料的内部 SEM 图

（a）为不加微球的对照样；（b）～（f）分别为微球量 0.1mL、0.3mL、0.5mL、0.7mL、0.9mL

图 6-31 为不同海藻酸钠凝胶微球含量的复合水凝胶的压缩强度。从图中可以看出，随着加入微球的量的增加，复合水凝胶材料的压缩强度先增加再降低。加入微球的量为 0.1mL 时，压缩强度与不加微球的水凝胶的压缩强度没有明显差别，凝胶内部的交联依然较为紧密。随着微球含量的增加，微球填充在水凝胶孔隙之间以及孔隙壁上，对凝胶起到了增强的作用，这使复合水凝胶材料的压缩强度增

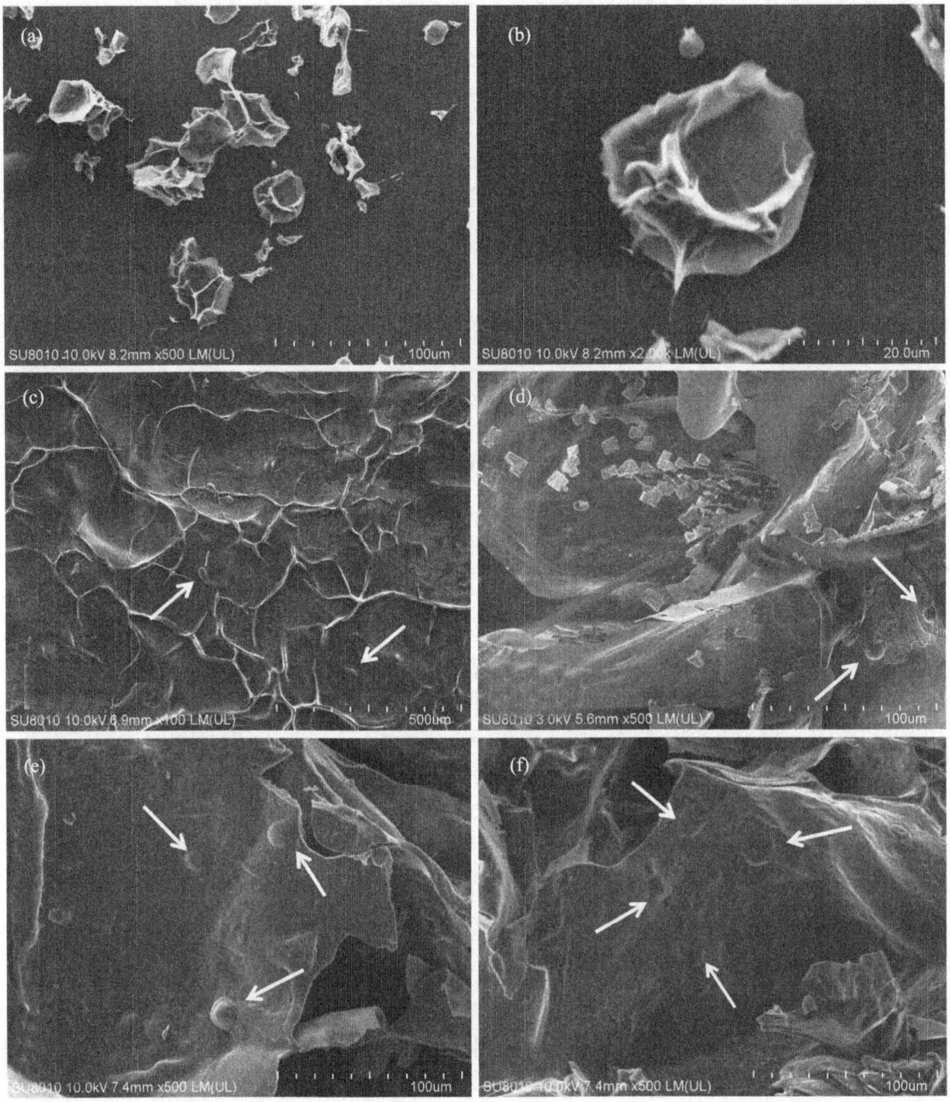

图 6-30　海藻酸钠凝胶微球与微球复合水凝胶材料中微球的 SEM 图

（a），（b）为海藻酸钠凝胶微球；（c）为复合水凝胶材料表面；（d）~（f）分别为加入微球量为 0.1mL、0.5mL、0.9mL 的复合水凝胶材料；箭头所指为材料内部具有代表性的微球

加。由于制备的水凝胶所使用的氧化海藻酸钠的量为 0.5mL，当添加微球的量大于 0.5mL 时，氧化海藻酸钠被稀释的效果明显，交联形成凝胶时内部网状结构会变得疏松，大量的凝胶微球也可能在压缩的过程中发生位移而影响复合水凝胶材料的压缩强度；加入量为 0.7mL 和 0.9mL 时，压缩强度有所下降。而当加入微球

的量为 0.5mL 时，复合水凝胶材料的压缩强度最大，力学性能最好。

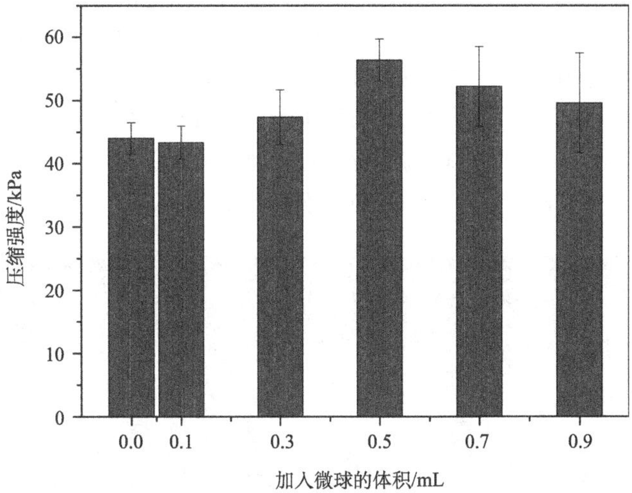

图 6-31　加入不同量微球的复合水凝胶的压缩强度

不同微球含量复合水凝胶材料的压缩应力-应变曲线如图 6-32 所示。其中，图 6-32（a）为空白水凝胶的压缩应力-应变曲线，比较（a）、（b）两线可以看出，加入 0.1mL 微球的复合水凝胶材料断裂前压缩强度与空白水凝胶差别很小，加入微球量较少，对水凝胶的影响则不显著。随着微球量的增加，复合水凝胶材料的断裂前最大压缩应变增加，当加入微球量为 0.9mL 时，最大压缩应变达到 0.77。

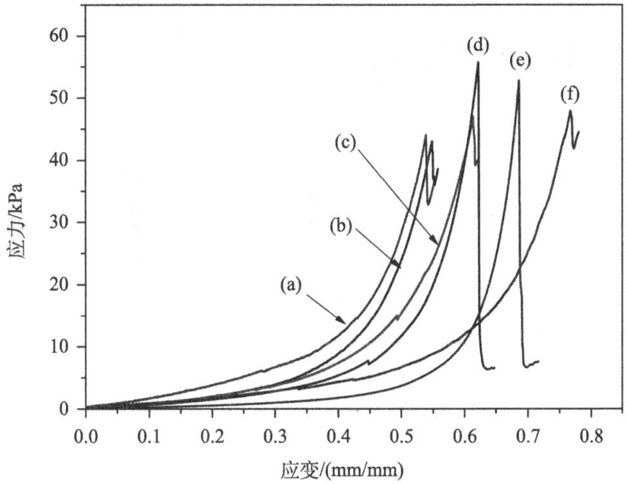

图 6-32　加入不同微球量的复合水凝胶材料的压缩应力-应变曲线

（a）为空白水凝胶；（b）～（f）加入微球的量分别为 0.1mL、0.3mL、0.5mL、0.7mL 和 0.9mL

图 6-33 为不同微球含量复合水凝胶压缩试验后断裂的形态。海藻酸钠凝胶微球含量越高，微球复合水凝胶材料断裂破坏越不明显。随着凝胶微球加入量的提高，复合水凝胶材料的韧性增加。加入微球的量越大，压缩断裂前的变形量越大。加入凝胶微球量为 0.1mL（图 6-33（b））和 0.3mL（图 6-33（c））时，断裂破坏较为明显，压缩强度相对低。加入微球的量为 0.5mL（图 6-33（d））时，力学性能最好，韧性良好，综合性能较为适宜。加入凝胶微球的量为 0.7mL（图 6-33（e））和 0.9mL（图 6-33（f））时，虽然韧性较好，断裂破坏较小，但是压缩强度降低。

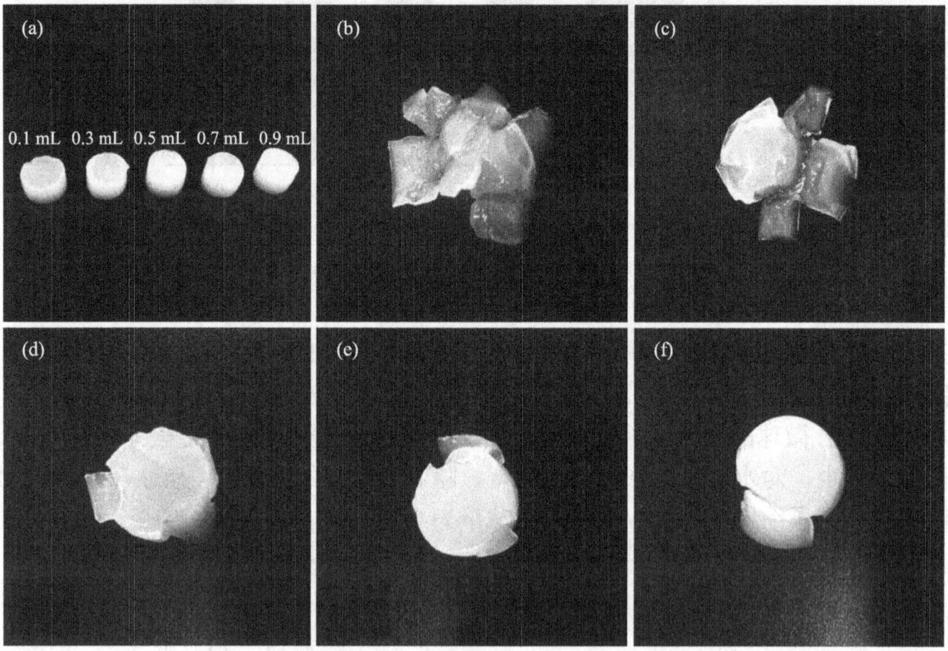

图 6-33　不同含量微球填充复合水凝胶压缩前后的外观照片

（a）水凝胶压缩前的整体照片；（b）0.1mL；（c）0.3mL；（d）0.5mL；（e）0.7mL；（f）0.9mL

图 6-34 为不同微球含量复合水凝胶的溶胀比。整体而言，微球量对水凝胶溶胀比影响不大。另外，加入微球后的水凝胶的溶胀比要比不加微球的水凝胶溶胀比小一些，可能是因为加入微球后，在溶胀过程中多次更换 PBS 溶液，使部分微球发生溶解，影响其溶胀比。但是，加入微球的复合水凝胶的溶胀比都在 25 以上，也就是其含水量均大于 96%，保持在较高的水平。

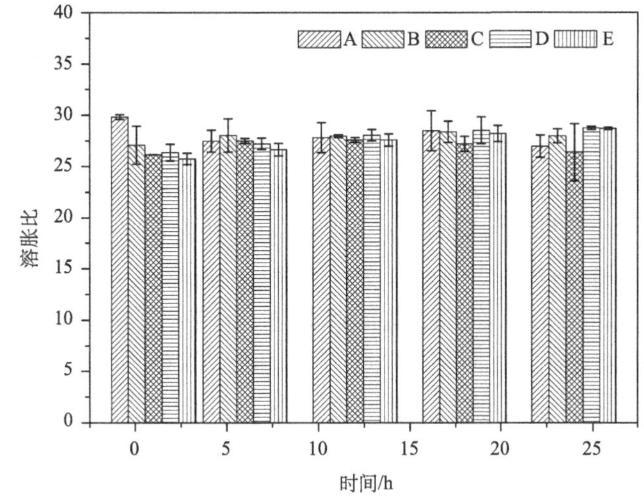

图 6-34　加入不同量微球的复合水凝胶的溶胀比

A. 0.1mL；B. 0.3mL；C. 0.5mL；D. 0.7mL；E. 0.9mL

不同微球含量的复合水凝胶材料的体外降解如图 6-35 所示。微球量为 0.1mL 和 0.5mL 的复合水凝胶能够存在 21 天，而加入 0.9mL 微球的复合水凝胶只能存在 17 天，说明加入海藻酸钠凝胶微球的量过多，水凝胶的稳定性变差。从图中可以看出，复合水凝胶材料在第 1 天吸水溶胀质量增加，然后开始降解质量下降。前 5 天，复合水凝胶的失重速度较快，然后质量缓慢减少。在第 10 天，微球量为 0.5mL 和 0.9mL 的复合水凝胶剩余质量超过 85%，降解 21 天后，剩余质量约为降解前质量的 80%，水凝胶发生完全解离。

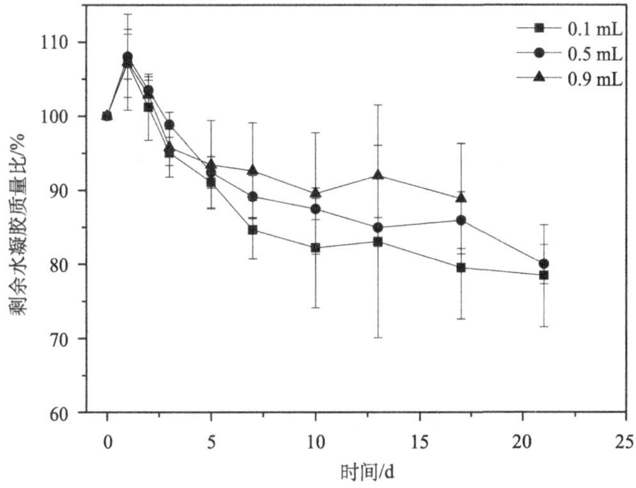

图 6-35　不同海藻酸钠凝胶微球含量的复合水凝胶材料的体外降解

微球复合水凝胶材料对水溶性蛋白药物的释放，通常是蛋白药物先通过扩散作用释放到水凝胶中，然后再从水凝胶中扩散释放出来对组织起作用，这样能有效地改善突释现象，增强缓释的效果。这里采用力学性能最好的、含有 0.5mL 海藻酸钠凝胶微球的复合水凝胶进行 BSA 释放研究。图 6-36 是 BSA 从水凝胶、海藻酸钠凝胶微球和包埋微球的复合水凝胶的体外释放对比曲线图。从图中可以明显看出，海藻酸钠凝胶微球对 BSA 的释放最快，在第 2 天释放总量就达到了 82.87%，第 13 天释放完全。不加入微球的水凝胶对 BSA 的释放在第 3 天释放总量达到 73.86%，之后 BSA 的释放总量基本保持不变，可能是因为部分 BSA 参与了交联反应，被固定在氧化海藻酸钠与 *N*-琥珀酰壳聚糖的交联网络中，无法立即释放，只有当交联网络降解断裂开后才可能释放出来。微球复合水凝胶材料对 BSA 的释放在第 1 天释放量只有 45.09%，第 3 天释放总量为 65.85%，在第 10 天释放量达到 82.61%；到第 17 天，释放总量超过 90%。所以，微球复合水凝胶材料对 BSA 的缓释效果最为显著。前期复合水凝胶材料对 BSA 的释放总量低于单一的凝胶微球或者水凝胶，在第 5 天，单一水凝胶对 BSA 释放量几乎不变，包含凝胶微球的水凝胶复合材料继续释放，释放总量达到 75.27%，在第 17 天释放完全。综上，微球复合水凝胶材料对 BSA 的控释效果优于单一的水凝胶或者单一的凝胶微球。

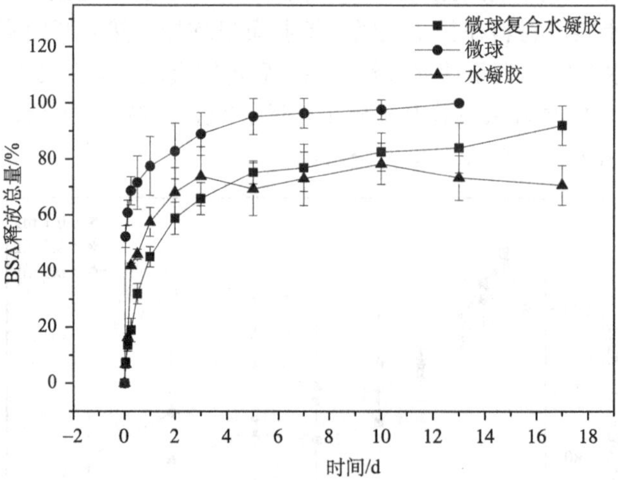

图 6-36　微球复合水凝胶材料对 BSA 的释放行为

6.4　氧化硫酸软骨素的应用

硫酸软骨素是天然软骨的主要成分之一，具有优良的生物相容性和降解性，是理想的细胞外基质材料。但是，作为细胞支架材料，硫酸软骨素的性能也存在不足，如机械强度不佳、生物降解速率过快等[7]。在可注射型仿生软骨支架材料的制备中，常将硫酸软骨素和壳聚糖进行复合制备水凝胶材料，这有助于改善硫酸软骨素水凝胶的力学性能和降解性能，以达到应用要求。硫酸软骨素分子结构具有邻双羟基，因此也可通过席夫碱反应来交联制备可注射水凝胶材料。硫酸软骨素经高碘酸钠氧化后，分子链上带有醛基，可以与水溶性羧甲基壳聚糖（CMCS）分子链上的氨基发生席夫碱反应（图 6-37）。通过氧化硫酸软骨素与羧甲基壳聚糖溶液的复合，可获得具有较高凝胶强度的可注射型仿软骨细胞支架。

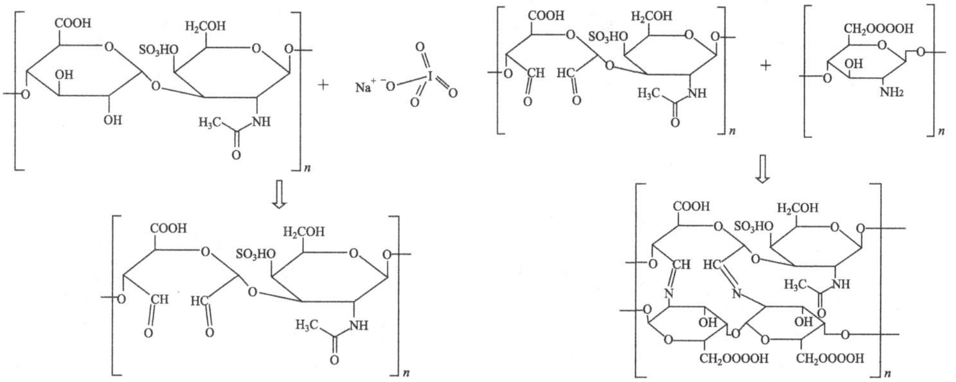

图 6-37　硫酸软骨素的氧化与席夫碱水凝胶的形成示意图

6.4.1　硫酸软骨素与壳聚糖水凝胶

为了确定最优材料性能，设置不同氧化硫酸软骨素与羧甲基壳聚糖溶液体积比 V_{OCS}∶V_{CMCS}=2∶1、1∶1、1∶2、1∶3、1∶4，对水凝胶的凝胶时间、溶胀比、内部形貌、降解稳定性、力学性能等多个方面综合评价，以得到综合性能较好的水凝胶材料。图 6-38 是五种体积比溶液混合后的成胶状态。从左往右分别代表氧化硫酸软骨素与羧甲基壳聚糖体积比 2∶1、1∶1、1∶2、1∶3、1∶4 五个组分的凝胶状态。从图中可以看出，体积比 2∶1 的混合液无法成胶，倒置后依旧是流动性液体。而体积比 1∶4 的混合液只是黏度增大，仍有流挂的现象，成胶性差。体积比 1∶1、1∶2、1∶3 的成胶状态较好，混合倒置后，凝胶保持稳定，说明这三种配比下的两种溶液能交联成三维凝胶网络。

对体积比 1∶1、1∶2、1∶3 三组水凝胶的微观结构与形貌进行观察，经过冷冻干燥后的内部结构形貌如图 6-39 所示。从图中可以看出，冻干后的三种水凝胶的形貌无显著差异，均呈典型的海绵体多孔结构。孔隙率高，孔径尺寸差异较大，分布不均匀，范围在 50~500μm。

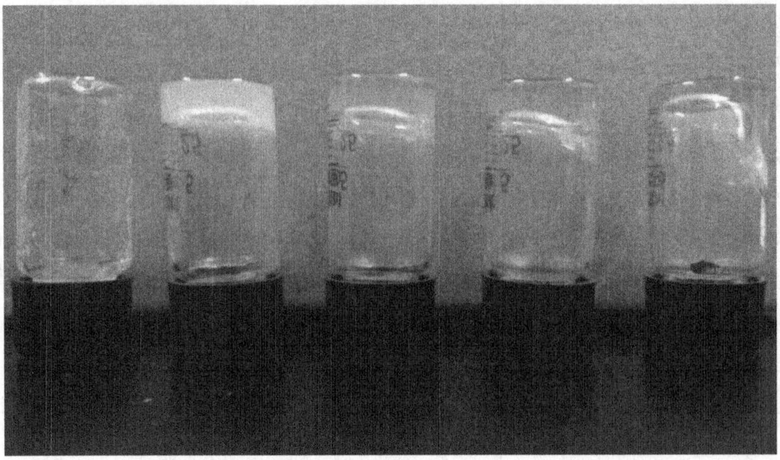

图 6-38　不同组分比例溶液混合后的成胶状态

从左往右 V_{OCS}：V_{CMCS} 依次为 2：1、1：1、1：2、1：3、1：4

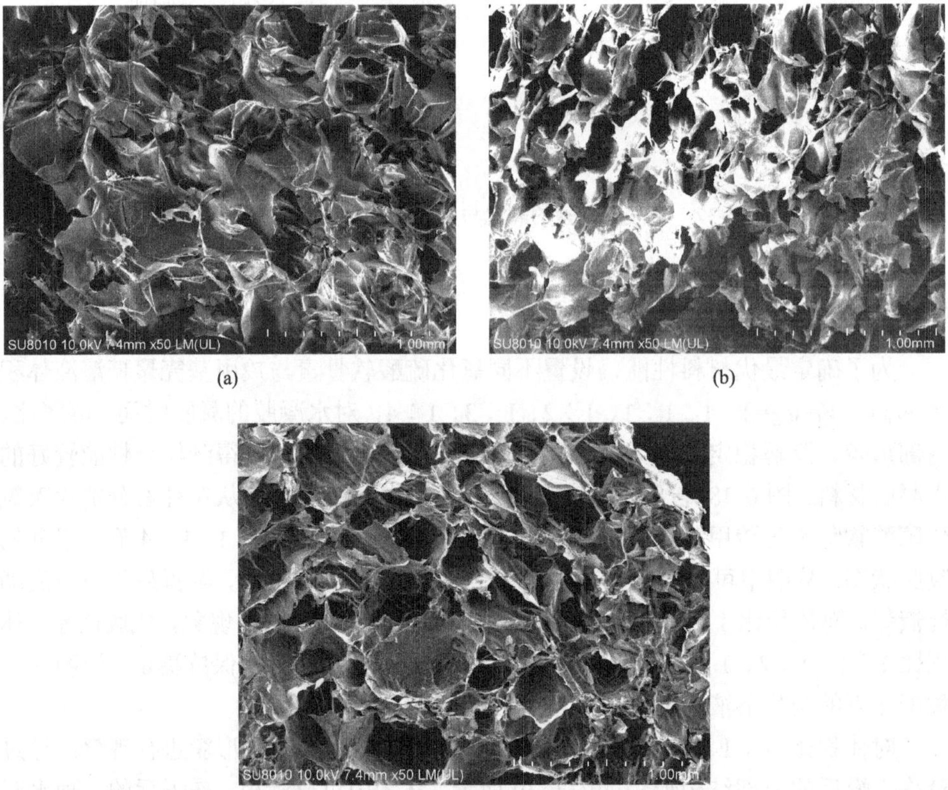

(a)　(b)

(c)

图 6-39　不同氧化硫酸软骨素与羧甲基壳聚糖体积比水凝胶 SEM 图

（a）、（b）、（c）V_{OCS}：V_{CMCS} 分别为 1：1、1：2、1：3

图 6-40 是三种氧化硫酸软骨素与羧甲基壳聚糖体积比为 1∶1、1∶2、1∶3 三组水凝胶的凝胶时间。从图中可以看出，随着氧化硫酸软骨素与羧甲基壳聚糖体积比的降低，凝胶时间逐渐增加。体积比 1∶1 组分水凝胶凝胶时间平均为 63s，1∶2 组分的凝胶时间平均为 98s，1∶3 组分的凝胶时间平均为 117s。随着氧化硫酸软骨素相对含量的降低，羧甲基壳聚糖分子链上的氨基与羧基接触的机会减少，反应减慢，即凝胶时间延长。另外，羧甲基壳聚糖溶液浓度为 2%时黏度较大，当羧甲基壳聚糖相对含量增加时，混合溶液的黏度有所增加，氧化硫酸软骨素与羧甲基壳聚糖无法迅速混合均匀，反应速度会减慢。

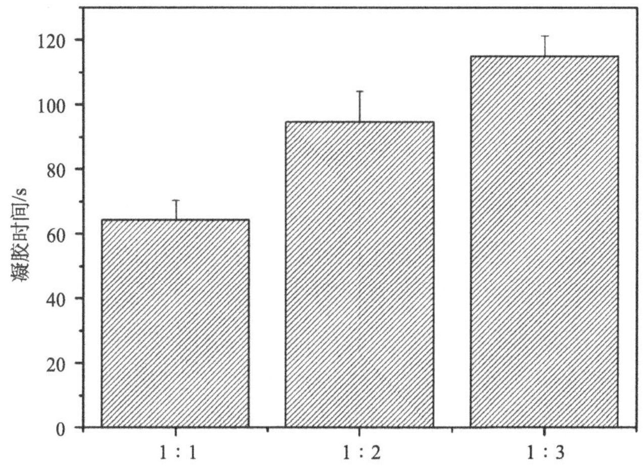

图 6-40　三种氧化硫酸软骨素与羧甲基壳聚糖体积比水凝胶的凝胶时间

作为组织工程支架材料，水凝胶的溶胀性能在物质交换时发挥着非常重要的作用。硫酸软骨素与羧甲基壳聚糖中均含有丰富的亲水性的基团（羟基、氨基等），这些基团很容易与水发生水合作用。水凝胶溶胀时，可以将水中的营养物质吸收到凝胶网络中，以支持细胞的生长。水凝胶的溶胀性能过大，意味着单位体积内吸收了更多的水分，这样会影响到水凝胶的力学强度，且水凝胶的变形较大时易压迫周围组织；溶胀比过小，则不利于营养物质与代谢产物的交换，从而不利于细胞的生长。因此，溶胀比的大小直接影响到吸收营养物质、排出代谢废物“呼-吸”过程的效率和效果。

图 6-41 说明了三种比例水凝胶在模拟体液（37℃，PBS）中的溶胀行为。从图 6-41（a）可以看出，三个组分的水凝胶在最初 3h 内溶胀速率很高，溶胀速率随氧化硫酸软骨素与羧甲基壳聚糖体积比的减小而增加。比例 1∶1 组分的水凝胶在 6h 基本达到溶胀平衡，1∶2、1∶3 两组水凝胶在 9h 基本达到溶胀平衡。随着氧化硫酸软骨素与羧甲基壳聚糖体积比的降低，平衡溶胀比明显增加。在 37℃的 PBS 缓冲溶

液中，体积比 1∶1 的水凝胶平衡溶胀比约为 144%，体积比 1∶2 的水凝胶平衡溶胀比约为 266%，体积比 1∶3 的水凝胶平衡溶胀比约为 346%（图 6-41（b））。

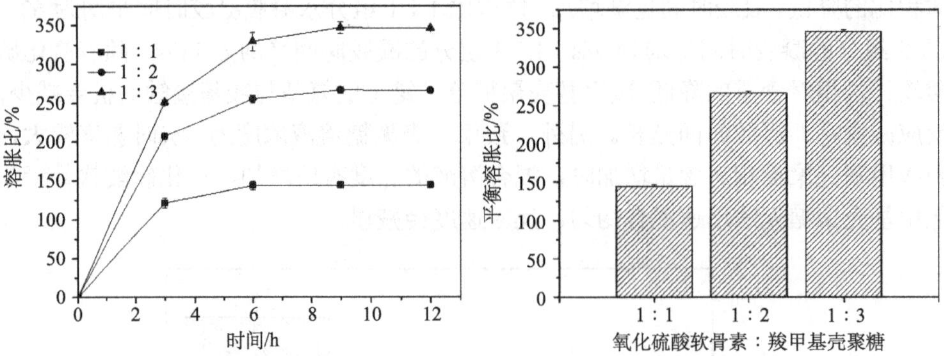

(a) 溶胀动力学过程　　(b) 平衡溶胀比

图 6-41　水凝胶在 37℃模拟体液（PBS）中的溶胀

水凝胶材料用于软骨组织工程时须具有较好的力学强度，最好能够匹配植入部位组织的力学性能，否则难以在体内生物力学微环境中确保支架结构的稳定性。研究水凝胶材料的压缩性能对软骨修复具有特别重要的意义。由图 6-42（a）所示，随着压缩应力的增大，三组水凝胶样品的压缩形变均增加。当变形量达到一定数值后，其对应施加的外力超过了水凝胶本身的承载能力，结构会发生破坏，这种结构破坏临界点的应力实际上体现了材料的机械强度，或者说是抵抗外力的能力，图 6-42（b）为三种比例水凝胶所对应的最大压缩应变，其中配比 1∶1 水凝胶的压缩应变最小。如图 6-43 所示，配比为 1∶1 的水凝胶强度最小，平均压缩模量为 2.6kPa 左右，配比为 1∶2、1∶3 的水凝胶压缩模量分别约为 4.05kPa 和 3.95kPa，相比前者，配比 1∶3 的水凝胶压缩模量略微有所下降。

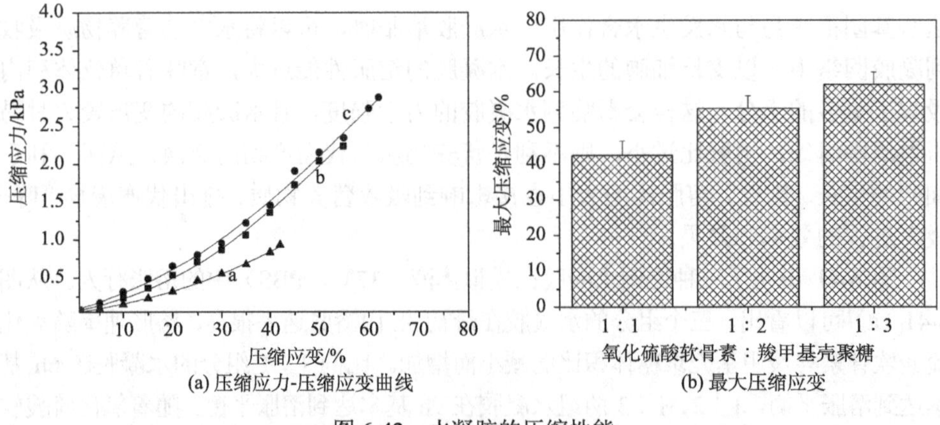

(a) 压缩应力-压缩应变曲线　　(b) 最大压缩应变

图 6-42　水凝胶的压缩性能

a、b、c 曲线分别代表 V_{OCS}∶V_{CMCS} 为 1∶1、1:2、1∶3

压缩模量由水凝胶分子链的刚性来决定，相对而言，刚性大的高分子所形成的水凝胶的抗压缩性能较好。由图 6-43 可知，体积比 1∶1 的水凝胶内部能够支撑水凝胶支架在外力下保持形状的结构较少，所以与后两者相比压缩模量明显要低得多。1∶3 水凝胶交联最为充分，但压缩模量比 1∶2 水凝胶稍微低一点。推测是因为 1∶3 水凝胶吸水率大，平衡溶胀比高，水凝胶内部过多的水分反而会降低水凝胶材料的弹性模量。

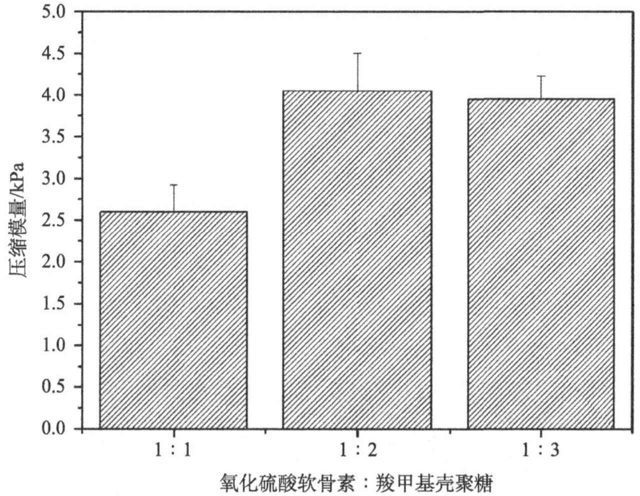

图 6-43　不同氧化硫酸软骨素与羧甲基壳聚糖体积比水凝胶的压缩模量

氧化硫酸软骨素-羧甲基壳聚糖水凝胶在 37℃的 PBS 中的降解如图 6-44 所示，结果表明，溶液体积比对水凝胶降解速率有较大的影响。随着氧化硫酸软骨

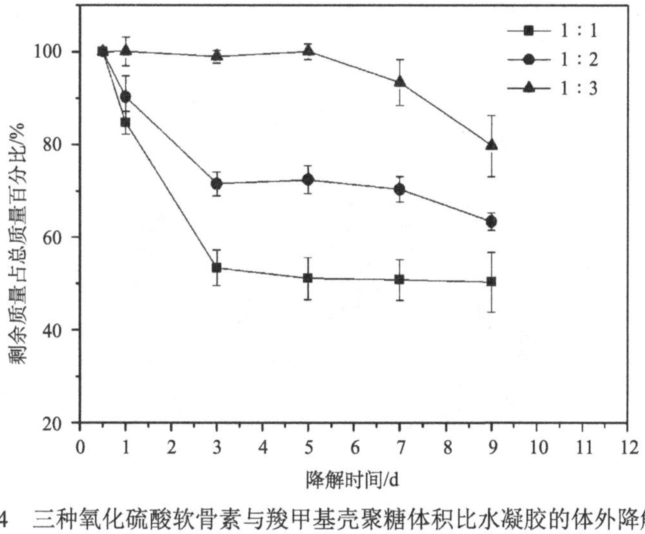

图 6-44　三种氧化硫酸软骨素与羧甲基壳聚糖体积比水凝胶的体外降解曲线

素与羧甲基壳聚糖体积比的减小，降解速率变小。体积比为 1∶1 的水凝胶降解最迅速，3 天后只剩下 53%左右，其次为体积比 1∶2 的水凝胶，3 天后质量剩余 70%左右，推测这两组体积比的水凝胶中氧化硫酸软骨素过量，均有部分氧化硫酸软骨素未参与席夫碱反应。未交联的氧化硫酸软骨素会通过渗透作用排出水凝胶，这一由内到外的过程会影响水凝胶结构的稳定性。体积比 1∶3 的水凝胶在最初 5 天之内质量没有发生明显变化，从第 7 天开始有所下降，推测这种体积比下，氧化硫酸软骨素与羧甲基壳聚糖反应较为充分，形成了稳定的交联结构。

图 6-45 为水凝胶在 PBS 中降解 7 天后的微观结构。如图所示，体积比为 1∶1 和 1∶2 的水凝胶内部形貌变化显著，与降解前相比，其孔径和结构都发生了明显的改变（图 6-45（a）、（b）），这与物质的溶出有关，说明这两种水凝胶结构不稳定；相对而言，体积比为 1∶3 的水凝胶结构稳定，孔径和形态未发生显著变化（图 6-45（c）），推测这种结构的水凝胶交联度高，体外培养一段时间后仍能保持较好的网络结构，这与前面体外降解结果一致。总体看来，体积比 1∶3 的水凝胶结构稳定性好，平衡溶胀比高，具有较高的压缩模量，最大压缩形变量大，交联充分，因此综合性能更优。

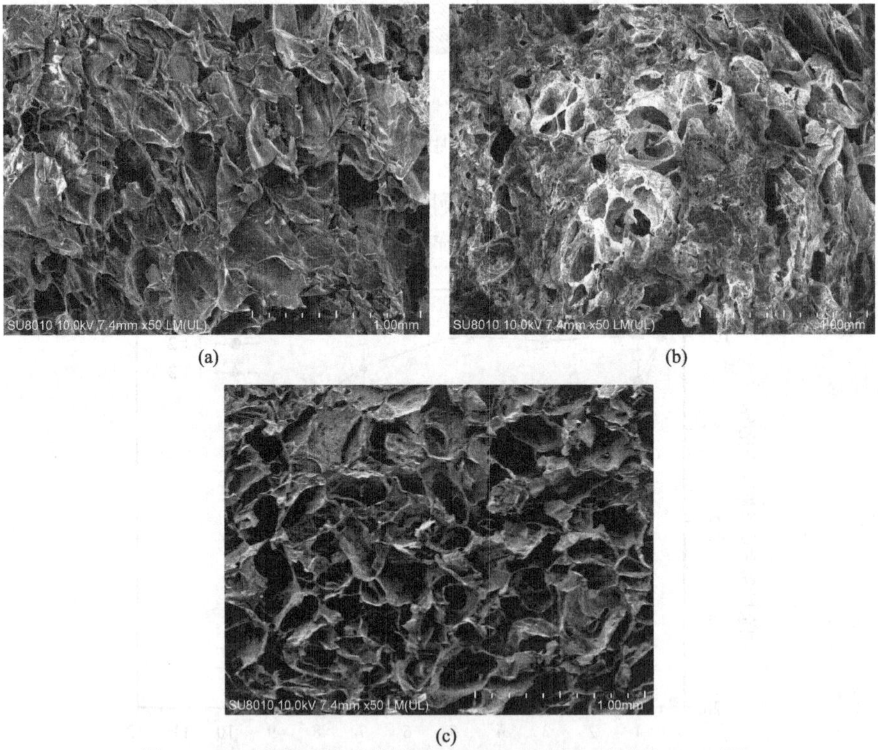

(a)　　(b)　　(c)

图 6-45　三种体积比水凝胶在 PBS 中降解 7 天后的 SEM 图

（a）、（b）、（c）V_{OCS}∶V_{CMCS} 分别为 1∶1、1∶2、1∶3

水凝胶为亲水性网络结构，且内部具有多孔性，因此溶剂易于渗透和置换，若直接在水凝胶内包埋水溶性药物或者细胞生长因子，将会快速释放到外环境，不具缓释作用，难以达到实际治疗效果。微球载体材料具有药物缓释效应，对包埋其中的药物或细胞生长因子还能起到一定的保护作用。但是，如果将载药微球直接注射到体内，微球容易在体内游走，很难堆积成型，即施药位置不易控制，难以达到预期的效果，并且可能会对正常组织部位造成损伤。如能将微球与水凝胶复合，一方面赋予微球可注射性，另一方面充分发挥微球材料对药物或细胞生长活性因子保护、缓释效果。此外，经一定量微球填充之后，水凝胶材料的力学与降解等性能也会改善。

6.4.2　明胶微球填充水凝胶

天然软骨基质中含有丰富的Ⅱ型胶原，而明胶为胶原的部分降解产物。在此，针对软骨再生，将明胶微球填充到水凝胶中制备复合支架材料，这符合仿生化设计细胞支架材料的理念。明胶微球在凝胶内部可均匀分布，能很好地将微球的药物缓释效果与水凝胶的可注射性结合起来，此外还能对水凝胶软材料填充增强。为了进一步赋予微球生物功能化，可以考虑将低分子肝素包埋在明胶微球中，得到肝素/明胶复合微球，旨在获得综合性能更为优异的软骨仿生支架材料。这里，肝素一方面能对软骨修复起到调节作用，另一方面可以稳定和活化细胞生长因子，为后续的细胞治疗打下基础。研究结果表明，1%肝素的加入对明胶微球的成球性能没有显著性影响，并且对于肝素的缓释效果较好。

将肝素与明胶微球填充至氧化硫酸软骨素与羧甲基壳聚糖水凝胶，获得可注射型复合水凝胶材料，填充量按照微球占总体系质量分数 1%、2%、3%、4%，分为四组，并对凝胶时间、溶胀性能、力学性能、降解稳定性、体外肝素释放等进行综合评价。明胶微球的填充量直接影响复合水凝胶的性能，其在水凝胶前驱体溶液中的分散以及与水凝胶高分子链之间的相互联结也是控制的关键。图 6-46

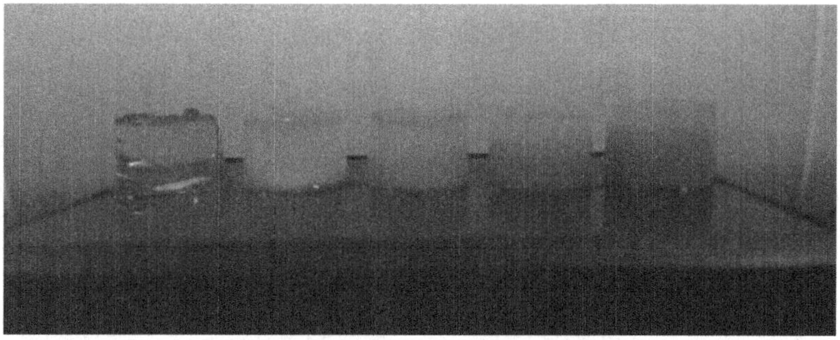

图 6-46　明胶微球填充水凝胶照片

从左至右微球含量分别为：0、1%、2%、3%和 4%

为微球填充水凝胶复合材料的照片。可以看出，随着明胶微球含量的增加，复合水凝胶体系颜色加深。从宏观上看，明胶微球在水凝胶内分散较为均匀。

图 6-47 是四种不同含量微球填充水凝胶的内部微观形貌。可以看到，明胶微球颗粒在多孔结构高分子片层中分布均匀，无明显团聚，证明了明胶微球在水凝胶中能较好地分布。微球含量较少时，凝胶网络主要由多聚糖连续相（即水凝胶基体）来决定，此时明胶微球为分散相，孤立分布或者和邻近的高聚物片层组成小集团。随着明胶微球含量逐渐增加，其在水凝胶基体上分布由稀疏变为密集，一并表现为连续相结构，这将对材料的力学及稳定性产生积极的作用。

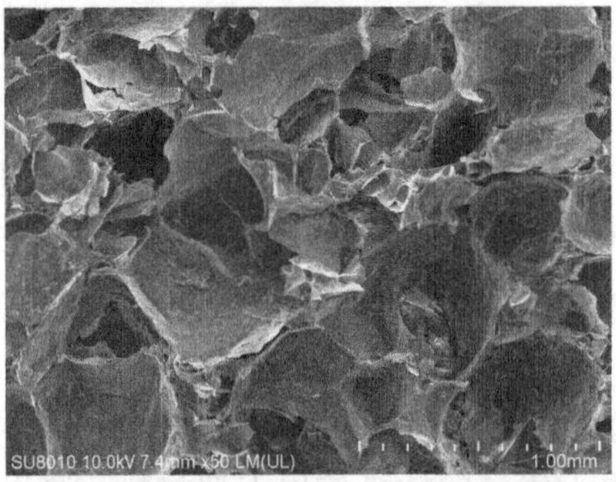

(a$_1$)

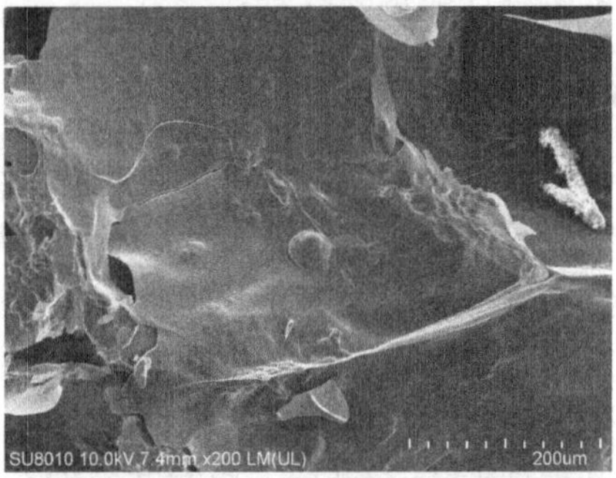

(a$_2$)

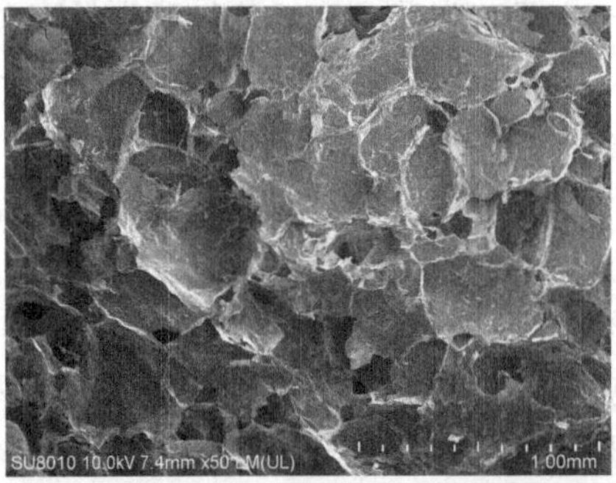

(b$_1$)

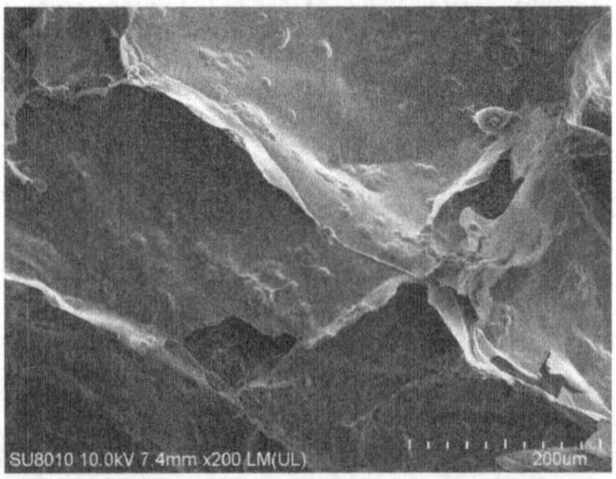

(b$_2$)

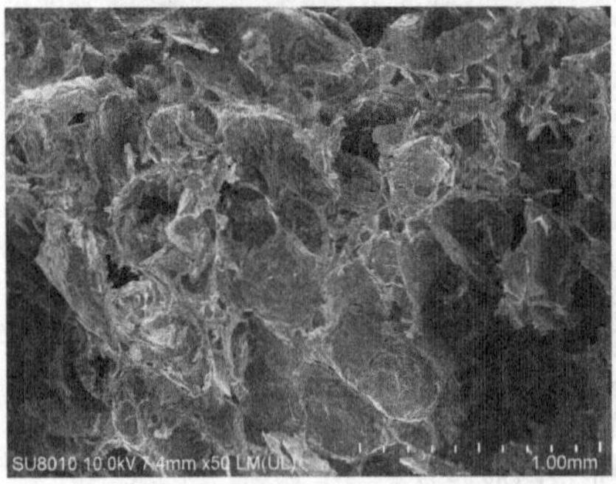

(c$_1$)

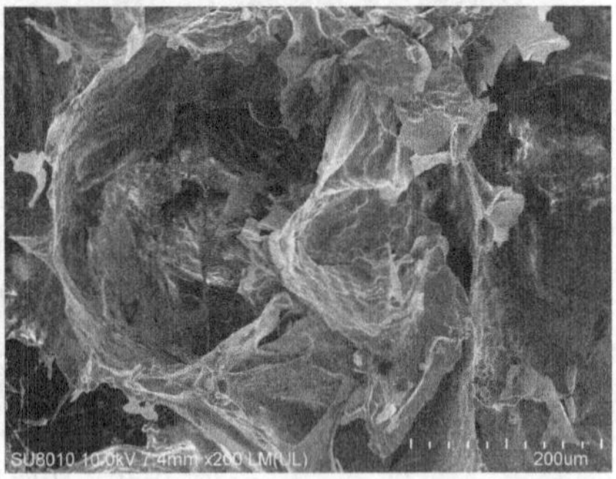

(c$_2$)

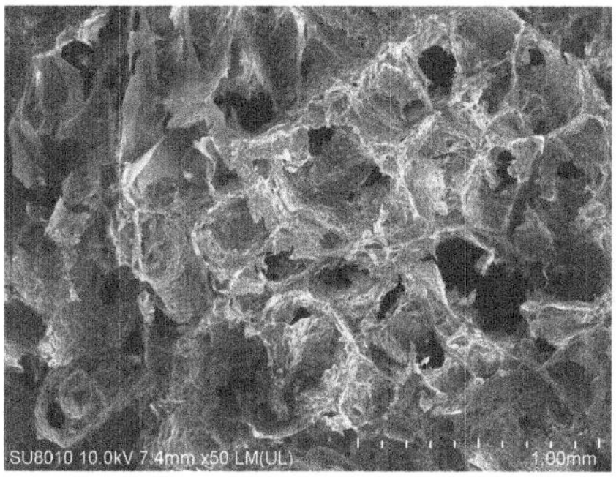

(d₁)

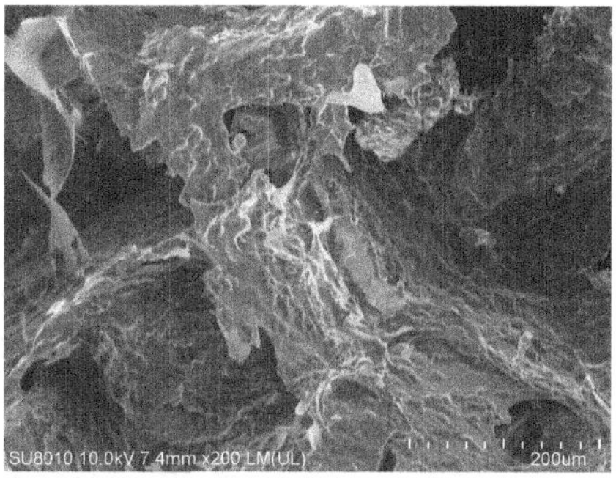

(d₂)

图 6-47　四组水凝胶内部结构 SEM 图

（a）、（b）、（c）、（d）分别代表水凝胶含 1%、2%、3%、4%微球

图 6-48 为明胶微球填充复合水凝胶的凝胶时间。结果所示，复合水凝胶的凝胶时间随着明胶微球含量的增加而减小，且差异明显。当微球含量达到 4%时，凝胶时间缩短到约 17s，注射可操作性降低。需要指出的是，在微球复合水凝胶中，明胶微球表面含有氨基，因此在水凝胶形成过程中能够参与交联过程，即成为化学交联点。另外，明胶微球具有亲水性及多孔结构，与黏度较高的羧甲基壳聚糖溶液充分混合后，会吸收羧甲基壳聚糖溶液中的部分水分，使得部分羧甲基壳聚糖分子黏附于明胶微球表面，而较大的微球比表面积同时也会增加羧甲基壳聚糖与氧化硫酸软骨素的接触概率。这些因素都加速了凝胶化过程，最终导致交联效率提高，凝胶时间缩短。图 6-49 为明胶微球填充水凝胶的理想交联示意图。

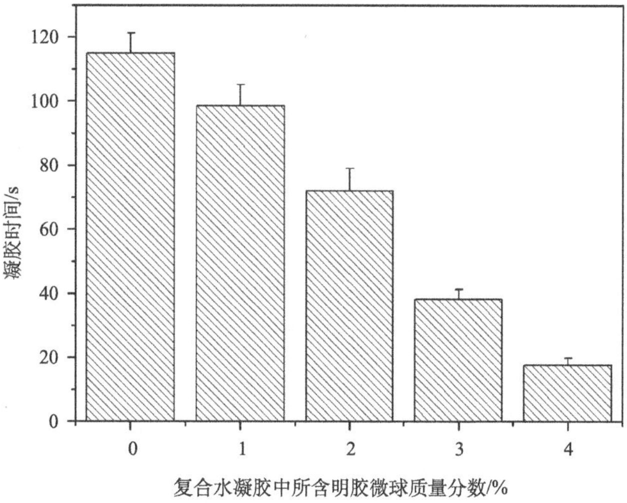

图 6-48　不同含量明胶微球填充复合水凝胶的凝胶时间

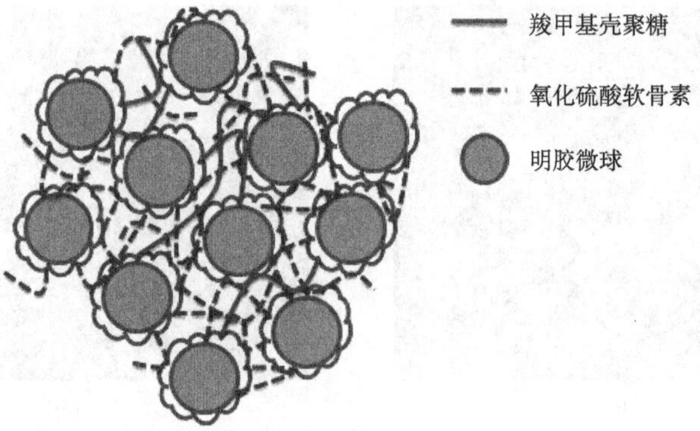

图 6-49　明胶微球填充羧甲基壳聚糖与氧化硫酸软骨素复合水凝胶的交联示意图

明胶微球的加入增加了水凝胶的平衡溶胀比，因为明胶微球本身具有亲水性，且为多孔疏松结构，所以会吸收凝胶内的部分水分。但是，微球的加入也会占据凝胶内的部分空间，微球加入的量越多，内部孔隙体积减小得也越多，吸水能力会有所降低。多种因素效果叠加，使得四种复合水凝胶的平衡溶胀比没有显著性的差异（图 6-50）。

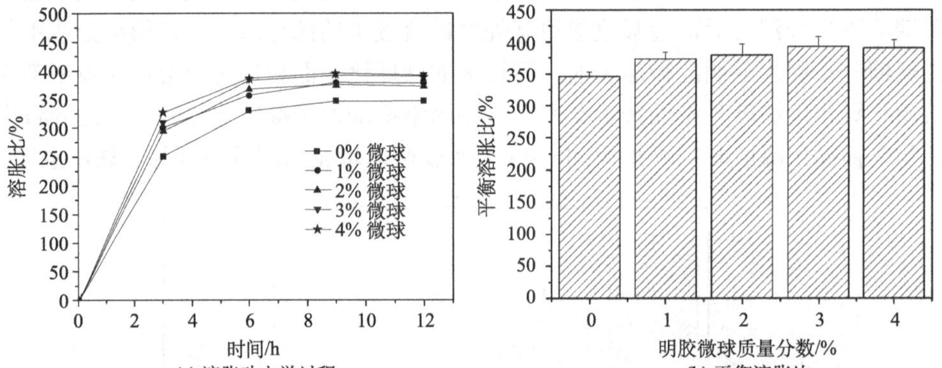

(a) 溶胀动力学过程　　(b) 平衡溶胀比

图 6-50　明胶微球填充复合水凝胶在 37℃模拟体液（PBS）中的溶胀

随着明胶微球含量的增加，水凝胶的压缩模量也显著性地增加。未加入明胶微球的空白水凝胶压缩模量约为 3.95kPa，加入 1%、2%、3%和 4%明胶微球的复合水凝胶压缩模量分别为 5.15kPa、7.95kPa、9.4kPa 和 10.8kPa（图 6-51）。根据复合材料经典理论，推测水凝胶内掺入微球，微球可均匀地分布在水凝胶内多孔结构壁上，微球的存在会阻碍高聚物分子的迁移；明胶微球与水凝胶界面在外界压力作用下，明胶微球会阻碍裂纹的继续扩展，整个体系吸收了更多的能量，从而提高韧性。

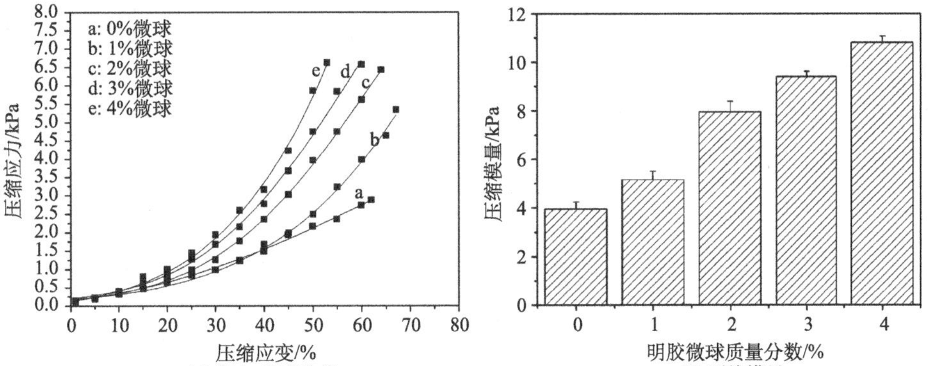

(a) 应力-应变曲线　　(b) 压缩模量

图 6-51　不同含量明胶微球填充复合水凝胶的性能

明胶微球的加入可以在一定程度上提高水凝胶的最大变形量，如图 6-52 所示。但是，随着明胶微球量的进一步增加，水凝胶的最大变形量会有所下降。我们的研究结果表明，当明胶微球含量达到 4%时，最大变形量明显降低，且低于 60%。随着外力不断施加，原本均匀分散的明胶微球逐渐聚集团聚，团聚的明胶微球积聚到体系裂纹处，加剧了裂纹的发生与扩展。

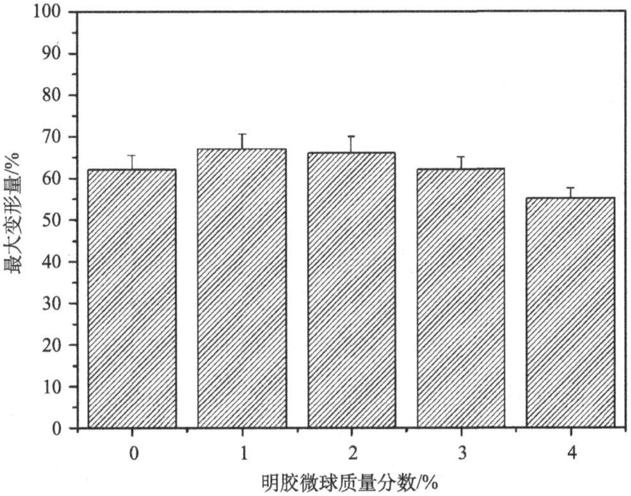

图 6-52　不同含量明胶微球填充复合水凝胶的最大压缩变形量

复合水凝胶在 37℃的 PBS 中的降解如图 6-53 所示。总体而言，明胶微球的加入可以增加水凝胶的稳定性、延长其体外失重时间。根据实验结果，空白水凝胶（无微球填充）降解最快，5 天后质量开始明显下降，9 天后剩余质量约占初始质量的 80%。从图 6-53 中可以看到，加入 1%明胶微球的水凝胶 9 天后出现明显下降，14 天后降至 73%，水凝胶大体形貌变成软体状，稍加晃动凝胶体系瓦解。2%、3%、4%三组微球复合水凝胶在前 9 天降解趋势没有明显差异，14 天后水凝胶质量出现明显降低，其中 2%明胶微球复合水凝胶 18 天后大体变软，而 3%和 4%两组复合水凝胶可以稳定存在 21 天以上。

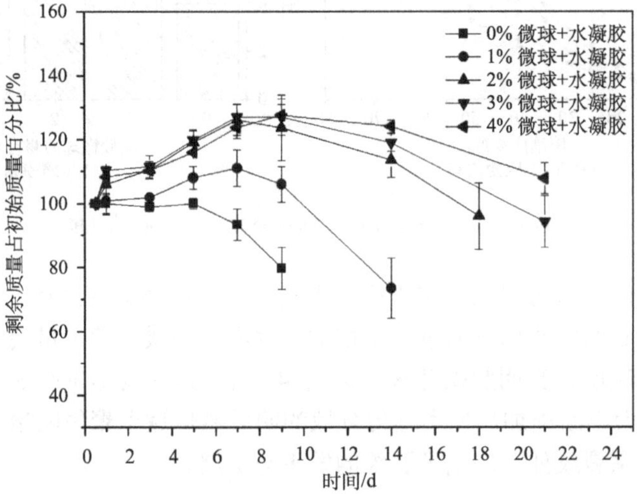

图 6-53　不同含量微球填充复合水凝胶体外降解曲线

图 6-54 是微球复合水凝胶在 PBS 中降解 7 天后的内部微观结构。可以看出，冻干水凝胶多孔壁上仍有大量微球存在，并且沉积了大量 PBS 盐结晶，部分微球被盐结晶覆盖，说明溶剂能通过渗透作用进入复合水凝胶内部，并对材料进行降解。降解后的水凝胶多孔结构发生显著性变化，这是由于降解使高分子从体系中释放，同时，部分明胶微球也会从基体脱落而游离到水凝胶外部。

图 6-55 所示，是四组复合水凝胶（分别加入质量分数 1%、2%、3%、4%载肝素与明胶微球）在 37℃的 PBS 中的肝素释放曲线。由前文明胶微球的体外释放结果可知，明胶微球在最初 3h 能释放约 29%的肝素，5 天后释放 90%。随着微球与水凝胶的结合，负载的肝素突释现象得到了明显的改善：四组复合水凝胶在最初 3h 内的释放量都低于 5%，并且，随着明胶微球含量的增加，肝素的释放速率逐渐放缓，即微球含量的增加可以增加复合水凝胶中肝素的释放时间。未掺入水凝胶前，明胶微球 7 天后肝素释放量达到 95%，而含有 3%明胶微球复合水凝胶到第 13d 才释放 95.8%，释放时间几乎延长一倍。我们推测，可能是明胶微球具有吸水性，加入羧甲基壳聚糖溶液后，吸收了该前驱体溶液中的部分水分，即间

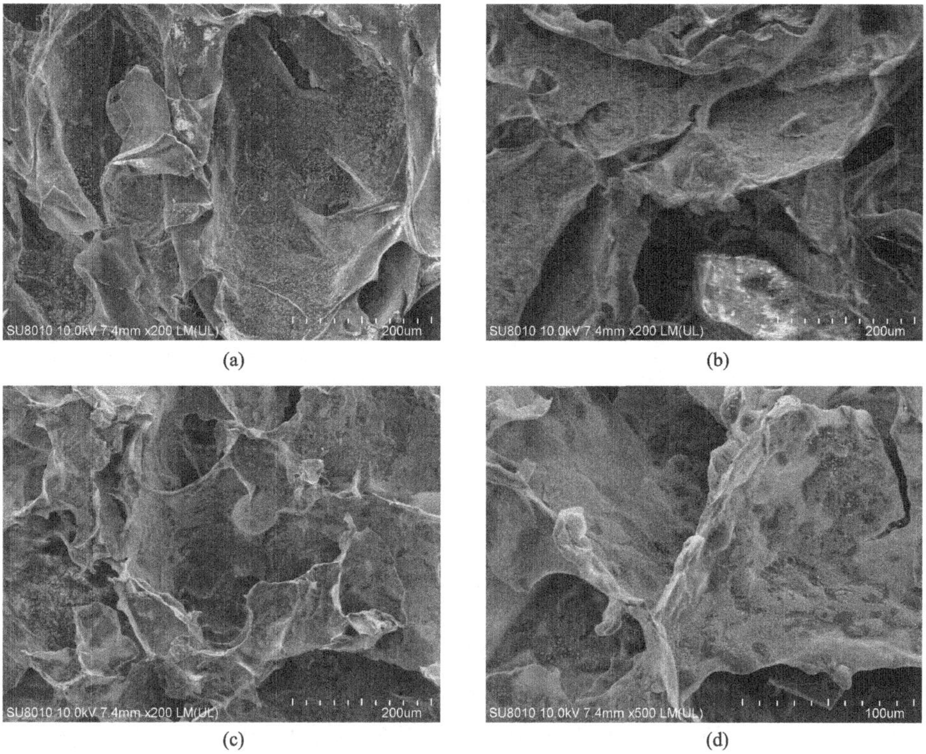

图 6-54　复合水凝胶在 PBS 模拟体液中降解 7 天后 SEM 图

（a）、（b）、（c）、（d）分别代表水凝胶含 1%、2%、3%、4%微球

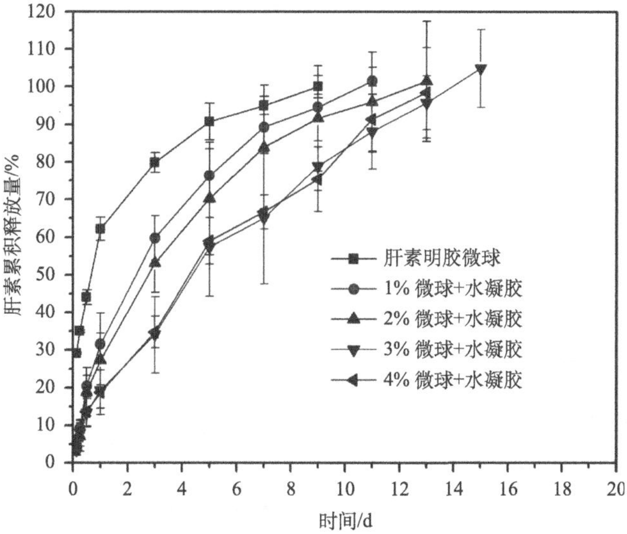

图 6-55　不同含量微球填充复合水凝胶的肝素体外释放

接增加了前驱体的浓度，同时导致羧甲基壳聚糖分子包覆在微球表面，阻碍了肝素从微球中释放。

总之，明胶微球的加入对复合水凝胶的凝胶时间、降解稳定性、力学性能影响较大。明胶微球能够均匀地分布在水凝胶内部，微球的加入明显缩短了水凝胶的凝胶时间，并提升了水凝胶的力学性能，但是，过多的微球加入会降低水凝胶的最大压缩形变量。此外，微球在水凝胶包覆后可以显著减缓肝素的释放速率，延长肝素累积释放时间。综合来看，填充量为3%明胶微球复合水凝胶性能更佳，可以作为一种注射型仿生支架用于软骨修复。

6.5　氧化纤维素的应用

纤维素及其衍生物具有良好的生物相容性、生物可降解性、高保水性、高强度和良好的机械韧性等，在人工皮肤、人工血管、组织工程支架以及治疗皮肤损伤方面具有广泛的用途。近年来，纤维素已与壳聚糖被广泛应用于创口敷料的制备中。利用席夫碱共轭反应交联技术，可以获得一种基于纤维素和壳聚糖的新型水凝胶敷料。例如，羧甲基纤维素（CMC）和羧甲基壳聚糖（CMCS）都是水溶性多聚糖衍生物，具有良好的生物相容性。由于羧甲基纤维素和羧甲基壳聚糖分子中无细胞结合的位点，因此制备出的敷料不会与创口发生粘连，而席夫碱反应未采用有毒的化学交联剂，对细胞无毒无刺激。制备席夫碱水凝胶之前先要对羧甲基纤维素进行改性，利用高碘酸钠的强氧化性将羧甲基纤维素分子链上的羧基氧化成醛基，从而得到氧化羧甲基纤维素（OCMC），反应过程如图 6-56 所示。

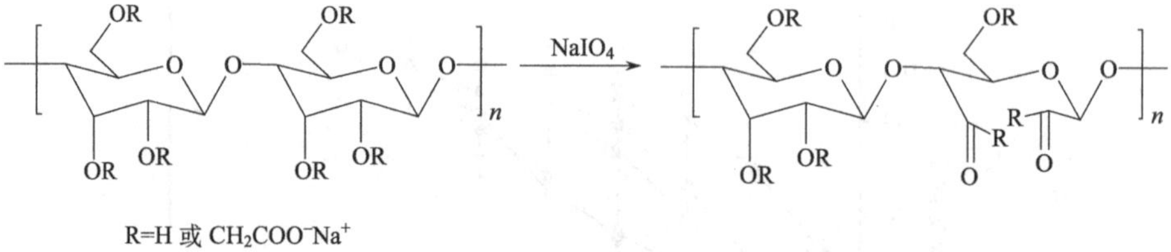

图 6-56　CMC 氧化反应示意图

6.5.1　纤维素/壳聚糖水凝胶

利用 OCMC 分子链上的醛基和 CMCS 分子链上的氨基之间的希夫碱反应制备水凝胶。当两种溶液混合时，OCMC 分子链上的醛基与 CMCS 上的氨基会发生席夫碱反应，脱去一个 H_2O 分子成为 C═N 双键，形成三维网络结构而成为凝胶。不同参数制备的空白 OCMC/CMCS 水凝胶样品宏观图如图 6-57 所示，不同参数下制备的水凝胶成胶性良好，且均呈无色透明状，说明制备参数对水凝胶的颜色和透明度没有影响。

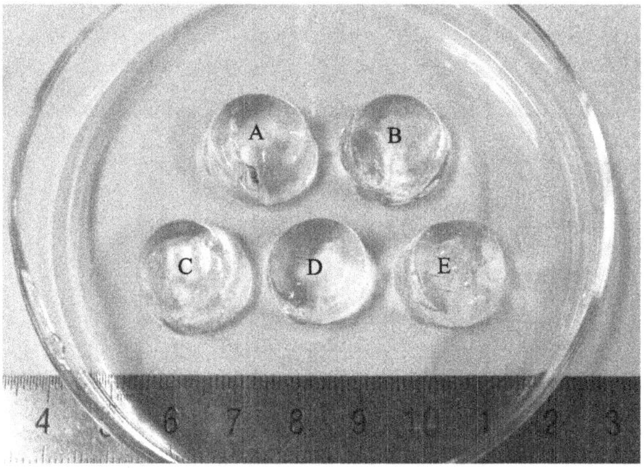

图 6-57　不同参数制备的水凝胶

ABCDE 分别对应表 6-1 中实验编号；A. *V*（2%OCMC）∶*V*（4%CMCS）=1∶2；
B. *V*（4%OCMC）∶*V*（4%CMCS）=1∶1；C. *V*（4%OCMC）∶*V*（4%CMCS）=1∶2；
D. *V*（4%OCMC）∶*V*（4%CMCS）=1∶3；E. *V*（6%OCMC）∶*V*（4%CMCS）=1∶2

不同参数下制备的水凝胶的凝胶时间如表 6-1 所示。可见，这几种参数下水凝胶的凝胶时间差距不大，均为 30~40s 左右。需要说明的是，这是在室温下的凝胶时间，当温度发生变化时，凝胶时间将发生一定的变化。温度高时凝胶时间略有缩短，温度低时凝胶时间略有增加。

表 6-1　不同参数制备的水凝胶的凝胶时间

实验编号	OCMC 质量浓度/%	CMCS 质量浓度/%	混合体积比	凝胶时间/s
A	2	4	1∶2	40±5
B	4	4	1∶1	36±5
C	4	4	1∶2	33±5
D	4	4	1∶3	34±5
E	6	4	1∶2	34±5

干态水凝胶的内部结构 SEM 图如图 6-58 所示。由 SEM 图可明显观察到，冷冻干燥后的水凝胶为连通多孔海绵状结构，此多孔结构是多聚糖水凝胶在冻干后的典型结构。水凝胶的内部结构均为均匀致密的连通孔隙，44-12 参数下制备的水凝胶孔隙直径为 200~300μm；而在 64-12 制备参数下，孔隙直径为 300~400μm，说明水凝胶的交联度和浓度会对水凝胶微观形貌产生明显影响。

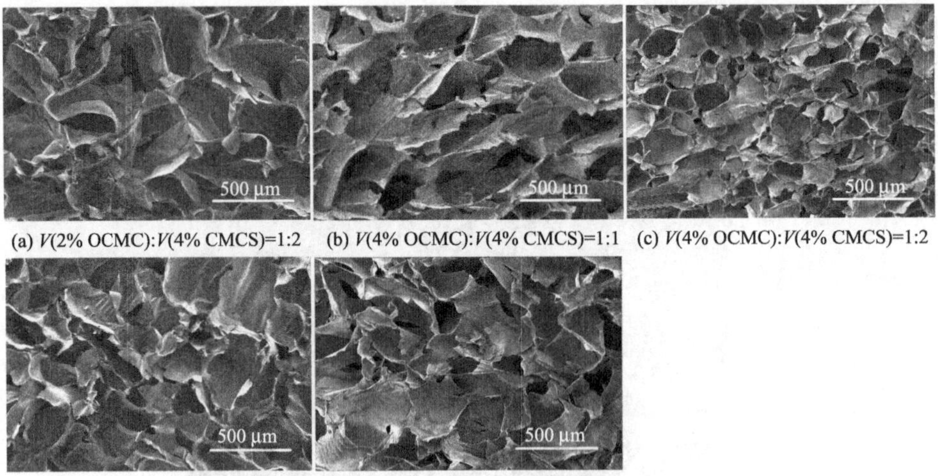

(a) V(2% OCMC):V(4% CMCS)=1:2　(b) V(4% OCMC):V(4% CMCS)=1:1　(c) V(4% OCMC):V(4% CMCS)=1:2

(d) V(4% OCMC):V(4% CMCS)=1:3　(e) V(6% OCMC):V(4% CMCS)=1:2

图 6-58　不同参数制备的水凝胶 SEM 图

（a）~（e）分别对应表 6-1 中的实验编号

水凝胶的力学性能是考量水凝胶综合性能的一项重要指标。一般来说，天然高分子制备的水凝胶力学性能比合成高分子制备的水凝胶低，但具有更好的生物相容性。因为 CMCS 溶液黏稠，而 OCMC 溶液流动性强，因此固定 CMCS 溶液浓度为较高浓度（质量浓度 4%）使用，以提高水凝胶的力学性能和结构稳定性。经预实验证明，在其他制备参数不变的情况下，CMCS 溶液的浓度越高，制备出的水凝胶力学性能越高，且结构更稳定。对水凝胶进行了压缩研究，压缩前后的对比图如图 6-59 所示。

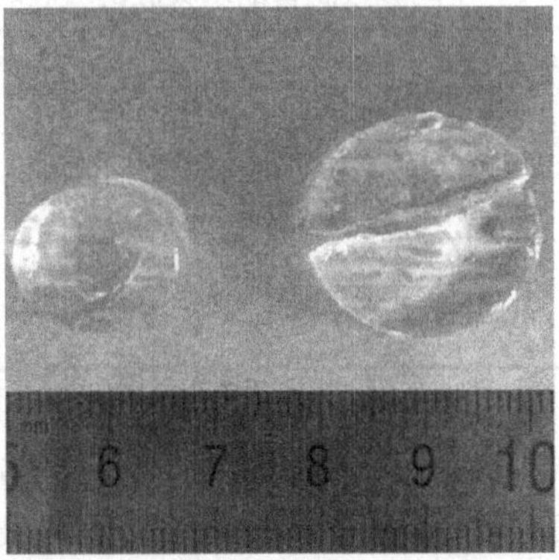

图 6-59　水凝胶力学测试前后对比图

由于水凝胶的弹性大，随着形变的增加其模量呈抛物线状增长，因此其应力-应变曲线的线性部分较短，若采用线性部分的模量作为表征，则不能很确切地反映其性能。故本实验采用既定应变下的切线模量的对比来表征水凝胶压缩力学性能与制备参数的关系，具体如图 6-60 所示。简化制备参数的表示方法，24-12：2%（质量浓度）OCMC 与 4%（质量浓度）CMCS 以体积比 1∶2 均匀混合制备的水凝胶；44-11：4%（质量浓度）OCMC 与 4%（质量浓度）CMCS 以体积比 1∶1 均匀混合制备的水凝胶；44-12：4%（质量浓度）OCMC 与 4%（质量浓度）CMCS 以体积比 1∶2 均匀混合制备的水凝胶；44-13：4%（质量浓度）OCMC 与 4%（质量浓度）CMCS 以体积比 1∶3 均匀混合制备的水凝胶；64-12：6%（质量浓度）

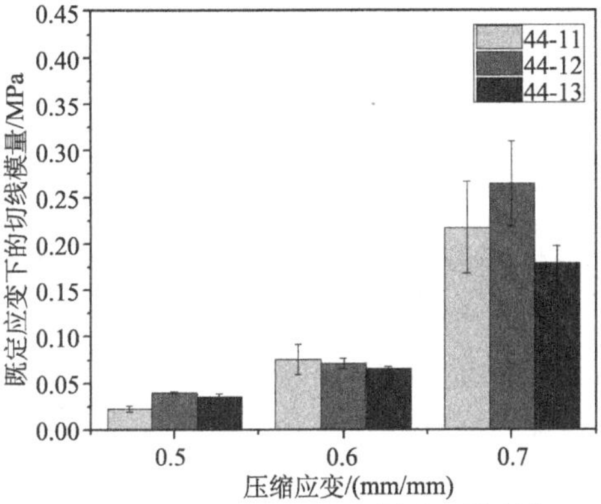

(a) OCMC和CMCS浓度相同而体积比不同的三种水凝胶的对比

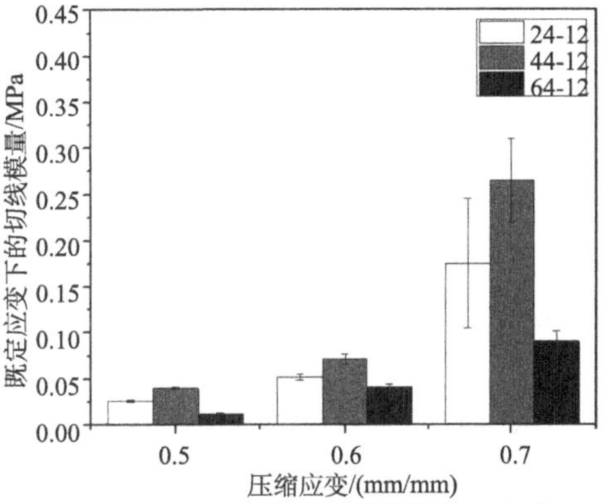

(b) OCMC和CMCS体积比相同而浓度不同的三种水凝胶的对比

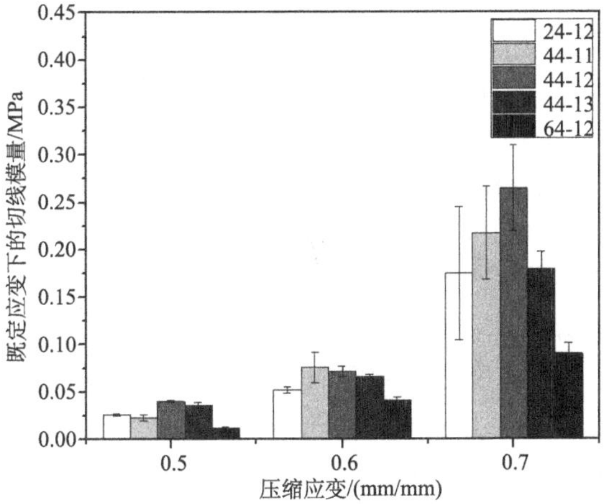

(c) 总对比图

图 6-60　不同参数制备的水凝胶压缩力学性能对比图

24-12: V（2%OCMC）∶V（4%CMCS）=1∶2；44-11: V（4%OCMC）∶V（4%CMCS）= 1∶1；44-12: V（4%OCMC）∶V（4%CMCS）=1∶2；44-13: V（4%OCMC）:V（4%CMCS）=1∶3；64-12: V（6%OCMC）∶V（4%CMCS）=1∶2

OCMC 与 4%（质量浓度）CMCS 以体积比 1∶2 均匀混合制备的水凝胶。由压缩力学测试图可知：当 OCMC 溶液和 CMCS 溶液浓度确定（均为 4%（质量浓度）），而混合体积比分别为 1∶1、1∶2、1∶3 时：在应变较小（ε=0.5，ε=0.6）时，水凝胶的力学性能没有明显差别，ε=0.6 时各水凝胶的切线模量均为 70 kPa 左右；而应变较大（ε=0.7）时，不同参数水凝胶的力学性能优劣明显体现出来，44-11 水凝胶的切线模量约 218 kPa，44-12 水凝胶的切线模量约 265 kPa，44-13 水凝胶的切线模量约 180 kPa。因此可认为：这三组水凝胶的力学性能 44-12 优于 44-13 优于 44-11。这是由于在 44-12 参数下，OCMC 中醛基的量与 CMCS 中氨基的量最为接近，使得水凝胶的交联更加充分，从而增强了压缩力学性能。

当 OCMC 溶液和 CMCS 溶液的混合体积比确定（均为 1∶2），而 OCMC 溶液质量浓度改变（分别为 2%、4%、6%）时，不同参数制备的水凝胶在各应变下（ε=0.5，ε=0.6，ε=0.7）力学性能均有明显差别，OCMC 的浓度为 4%时所制得的水凝胶力学性能明显优于其他浓度下制备的水凝胶。64-12 水凝胶的力学性能较差，在 ε=0.7 时其切线模量也只有 90kPa，24-12 水凝胶较好一些，在 ε=0.7 时其切线模量达到 175kPa，而 44-12 水凝胶力学性能最优，在 ε=0.7 时其切线模量可达 265kPa。因此可认为所得水凝胶的力学性能为 44-12 优于 24-12 优于 64-12。同样地，由于在 44-12 参数下，OCMC 中醛基的量与 CMCS 中氨基的量最为接近，使得水凝胶的交联更加充分，从而增强了压缩力学性能。综合来看，即为以参数 44-12 制备的水凝胶力学性能最优。

水凝胶溶胀度是考量水凝胶的另一项重要性能指标，它对于水凝胶的力学性能、吸水性能、细胞生长以及药物释放的速率都有一定的影响。适宜的溶胀度有利于物质的交换及促进组织的成长。各参数制备的水凝胶在 24h 内的溶胀情况如图 6-61 所示。由溶胀曲线可知：各参数制备的水凝胶均在前 6h 尤其是第 1h 内迅速吸水溶胀，在 12~18h 后基本达到溶胀平衡。当 OCMC 溶液和 CMCS 溶液浓度确定（均为 4%），而混合体积比分别为 1∶1、1∶2、1∶3 时：水凝胶的溶胀性能差距不大，在溶胀后 1h，44-13 溶胀度达到约 3000%，即含水量高达 96.8%，而 44-11 和 44-12 的溶胀度达到约 3400%，即含水量高达 97.4%。溶胀 1~6h 期间，水凝胶的溶胀度不断增长，但增长幅度减缓。溶胀 12~18h，水凝胶基本达到溶胀平衡。此时，44-11 的溶胀度达到 4000%，即含水量达到 97.6%，44-12 和 44-13 的溶胀度达到 4300%，即含水量达到 97.9%。

当 OCMC 溶液和 CMCS 溶液的混合体积比确定（均为 1∶2），而 OCMC 溶液浓度分别为 2%、4%、6%时：水凝胶的溶胀性能趋势相似，而溶胀比有一定的差距。64-12 的溶胀比最小，在溶胀 1h 后溶胀比达到 2800%，即含水量达到 96.4%，溶胀 1~6h 期间，水凝胶的溶胀比不断增长，但增长幅度减缓，12h 后溶胀平衡，溶胀比达到 3600%，即含水量达到 97.3%。44-12 初期的溶胀比较高，溶胀 1h 后溶胀比达到约 3400%，即含水量高达 97.4%，溶胀 1~6h 期间，水凝胶的溶胀比不断增长，但增长幅度减缓，18h 后溶胀平衡，溶胀比达到 4300%，即含水量达到 97.9%。24-12 水凝胶溶胀 1h 后溶胀比达 3200%，溶胀 1~6h 期间，水凝胶的溶胀比不断增长，但增长幅度减缓，12h 后溶胀平衡，溶胀比达到 4700%。

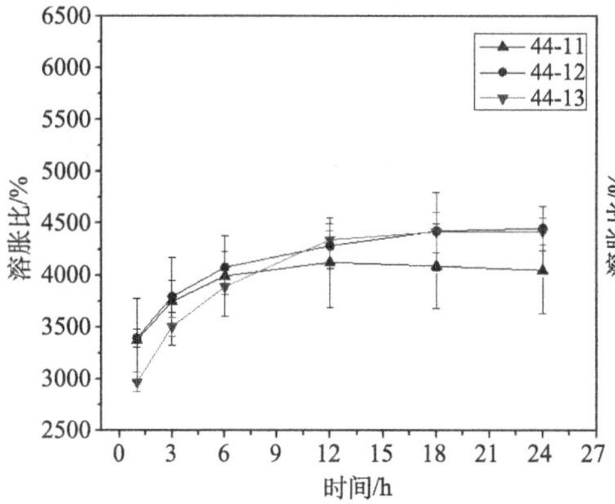

(a)OCMC和CMCS浓度相同而体积比不同的三种水凝胶的对比

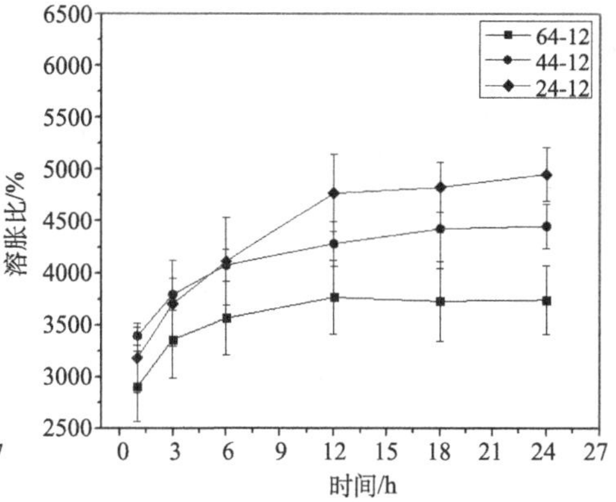

(b) OCMC和CMCS体积比相同而浓度不同的三种水凝胶的对比

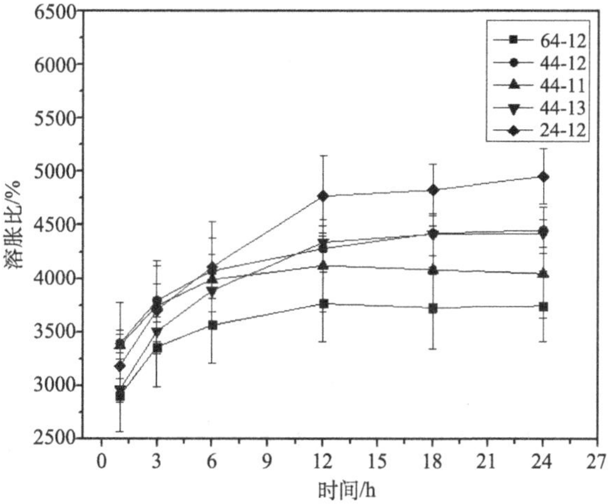

(c) 总对比图

图 6-61　水凝胶溶胀曲线

24-12：V(2%OCMC)：V(4%CMCS)=1：2; 44-11：V(4%OCMC)：V(4%CMCS)= 1：1; 44-12：V(4%OCMC)：V（4%CMCS）=1：2; 44-13：V（4%OCMC）：V（4%CMCS）=1：3; 64-12：V（6%OCMC）：V（4%CMCS）=1：2

综合来看，各参数制备的水凝胶的溶胀性能都较好，溶胀平衡时含水量均可达 97%以上。其中 24-12 的平衡溶胀比最高，64-12 的平衡溶胀比最低，而 44 系列的水凝胶平衡溶胀比居中。与两种溶液的混合体积比相比，制备水凝胶的OCMC溶液浓度对水凝胶的溶胀性能影响更大。这可能是由于低浓度OCMC溶液制备出的水凝胶结构较疏松、交联度较低，因此具备高的溶胀比。44-12水凝胶溶胀后的水凝胶SEM图如图6-62所示。从图中可以看出，随着溶胀的进行，水凝胶内部孔隙略有增大，其三维多孔连通结构并未破坏。即在溶胀过程中，水凝胶吸收大量的水分但仍能保持结构的稳定。

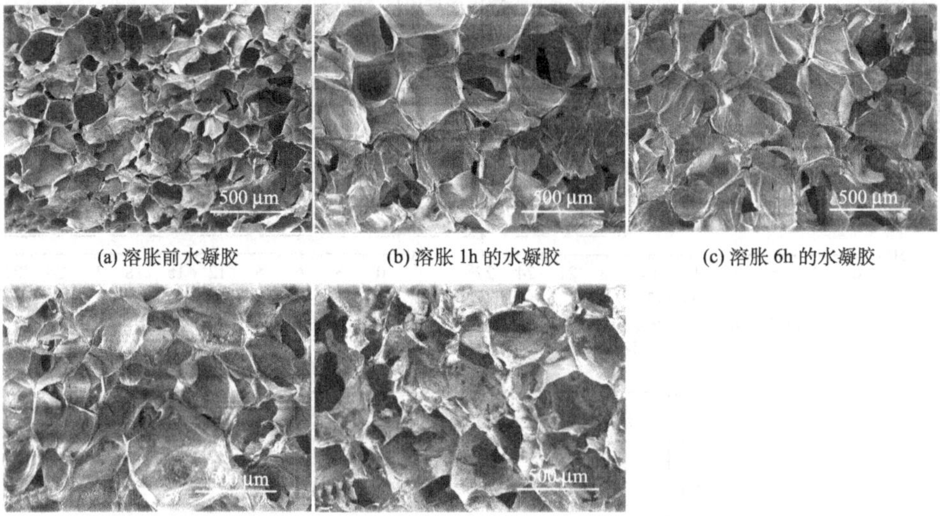

(a) 溶胀前水凝胶　(b) 溶胀 1h 的水凝胶　(c) 溶胀 6h 的水凝胶

(d) 溶胀 12h 的水凝胶　(e) 溶胀 24h 的水凝胶

图 6-62　44-12 水凝胶溶胀后 SEM 图

44-12: 4%OCMC 溶液与 4%CMCS 溶液以体积比 1∶2 均匀混合制备的水凝胶

44-12水凝胶溶胀后的力学性能如图6-63所示。由溶胀后的力学性能图可以看出，当 ε=0.5 时，各溶胀后时间点的水凝胶切线模量差距不大，未溶胀时约40kPa，溶胀后约25kPa；当 ε=0.6 时，未溶胀时切线模量约71kPa，溶胀后1h、3h约45kPa，而溶胀后6h时约63kPa，反而比1h、3h时要高，考虑是测量误差造成的，溶胀后18h约35kPa，因此整体来说随着溶胀时间增加，模量仍呈下降趋势；当 ε=0.7 时，未溶胀时切线模量约265kPa，溶胀后1h约196kPa，溶胀后3h约169kPa，溶胀后6h约146kPa，溶胀后18h约122kPa，明显呈下降趋势。综上所述，随着溶胀过程的进行，水凝胶的力学性能呈下降趋势，但仍能保持千帕级的模量，即水凝胶在溶胀过程中具有一定的保持其结构和性能的能力，满足敷料使用要求。

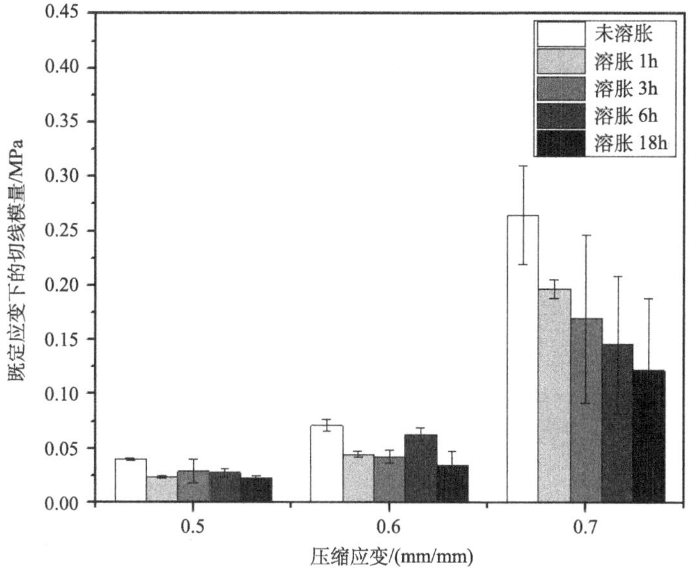

图 6-63　水凝胶溶胀后的力学性能（水凝胶参数为 V（4%OCMC）∶V（4%CMCS）=1∶2）

水凝胶的降解性能对其应用同样有着重要影响。若降解过快，包埋于水凝胶的生长因子、药物等将会较快地扩散流失，达不到局部作用的功效；若降解过慢，则不利于包埋物质的释放。各参数制备的水凝胶的降解性能如图 6-64 所示。由图可知，24-12 降解时大量吸水，导致水凝胶迅速溶胀，破坏了原有的三维网络结构，因此降解伊始水凝胶的质量比增长快，而 4 天后水凝胶结构破坏严重，质量比下降较快，7 天后完全降解。除 24-12 外，其他几种参数制备的水凝胶降解趋势相似：降解初期水凝胶吸水溶胀，质量比迅速增长；紧接着由于吸入大量水分，水凝胶的三维网络结构遭到破坏，水凝胶所含的部分水被释放，同时水凝胶外缘可能有部分小碎块从主体剥落或降解，因此质量比有所下降；第三阶段，水凝胶一边吸水溶胀一边降解，直至降解完全，质量比先缓慢增长再逐步下降。降解曲线给出了各参数水凝胶 2 周内的降解情况。而实际上，64-12、44-12 这两类水凝胶的降解可持续一个月左右， 44-11、44-13 则可持续 2 周左右，24-12 则 1 周左右即降解完毕。这是由于 64-12 和 44-12 的交联度较其他参数制备的水凝胶高，结构也更稳定。而 24-12 的交联度较低，因此溶胀度高而降解快。综合来看，即以参数 44-12 制备的水凝胶降解性能最合适。

降解后的 44-12 水凝胶 SEM 图见图 6-65。从图中可以看出，降解前水凝胶的孔隙均匀致密，孔隙直径为 300~400μm。降解 7 天后水凝胶有部分降解，结构变得不均匀，孔隙变大，孔壁变薄，部分孔隙塌陷或消失。降解 14 天后，随着降解的进行，内部交联键进一步断裂，孔壁变薄、蜷缩，孔隙变少且非常不均匀。由

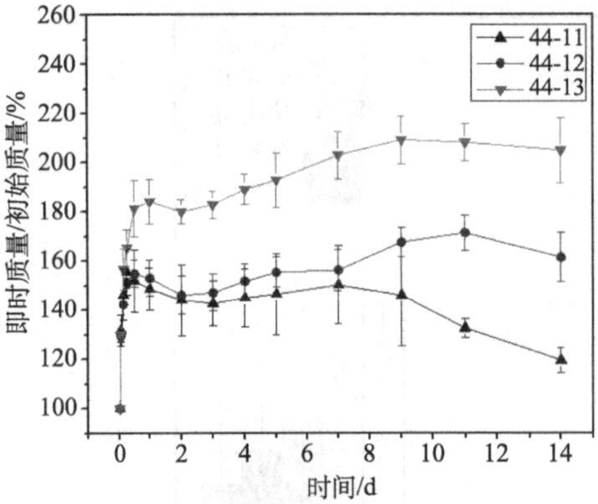

(a) OCMC和CMCS浓度相同而体积比不同的三种水凝胶的对比

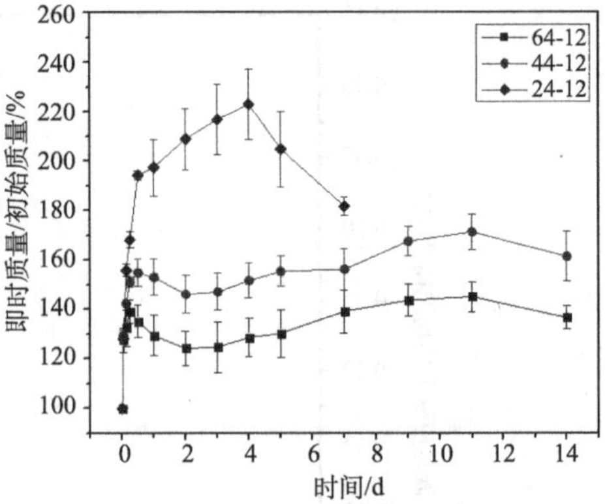

(a) OCMC和CMCS体积比相同而浓度不同的三种水凝胶的对比

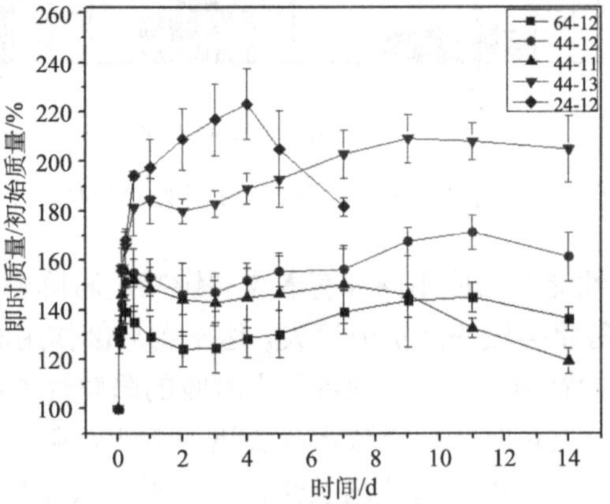

(c) 总对比图

图 6-64 水凝胶降解曲线

24-12：V(2%OCMC)：V(4%CMCS)=1：2；44-11：V(4%OCMC)：V(4%CMCS)= 1：1；44-12：V(4%OCMC)：V（4%CMCS）=1：2；44-13：V（4%OCMC）：V（4%CMCS）=1：3；64-12：V（6%OCMC）：V（4%CMCS）=1：2

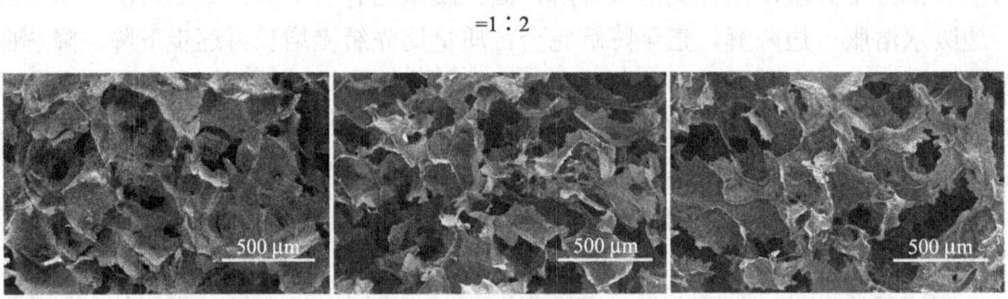

(a) 44-12 降解前 (b) 44-12 降解 7天 (c) 44-12 降解 14天

图 6-65 44-12 水凝胶降解前后的 SEM 对比图

44-12: 4%OCMC 溶液与 4%CMCS 溶液以体积比 1：2 均匀混合制备的水凝胶

力学、溶胀和降解实验三方面综合，44-12 参数制备的水凝胶力学性能最优，溶胀性能良好，降解性能适宜，因此选定此参数的水凝胶做后续实验。

为了提高水凝胶敷料的抗菌性，将盐酸四环素（TH）负载其中。包埋 TH 的水凝胶和空白水凝胶的对比图如图 6-66 所示，在水凝胶中加入 TH 后，由于 TH 呈黄色，故水凝胶也由原有的无色转变为黄色，但仍保留透明这一特性。

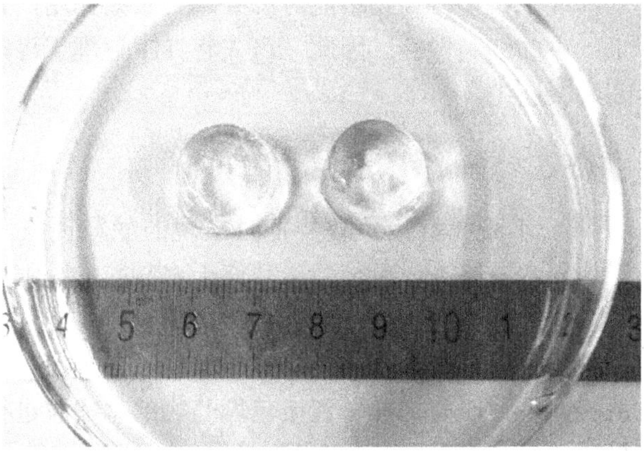

图 6-66　包埋 TH 的水凝胶（左）和空白水凝胶（右）

对 TH 从水凝胶的累积释放进行测试，结果如图 6-67 所示。由累积释放曲线可知，不同物料比的含 TH 水凝胶的药物累积释放量均达到 80%以上。释放 1h

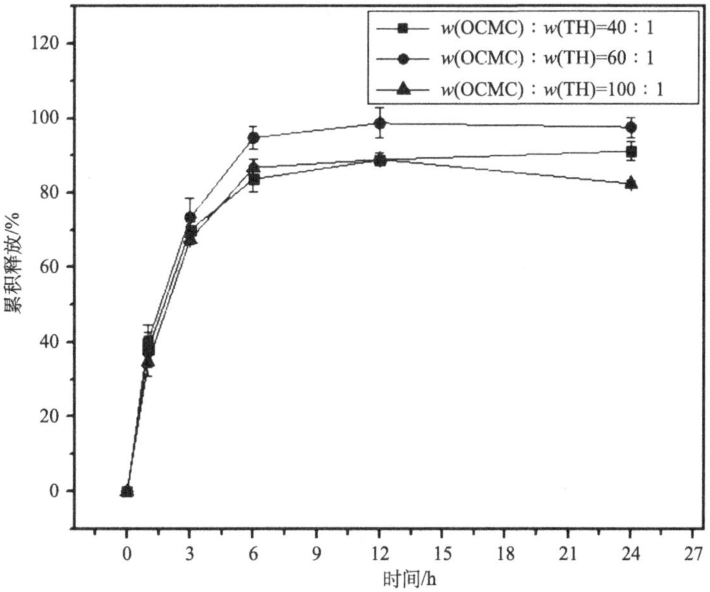

图 6-67　含 TH 水凝胶的累积释放曲线

内存在暴释现象，各组水凝胶的累积释放量均达 32%以上；3h 内各水凝胶的累积释放量均达到 70%左右；3~6h 内释放速率减缓，平均累积释放达到 83.7%~94.8%；6h 之后水凝胶释药缓慢，24h 内全部释放。各组水凝胶的累积释放量均未达到 100%，这可能是由于少量药物被锁在水凝胶网络中无法释放，待水凝胶降解时将随着降解一同释放出来。由药物释放结果可知，直接包埋 TH 的水凝胶在释药过程中存在一定的暴释现象，使得药物不能对患处起到长效作用，且可能由于药物浓度峰值过高带来一定的细胞毒性。因此，可先将 TH 包埋于可降解微球中，再将载药微球复合到水凝胶中。

6.5.2 微球复合水凝胶

通常微球可以降低水凝胶直接负载药物时出现的暴释现象，增强缓释的效果。同时，将微球加入水凝胶中，可使微球填充于水凝胶的孔隙以及孔隙壁上，对凝胶基体起到了增强作用，有望提高水凝胶的力学性能。这里将一种负载 TH 的 CMCS 微球添加于水凝胶中，与空白水凝胶的性能进行对比。此外，对复合水凝胶的缓释和抗菌能力进行研究，并与直接包埋药物的水凝胶进行对比。

加入不同量微球的复合水凝胶样品宏观图如 6-68 所示。在 CMCS 溶液中先行加入微球后，CMCS 溶液与 OCMC 溶液依然能正常凝胶，说明微球的加入并未影响凝胶的形成。可以看出，空白水凝胶呈无色透明凝胶状；当 1.5mL 水凝胶中加入 5mg 微球时，复合水凝胶呈微黄色凝胶状，透明度略有降低；当 1.5mL 水凝胶中加入 10mg 微球时，复合水凝胶呈黄色半透明凝胶状，透明度进一步降低；当 1.5mL 水凝胶中加入 20mg 微球时，复合水凝胶呈黄褐色半透明凝胶状。由于微球呈黄褐色，所以随着加入微球量的增加，所制备的复合水凝胶的颜色加深，透明度降低。

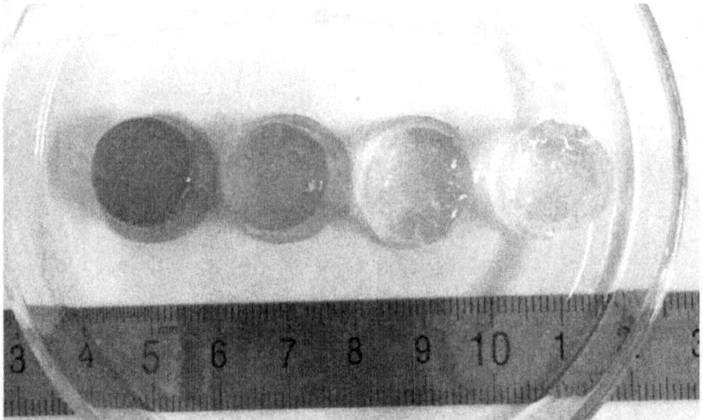

图 6-68 加入不同量微球后的复合水凝胶形态

每个水凝胶样品均为 1.5mL，从右至左依次为空白水凝胶、加入 5mg 微球的水凝胶、加入 10mg 微球的水凝胶和加入 20mg 微球的水凝胶复合水凝胶的凝胶时间见表 6-2。随着复合水凝胶中微球含量的增加，凝胶时间逐渐变短。当 1.5mL 水凝胶中加入 20mg 微球的时候，凝胶时间只有 20s 左右。若复合水凝胶中的微球含量继续增加，则凝胶时间过短，不利于混合操作，且混合后的凝胶非常不均匀。这是因为加入微球后溶液的流动性降低，而羧甲基微球表面可能仍有一部分氨基，混合时与氧化的羧甲基纤维素分子链上的醛基反应，增大反应面积，加快反应速率；同时微球又能对结构起固定作用，使混合操作变难。

表 6-2　不同参数制备的水凝胶的凝胶时间

实验编号	复合凝胶体积/mL	加入微球的量/mg	凝胶时间/s
A	1.5	5	30±3
B	1.5	10	27±3
C	1.5	15	24±3
D	1.5	20	20±3

通过扫描电镜观察复合水凝胶的内部结构，如图 6-69 所示。由复合微球 SEM 图可以看出，随着加入微球量的增加，复合水凝胶中可观察到的微球也越多。微球直接黏附于水凝胶孔壁上或半嵌入孔壁，仍保持原有的球状形貌。微球的加入并不改变水凝胶原有的连通多孔结构，微球加入较少时，水凝胶的孔隙仍为 300μm 左右，随着微球含量的增加，复合水凝胶的孔隙略有增大，约 400~500μm，说明微球的加入对水凝胶的结构产生了一定的影响。

同样，为了验证微球的添加对水凝胶力学增强效果，对两组样品进行了压缩研究。图 6-70 为加入不同量微球的复合水凝胶既定应变下的压缩切线模量。由图 6-70 可以看出，当 ε=0.6 时，空白水凝胶压缩切线模量约 71kPa；ε=0.7 时，其压缩切线模量约 265kPa。当 1.5mL 水凝胶中加入 5mg 微球，ε=0.6 时，压缩切线模量约 97kPa；ε=0.7 时，其压缩切线模量约 657kPa。当 1.5mL 水凝胶中加入 10mg 微球，ε=0.6 时，压缩切线模量约 124kPa；ε=0.7 时，其压缩切线模量约 975kPa。当 1.5mL 水凝胶中加入 15mg 微球，ε=0.6 时，压缩切线模量约 222kPa；ε=0.7 时，其压缩切线模量约 1290kPa。当 1.5mL 水凝胶中加入 20mg 微球，ε=0.6 时，压缩切线模量达 420kPa；ε=0.7 时，其压缩切线模量可达 1735kPa。即随着加入微球量的增加，复合水凝胶的切线模量也增加。且随着既定应变量的增加，不同微球含量复合水凝胶的切线模量间的差距更加明显。因此，理论上应该继续增加复合水凝胶中微球的含量，以获得力学性能更佳的水凝胶。然而，CMCS 溶液较黏稠，而微球吸水能力强，由于制备时需将微球加入到 CMCS 溶液中，如果加入的微球量过大，微球迅速吸水，加入微球 CMCS 溶液在较短时间内由液态转变为膏状，

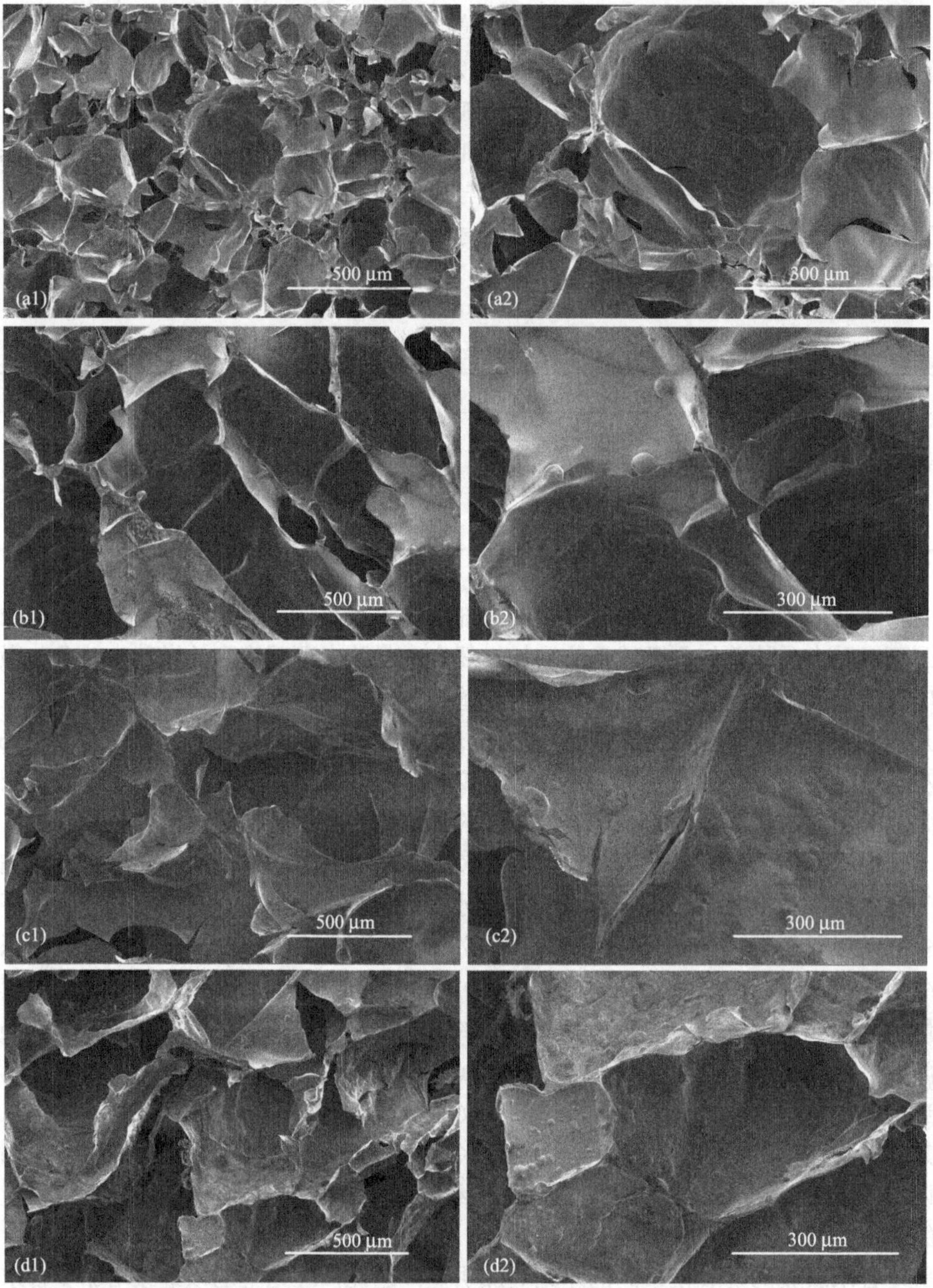

图 6-69　复合水凝胶 SEM 图

（a）~（d）分别为 1.5mL 水凝胶中加入 5mg、10mg、15mg、20mg 的微球；其中 1 为低倍数，2 为高倍数

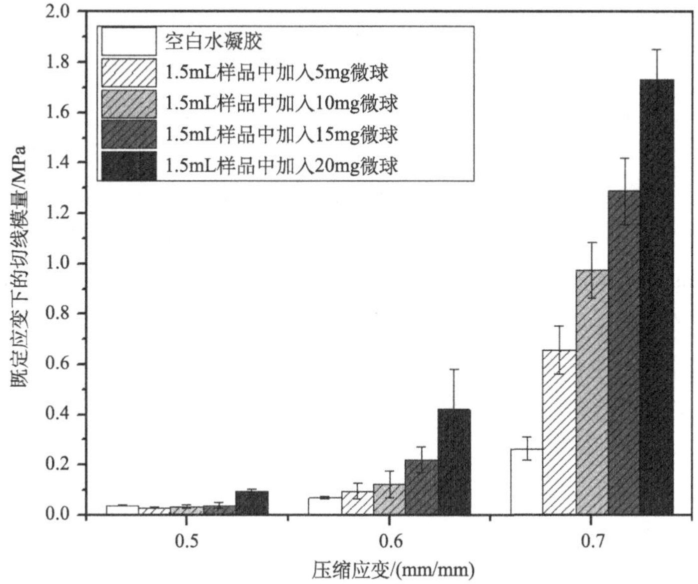

图 6-70　加入不同量微球的复合水凝胶压缩力学性能对比

之后与 OCMC 溶液的混合会非常不均匀；此外，前文已述，当 1.5mL 水凝胶中加入 20mg 微球的时候，复合水凝胶的凝胶时间只有 20s 左右，如果继续增加微球含量，则用以制备水凝胶的两种溶液的混合操作难以完成。

图 6-71 为复合水凝胶压缩前后的宏观图。可见，加入微球后的复合水凝胶压断后形貌由柱状形变为饼状，发生明显形变，并在边缘产生裂口。由于很多天然

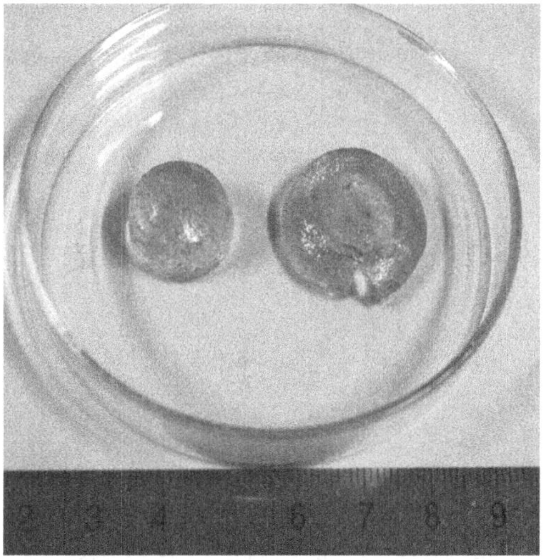

图 6-71　复合水凝胶压缩前后对比图

复合水凝胶参数为 1.5mL 水凝胶中加入 10mg 微球

组织模量为千帕级，例如人的鼻软骨模量为 234kPa 左右，牛关节软骨模量为 990kPa 左右等，故相应的生物材料的模量要求也为千帕级。因此上述复合水凝胶保持了较好的力学性能，作为敷料完全能满足创面修复使用要求。

图 6-72 为加入不同微球量的复合水凝胶的溶胀比及空白水凝胶的溶胀比。溶胀过程中，观察到有部分物理包埋在水凝胶中的微球会直接从水凝胶孔隙扩散到 PBS 溶液中。从图中可以看出，复合水凝胶中加入微球量较少时，即 1.5mL 水凝胶中加入 5mg 微球时，水凝胶的溶胀比比空白水凝胶的溶胀比大，平衡时溶胀比约 5700%。这是由于水凝胶基体吸水的同时，水凝胶中的微球也同时吸水，此时复合水凝胶的溶胀比比空白水凝胶大。当加入微球的量继续增大，达到 1.5mL 水凝胶中加入 10mg 微球的时候，复合水凝胶的溶胀比比空白水凝胶大，但与 1.5mL 水凝胶中加入 5mg 微球时相差不大，平衡溶胀是溶胀比约 5200%，在 12h 后水凝胶溶胀的同时已经在降解，可见当微球增加到一定量的时候，微球吸水溶胀，将水凝胶基体原有结构破坏，使水凝胶稳定性变差。1.5mL 水凝胶中加入 15mg 微球时，复合水凝胶与空白水凝胶在溶胀初期溶胀比相差不大，平衡溶胀比约 4400%，而 12h 后复合水凝胶同样边溶胀边降解，溶胀度有一定的回落。当复合水凝胶中加入微球的量达到 1.5mL 水凝胶中加入 20mg 微球的时候，复合水凝胶的溶胀比比空白水凝胶的溶胀比低，平衡溶胀比约 3800%，当溶胀时间达 12h 后，水凝胶溶胀的同时开始降解，稳定性比空白水凝胶差。可见，当微球加入量过高时，由于微球吸水能力强，微球将水凝胶基体的水吸收，而微球的吸水速率大于水凝胶吸收 PBS 溶液的速率，因此复合水凝胶整体的溶胀比下降。

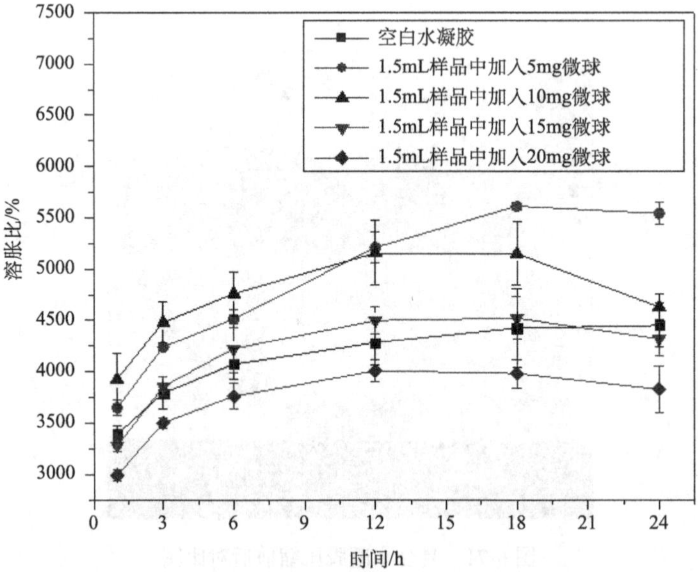

图 6-72　加入不同量微球的复合水凝胶的溶胀度

复合水凝胶溶胀后的 SEM 图如图 6-73 所示。图中圈出的部分为复合水凝胶中具有代表性的微球。从复合水凝胶的溶胀图可以看出，未溶胀时干燥后的水凝胶孔隙直径约 300~400μm，溶胀 1h 后约 500μm，溶胀 6h 后约 700μm，溶胀 12h 后约 800μm，溶胀 24h 后约 900μm。随着溶胀的进行，干燥后的水凝胶孔隙直径逐渐变大。同时，孔壁上和孔壁中的部分微球也吸水溶胀而直径增大，可以推测正是由于微球的加入对复合水凝胶溶胀后的形貌产生了一定的影响，干燥后的水凝胶孔隙增大。由于溶胀时伴随有一定的降解，因此有部分微球会随着扩散和降解释放到 PBS 中。复合水凝胶溶胀后表面水分难以擦净，在力学性能的测试中与压头之间的摩擦过小，易发生打滑现象，无法测得准确的水凝胶溶胀后的应力-应变曲线。据前文空白水凝胶溶胀后力学性能的研究可推断，复合水凝胶的力学性能随着溶胀的进行而逐步降低。

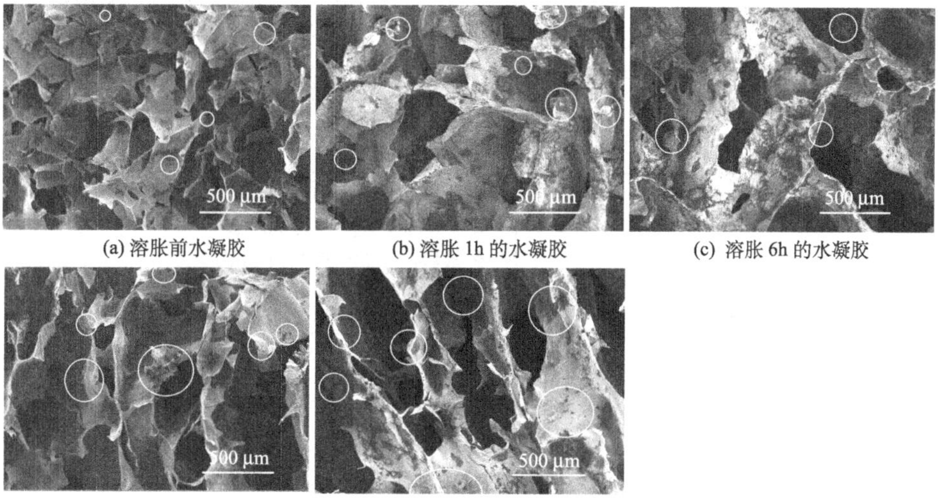

(a) 溶胀前水凝胶　(b) 溶胀 1h 的水凝胶　(c) 溶胀 6h 的水凝胶

(d) 溶胀 12h 的水凝胶　(e) 溶胀 24h 的水凝胶

图 6-73　复合水凝胶溶胀后 SEM 图

加入不同微球量的复合凝胶最长体外降解时间 6~10 天不等。比空白水凝胶的最长体外降解时间 17~36 天短得多。加入微球的复合水凝胶在降解过程中微球吸水溶胀，影响了水凝胶原有的结构，使水凝胶结构不稳定，降解时间变短。图 6-74 为不同微球含量的复合水凝胶材料及空白水凝胶在 6 天内的体外降解情况。从图中可以看出，当 1.5mL 水凝胶中加入 5mg 微球时，复合水凝胶降解初期吸水溶胀能力强，但微球的加入使得结构不稳定，故降解较快，12h 时质量比为 177.0%而 1 天时就降到 152.9%，2 天时降到 126.2%，此后一直下降直至 6 天后完全降解。当 1.5mL 水凝胶中加入 10mg 和 15mg 微球时，复合水凝胶前期溶胀均比空白凝胶高，12h 质量比分别达 167.3%和 162.3%，之后的降解也比空白水凝胶快，但比加入 5mg 微球的复合水凝胶慢，分别于 7 天和 10 天完全降解。当 1.5mL 水凝胶中加入 20mg 微球时，其溶胀较其他水凝胶慢，溶胀度也更低一些，但后期降解也是复合凝胶中最慢的，其完全降解需 11 天。因此可得出结论：空白水凝胶的降解明显比复合水凝胶缓慢，即空白水凝胶的结构较复合水凝胶稳定。而对于复合水凝胶来说，1.5mL 样品中加入 5mg 微球的复合水凝胶的降解速率大于加入 10mg 微球的复合水凝胶的降解速率，大于加入 15mg 微球的复合水凝胶的降解速率，大于加入 20mg 微球的复合水凝胶的降解速率。加入微球的量增大，降解速率反而降低。推测可能是由于加入 5mg 微球的复合水凝胶，降解一段时间后微球吸水溶胀，破坏了水凝胶原有的结构，使水凝胶结构不稳定，降解时间变短。而水凝胶中加入的微球增多后，虽然微球溶胀会破坏水凝胶的结构，但是猜测由于微球仍带有一部分氨基，它们不是单纯物理混合在水凝胶基体中，而是与 OCMC 上的醛基发生席夫碱反应，连接在水凝胶上，因此撑开水凝胶基体的同时，微球又能通过连接对基体的完整性产生积极作用。所以，加入微球的量增加时，复合水凝胶的降解速率反而下降。

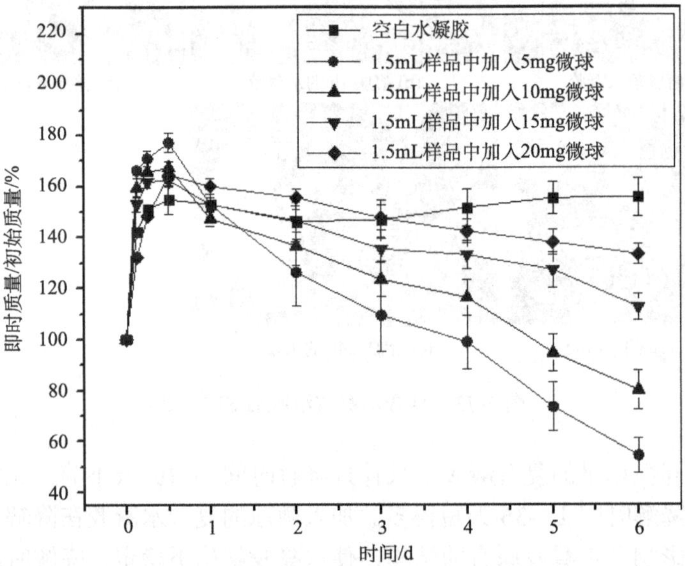

图 6-74　加入不同微球量的复合水凝胶的体外降解曲线

复合水凝胶降解后的 SEM 图如图 6-75 所示。复合水凝胶的降解状况和空白水凝胶类似，但降解速度更快一些。降解 5 天后复合水凝胶结构变得不均匀，孔隙变大，孔壁变薄，部分孔隙塌陷或消失。降解 10 天后，随着降解的进行，内部交联键进一步断裂，孔壁变薄、蜷缩，孔隙变少且非常不均匀，此时水凝胶接近完全降解。通常，水凝胶敷料的应用周期不超过 1 周，因此，复合水凝胶满足创口修复的临床应用要求。

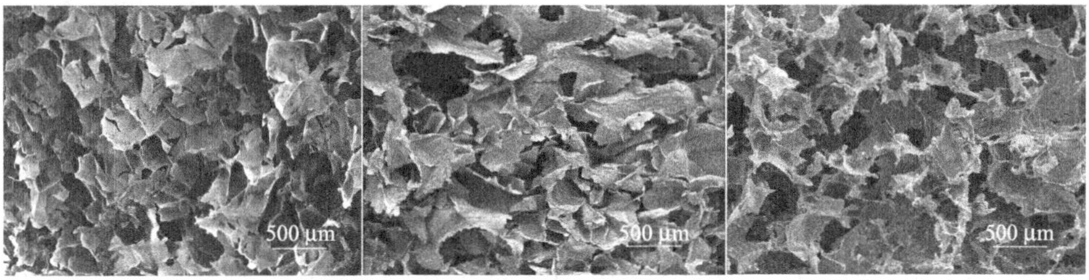

(a) 复合水凝胶降解前　(b) 复合水凝胶降解5天　(c) 复合水凝胶降解10天

图 6-75　复合水凝胶降解后的 SEM 图

复合水凝胶材料释放 TH 时，TH 先从微球中扩散到水凝胶中，再从水凝胶中扩散到 PBS 中或水凝胶与人体组织的接触面上。由于经过了两次扩散，因此复合水凝胶的药物缓释性能优于直接包埋药物的水凝胶。四种包含不同微球量的复合水凝胶的药物释放曲线如图 6-76 所示。在最初的 12h 内，复合水凝胶对药物的释放比较稳定，无明显暴释现象；12h 后释放趋缓，1 天内复合水凝胶释放出总释放量 95%以上的 TH；2 天内 TH 释放完毕。同时我们也注意到，1.5mL 水凝胶中含

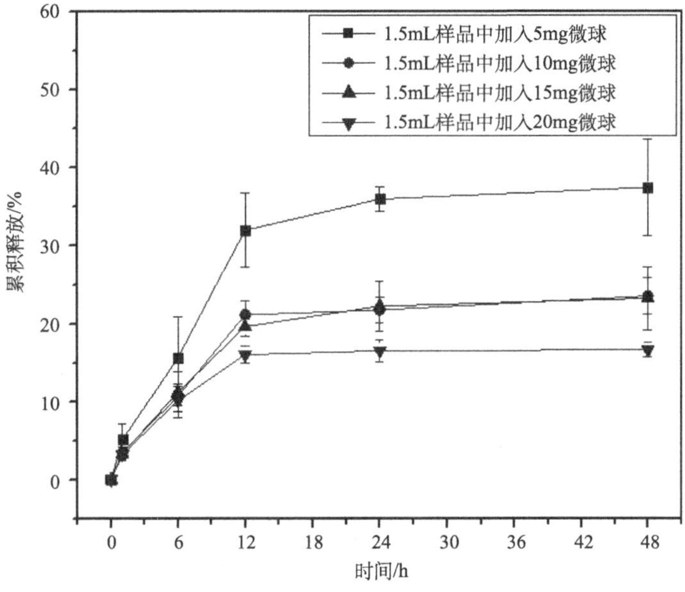

图 6-76　复合水凝胶药物释放曲线

5mg 微球的样品的最高累积释放量达 37.5%，1.5mL 水凝胶中含 10mg 微球的样品的最高累积释放量达 23.5%，1.5mL 水凝胶中含 15mg 微球的样品的最高累积释放量达 23.2%，1.5mL 水凝胶中含 20mg 微球的样品的最高累积释放量达 16.6%。即水凝胶中复合的微球越多，其最高累积释放量越小。这是由于微球和水凝胶的双重缓释作用，部分 TH 滞留在复合水凝胶内无法释放。

将直接包埋药物的水凝胶、包药微球、复合水凝胶的即时累积释放量除以最高累积释放量，作药物释放对比曲线，如图 6-77 所示。从图中可以明显看出，包药微球释放最快，1h 时累积释放量就达到最大值的 89.7%，3h 时累积释放量就达到最高值，存在严重的暴释现象；直接包埋药物的水凝胶比包药微球缓释效果好，释放 1h 后累积释放达最大值的 40.9%，释放 6h 时累积释放量达到最大值的 96.1%，12h 累积释放量达到最大值；复合水凝胶的缓释效果最好，无明显暴释现象，1h 内累积释放达最大值的 14.5%，3h 内累积释放达最大值的 40.4%，6h 内累积释放达最大值的 62.5%，12h 时累积释放量达到最大值的 89.8%，即 0~12h 内稳定缓释，24h 时累积释放量达到最大值的 92.3%，48h 时累积释放量达到最大值。由此可见，复合水凝胶具有良好的药物缓释能力，其缓释性能优于直接包埋药物的水凝胶或包药微球。

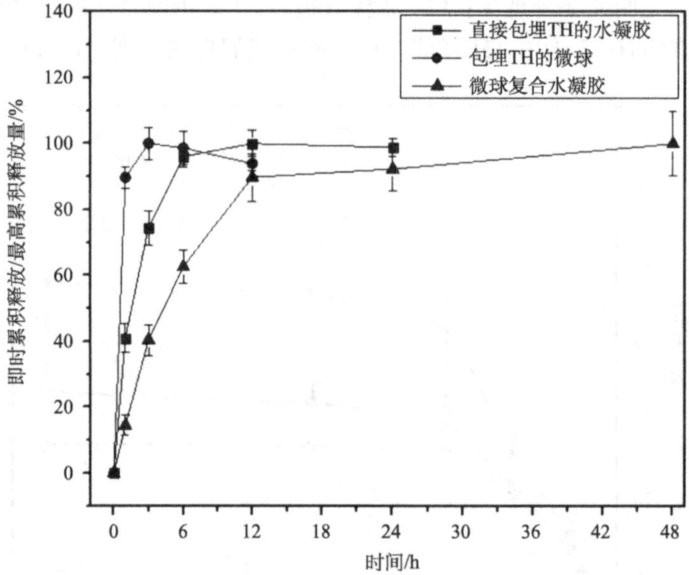

图 6-77　直接包埋药物的水凝胶、包药微球、复合水凝胶的药物释放曲线对比图

直接包埋 TH 的水凝胶与载药微球复合水凝胶对大肠杆菌（*E. coli*）和金色葡萄球菌（*S .aureus*）的抑菌圈实验结果图如图 6-78 所示。从图中可以看出，实验

菌为大肠杆菌或金色葡萄球菌时，空白水凝胶几乎没有抗菌性能，而包埋 TH 的水凝胶和复合水凝胶敷料均具备一定的抗菌性能。实验菌为大肠杆菌时，直接包埋 TH 的水凝胶的抑菌圈直径约 32mm，微球复合水凝胶的抑菌圈直径约 26mm；实验菌为金色葡萄球菌时，直接包埋 TH 的水凝胶的抑菌圈直径约 32mm，微球复合水凝胶的抑菌圈直径约 28mm。在不同的细菌实验下，直接包埋 TH 的水凝胶的抑菌圈均稍大于复合水凝胶。由于实验中两种水凝胶负载的 TH 含量基本相同，而由前几章的实验结论：直接包埋 TH 的水凝胶 24h 的 TH 累积释放量能达到载药量的 95%以上，而复合水凝胶 24h 的 TH 累积释放量只有载药量的 22%，因此该实验结果与预期相符。

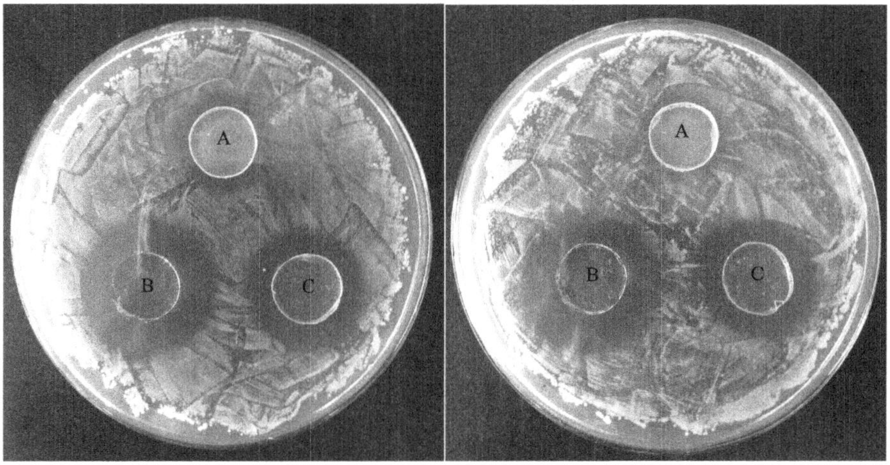

(a)　　　　(b)

图 6-78　水凝胶抑菌圈对比图

（a）实验细菌为大肠杆菌，A 为空白水凝胶，B 为直接负载 TH 的水凝胶，C 为微球复合水凝胶；（b）实验细菌为金色葡萄球菌，A 为空白水凝胶，B 为直接负载 TH 的水凝胶，C 为微球复合水凝胶

空白水凝胶、直接包埋 TH 的水凝胶与载药微球复合水凝胶对大肠杆菌和金色葡萄球菌的抗菌性能实验结果如表 6-3 和表 6-4 所示。由表 6-3 可以看出，共培养后空白水凝胶表面细菌的数量增加，而包埋 TH 的水凝胶与复合水凝胶表面的细菌数量有所降低。与空白水凝胶相比，包埋 TH 的水凝胶与复合水凝胶对 *E. coli* 具有明显的抗菌性能，24h 内杀菌率分别达 97.2%与 91.1%。由表 6-4 可见，三种水凝胶对 *S .aureus* 的抗菌性能与对 *E. coli* 的抗菌性能类似，与空白水凝胶相比，包埋 TH 的水凝胶与复合水凝胶对 *S .aureus* 具有明显的抗菌性能，24h 内杀菌率分别达 99.9%与 95.2%。复合水凝胶的杀菌率略低于直接包埋 TH 的水凝胶，但仍具有明显的杀菌效果。

表 6-3　三种水凝胶对 *E. coli* 的抗菌测试结果

抗菌水凝胶	接种菌液中细菌数量（CFU）	24h 后水凝胶表面细菌数量（CFU）
空白水凝胶	6.8×10^4	3.6×10^5
包埋 TH 的水凝胶	6.8×10^4	1.0×10^4
复合水凝胶	6.8×10^4	3.2×10^4

表 6-4　三种水凝胶对 *S .aureus* 的抗菌测试结果

抗菌水凝胶	接种菌液中细菌数量（CFU）	24 h 后水凝胶表面细菌数量（CFU）
空白水凝胶	1.6×10^4	2.0×10^6
包埋 TH 的水凝胶	1.6×10^4	2.2×10^3
复合水凝胶	1.6×10^4	9.6×10^4

6.6　氧化葡聚糖的应用

作为生物材料，葡聚糖可以用来制备基于多种交联机制的水凝胶及微球材料，用于药物传递。席夫碱反应作为一种可注射水凝胶材料的新交联技术，可用于制备新型的葡萄糖响应性智能水凝胶材料[8]。席夫碱反应交联葡聚糖水凝胶的示意图见图 6-79，这种水凝胶是由葡聚糖的两种衍生物——氨基葡聚糖和醛基葡聚糖，通过席夫碱反应而形成的。化学改性原理与其他多聚糖相同。通过用高碘酸钠氧化，葡聚糖分子中相邻羟基基团被氧化，使得糖环打开形成二醛基，形成醛基葡聚糖分子，而氨基基团通过酰胺结合羧甲基葡聚糖产生。将氨基葡聚糖和醛基葡聚糖分别溶于 PBS 得到 6%（质量分数）溶液，然后充分混合即可交联成为水凝胶。席夫碱反应交联葡聚糖水凝胶的优势在于，它是一种具有高度生物相容性的制备技术，因为交联过程不需要加入任何有毒的化学交联剂，可以创建一个对细胞生存更为有利的仿生微环境。并且，这类反应发生条件非常温，甚至在低温时都可迅速完成，便于操作。同时，在葡聚糖凝胶网络中加入伴刀豆球蛋白 A 组分，伴刀豆球蛋白 A 能和葡聚糖分子中的葡萄糖结构单元发生特异性络合作用。环境中葡萄糖分子的出现，使得凝胶三维结构通过自由竞争而产生部分分解。由这种竞争反应暂时性地引发水凝胶的整体溶胀，即会促进胰岛素通过扩散而释放出来（见第 5 章）。

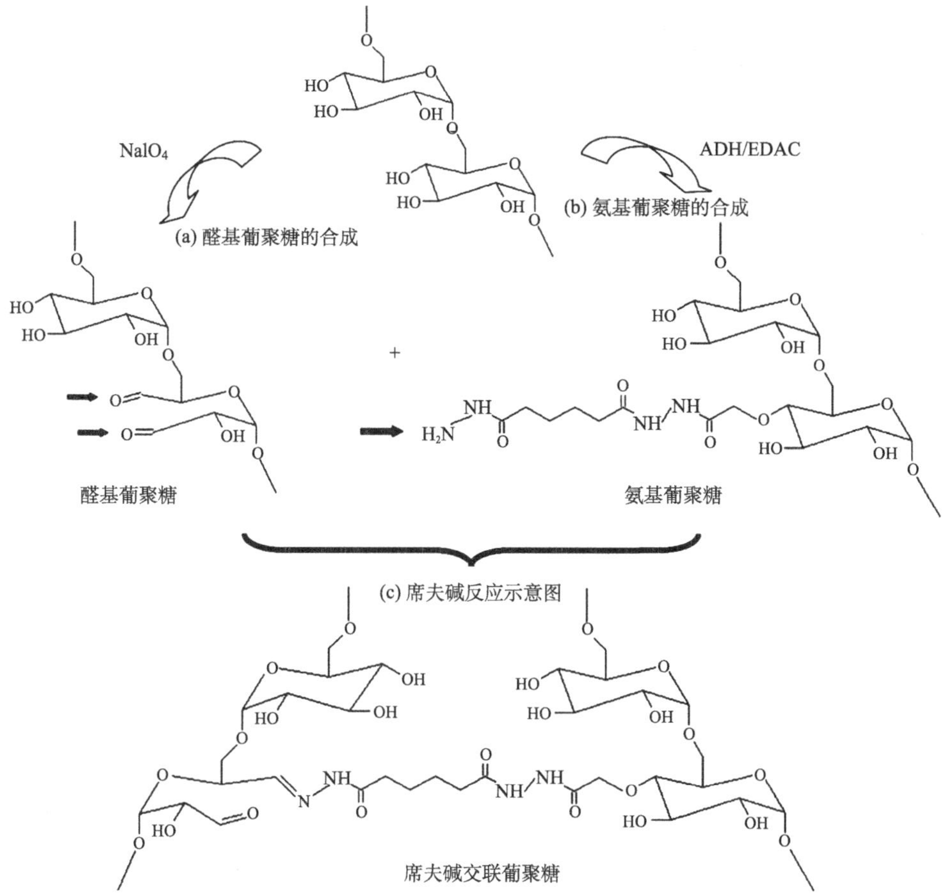

图 6-79　席夫碱反应交联葡聚糖水凝胶

参 考 文 献

[1] Tan H, Chu C R, Payne K A, Marra K G. Injectable *in situ* forming biodegradable chitosan-hyaluronic acid based hydrogels for cartilage tissue engineering. Biomaterials, 2009, 30(13): 2499-2506.

[2] Tan H, Rubin J P, Marra K G. Injectable *in situ* forming biodegradable chitosan-hyaluronic acid based hydrogels for adipose tissue regeneration. Organogenesis, 2010, 6(3): 173-180.

[3] Sun J, Xiao C, Tan H, et al. Covalently crosslinked hyaluronic acid-chitosan hydrogel containing dexamethasone as an injectable scaffold for soft tissue engineering. Journal of Applied Polymer Science, 2013, 129(2): 682-688.

[4] Sun J, Tan H. Alginate-based biomaterials for regenerative medicine applications. Materials, 2013, 6(4): 1285-1309.

[5] Bouhadir K H, Lee K Y, Alsberg E, et al. Degradation of partially oxidized alginate and its

potential application for tissue engineering. Biotechnology Progress, 2001, 17(5): 945-950.
[6] Balakrishnan B, Jayakrishnan A. Self-cross-linking biopolymers as injectable *in situ* forming biodegradable scaffolds. Biomaterials, 2005, 26(18): 3941-3951.
[7] 谈华平. 医用多聚糖材料. 北京：科学出版社，2015：117-140.
[8] Tan H, Hu X. Injectable *in situ* forming glucose-responsive dextran-based hydrogels to deliver adipogenic factor for adipose tissue engineering. Journal of Applied Polymer Science, 2012, 126: E180-E187.

第 7 章　第尔斯-阿尔德加成水凝胶

7.1　交 联 原 理

第尔斯-阿尔德（Diels-Alder）反应，即双烯体与亲双烯体加成生成环己烯的反应。这个反应的模块性较好，可扩展到含有不同取代基的双烯体和亲双烯体，但是反应温度往往有差异。另外，即使新形成的环之中的一些原子不是碳原子，这个反应也可以继续进行。通常第尔斯-阿尔德环加成的反应温度不能过高，否则容易发生逆反应。目前，已发现呋喃和马来酰亚胺可在生理条件下进行水溶性的第尔斯-阿尔德反应[1,2]，利用这个反应就可以交联制备医用水凝胶材料。

7.2　透明质酸水凝胶

天然多聚糖材料具有较多的活性基团，适于化学改性形成水凝胶。例如，呋喃与马来酰亚胺的环加成反应已被用来制备透明质酸水凝胶[2]，其原理是通过化学改性，使透明质酸分别带有呋喃和马来酰亚胺官能团，即透明质酸-呋喃和透明质酸-马来酰亚胺。将透明质酸-呋喃和透明质酸-马来酰亚胺分别溶解于 PBS 得到浓度为质量分数 3%的溶液，然后按体积比 1∶1 充分混合，一定条件下两者即可发生第尔斯-阿尔德环加成反应而交联成胶（图 7-1）。

这里在 37℃下将两种前驱体溶液充分混合，观察了混合溶液在成胶过程中的流变学性质随时间变化，发现大约 21min 后混合溶液的储能模量与黏度突然显著提高（图 7-2（a）,（b））。这是溶液在此时发生了交联而成为固态凝胶而造成的。图 7-2（c）为凝胶成型之后的大体形貌，可以看出凝胶呈透明状。图 7-2（d）展示了冻干后水凝胶的微观形貌，表明这种水凝胶冻干后为典型的多孔海绵体结构，孔径范围 50~200μm。另外，将水凝胶室温干燥成膜，并用透射电镜进行观测，发现该水凝胶膜表面分布纳米孔（图 7-2（e）），这应该是干燥过程中高分子链段发生分离引起的。

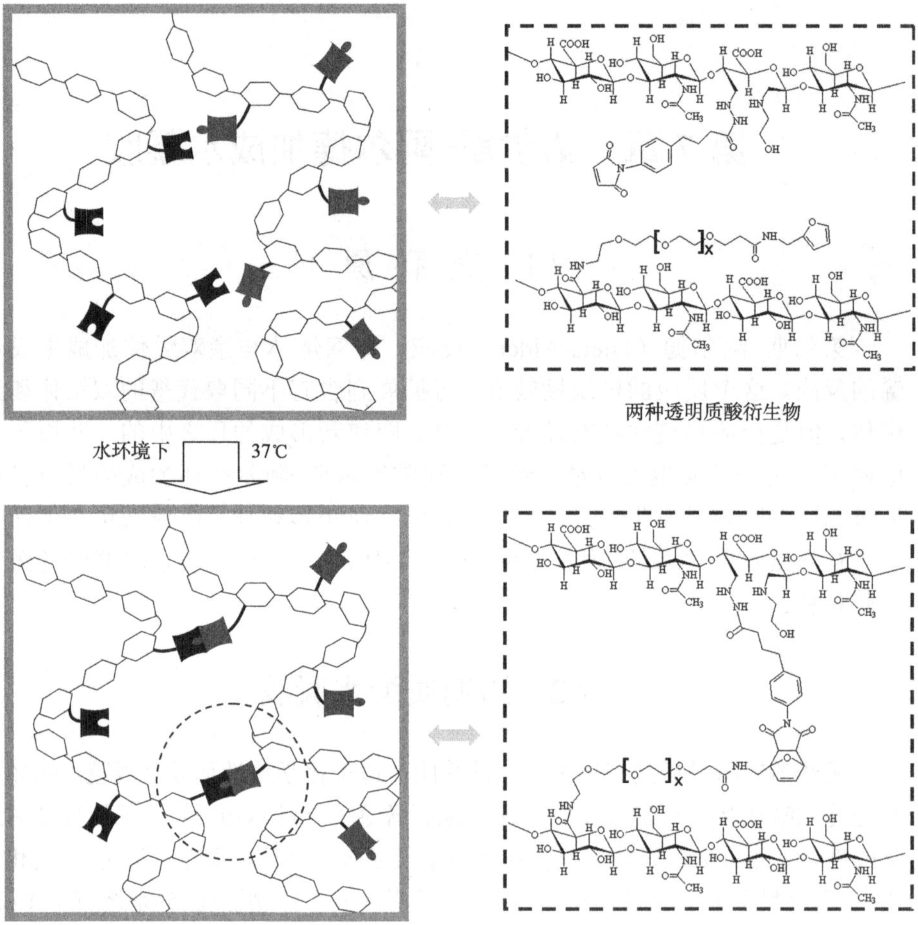

图 7-1　基于第尔斯-阿尔德加成反应制备透明质酸水凝胶的示意图

对透明质酸水凝胶的失重、溶胀、压缩及药物释放等体外性能进行了表征分析（图 7-3）。图 7-3（a）为水凝胶的失重曲线，显示水凝胶在 PBS 中具有一定的稳定性，但在 PBS 中加入浓度为 100 U/mL 的透明质酸酶后，失重速率明显加快。这是因为透明质酸为酶解多聚糖，在酶催化下分子链段发生了断裂而降解为小分子。

第尔斯-阿尔德加成反应本身具有温度敏感性，在较高的温度下体现出可逆性。因此，通过第尔斯-阿尔德加成的透明质酸水凝胶也具有类似的性质。图 7-3（b）为水凝胶的溶胀行为，可以看出该水凝胶的溶胀比随着温度的升高而逐渐增大，表明水凝胶在较高温度时会发生一定程度的溶胀，这是由于凝胶网络发生了部分解离；反之，降低温度有利于交联反应的重新进行，所以溶胀比也随之降低。水凝胶材料的力学性能在降解过程中也会发生明显变化。图 7-3（c）为水凝胶的压缩

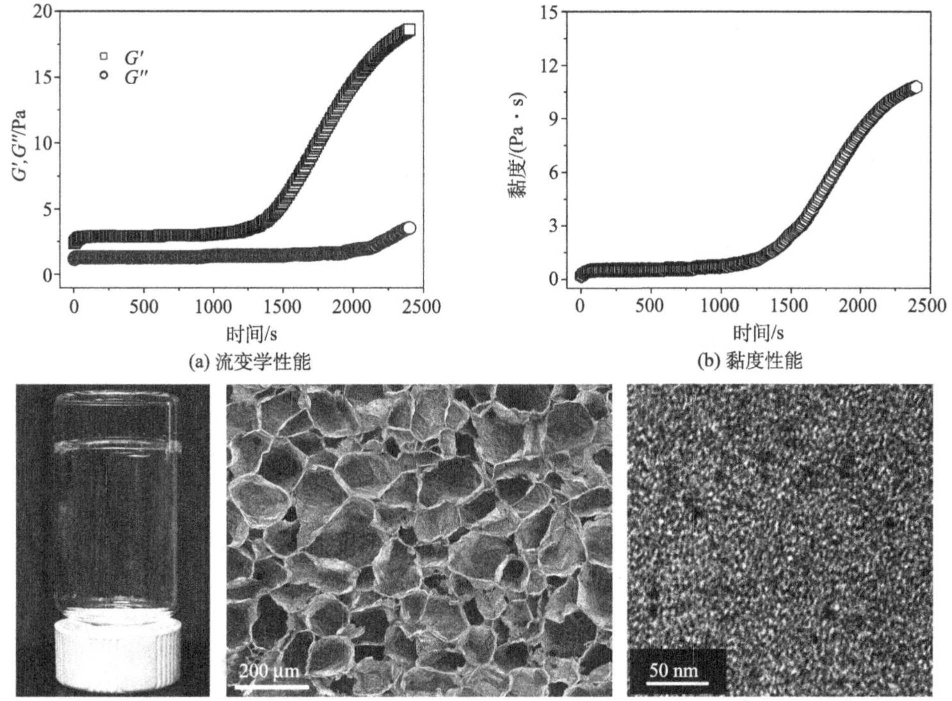

(a) 流变学性能　(b) 黏度性能

(c) 凝胶形成后的大体照片　(d) 冻干凝胶内部SEM图　(e) 室温干燥凝胶膜的TEM图

图 7-2　透明质酸水凝胶的形成

模量随培养时间的延长而变化的情况，明显看出水凝胶的压缩模量逐渐降低，这是因为降解造成水凝胶基体结构疏松，最终网络结构发生崩塌而消失。

为了考察该水凝胶的药物负载能力，将带有相反电荷的两种药物——带负电的胰岛素与带正电的溶菌酶分别加入到水凝胶中。结果发现，胰岛素的释放速率显著高于溶菌酶（图 7-3（d）），这是由于透明质酸本身亦为带负电荷的多聚糖，容易对溶菌酶产生静电吸附作用，对其具有缓释效果。

胰岛素能有效诱导脂肪干细胞的增殖与分化，因此将胰岛素负载于水凝胶中以提高其生物活性。为了考察效果，将脂肪干细胞种植在水凝胶表面，并检测了细胞 DNA 数量随培养时间的变化（图 7-4（a））。结果表明，培养 5 天后，细胞在胰岛素负载的水凝胶表面显著增加，说明这种水凝胶材料能有效传递细胞生长因子并保持其生物活性，促进了细胞的生长。同时，对脂肪干细胞在两种水凝胶表面的生存状态及微观形貌进行观察。激光扫描共聚焦显微镜（CLSM）观测结果表明，种植 24h 后，细胞存活率超过 95%，活性良好（图 7-4（b），（c））；扫描电镜观测结果显示，脂肪干细胞在水凝胶表面保持正常的球形状态，这与是否添加胰岛素无关（图 7-4（d），（e）），表明透明质酸水凝胶本身即具有较高的细胞相容性，而加入胰岛素后更有利于细胞的增殖。

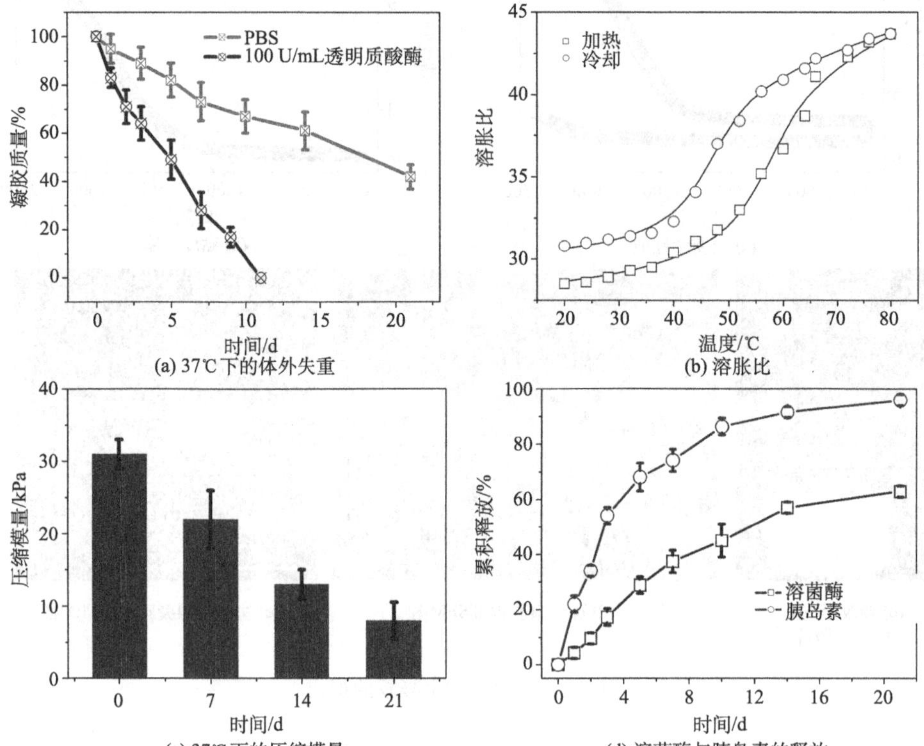

(a) 37℃下的体外失重　(b) 溶胀比

(c) 37℃下的压缩模量　(d) 溶菌酶与胰岛素的释放，负载浓度均为3mg/mL

图 7-3　水凝胶在 PBS 中的体外性能

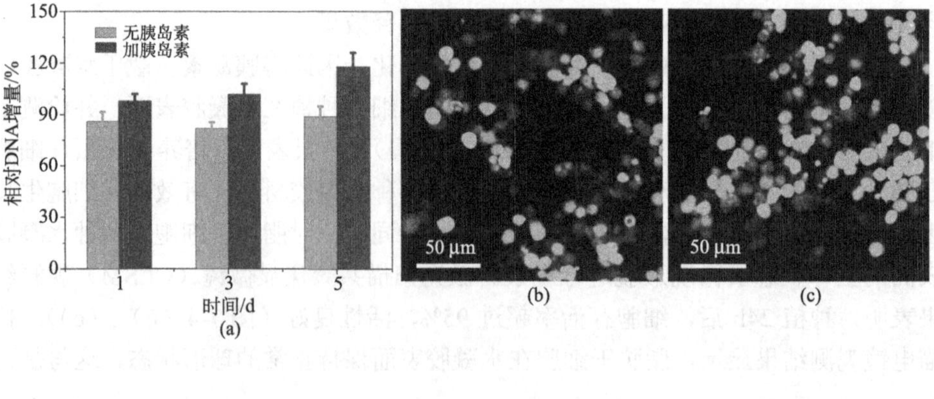

(a)　(b)　(c)

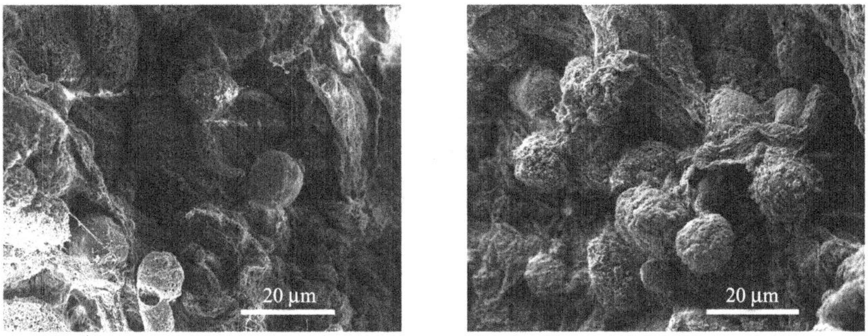

(d)　　(e)

图 7-4　人体脂肪干细胞在水凝胶表面的种植

（a）黏附与增殖；（b），（c）细胞分别在未加与加载胰岛素凝胶培养 24h 后的 CLSM 图；（d），（e）细胞分别在未加与加载胰岛素凝胶培养 5 天后的 SEM 图，细胞种植密度为 6×10^4/孔（24 孔组织培养板），胰岛素的浓度为 3 mg/mL

7.3　地塞米松在水凝胶中的固定

在软组织工程和脂肪再生研究中，除了胰岛素，水凝胶支架也需要负载地塞米松等其他药物以提高支架的生物活性。地塞米松为水溶性药物，如果简单地负载在水凝胶中很容易出现暴释现象，治疗作用难以持续。为了提高药物的靶向输送效率，这里以多肽 GQPGK 为柔性桥链，将地塞米松进行了化学改性，得到一种接枝呋喃的改性地塞米松，即地塞米松-呋喃（Dex-GQPGK-furan）。如此，地塞米松-呋喃便能参与第尔斯-阿尔德环加成反应（图 7-5），从而共价固定于水凝胶网络[3]，提高药物在材料中的稳定性，有望达到更好的缓释效果。

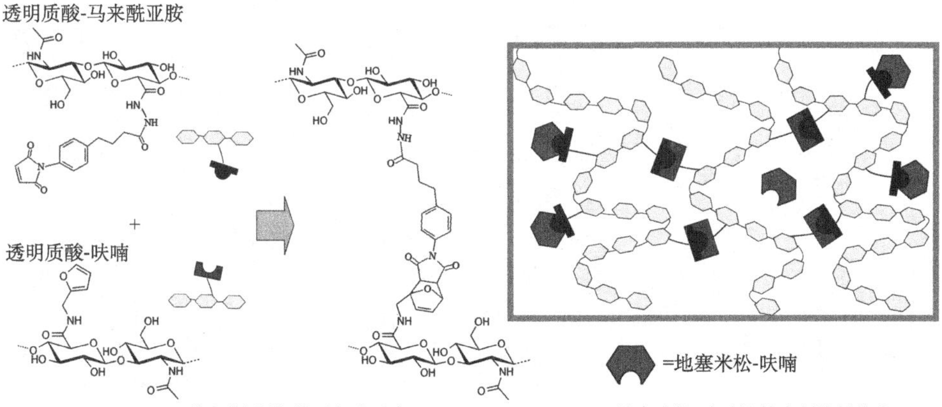

(a) 第尔斯-阿尔德环加成反应　　(b) 地塞米松-呋喃接枝在凝胶网络中

图 7-5　第尔斯-阿尔德环加成反应透明质酸水凝胶及共价接枝地塞米松的示意图

地塞米松-呋喃在凝胶网络中的共价接枝对凝胶时间产生了一定的影响。通过固定地塞米松-呋喃在凝胶中的浓度为 0.5 mg/mL，对比不同组分比例的凝胶时间发现，当透明质酸-呋喃和透明质酸-马来酰亚胺比例为 1∶2 时，凝胶时间最短，大约为 35min，此时反应最为充分（图 7-6）。这是由于除了透明质酸-呋喃，地塞米松-呋喃也将同时与透明质酸-马来酰亚胺发生反应，这将消耗对应的官能团。

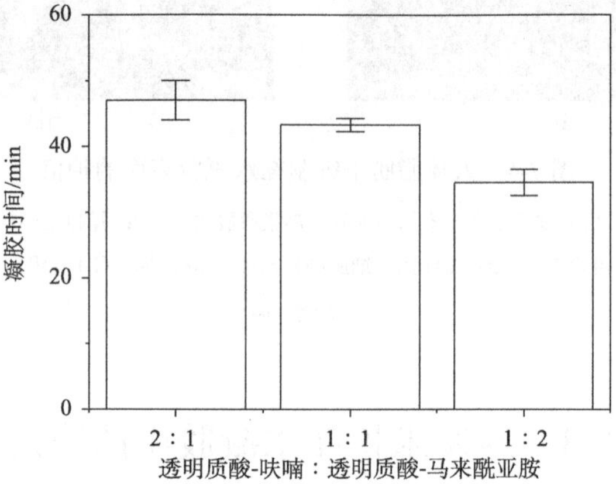

图 7-6　三组不同比例的透明质酸-呋喃与透明质酸-马来酰亚胺对凝胶时间的影响

冻干后的透明质酸水凝胶为典型的海绵体多孔材料。图 7-7 为三组不同比例透明质酸-呋喃与透明质酸-马来酰亚胺水凝胶在−50℃冻干后的微观结构。可以明显看到，不同比例的透明质酸-呋喃与透明质酸-马来酰亚胺的水凝胶结构略有差异，但都呈现为片状结构。三种水凝胶内部的孔隙度均比较高，分布均匀，孔径在 10~300 μm，其中透明质酸-呋喃和透明质酸-马来酰亚胺比例为 1∶2 的水凝胶孔径略大，说明组分的不同比例对交联过程有一定的影响。

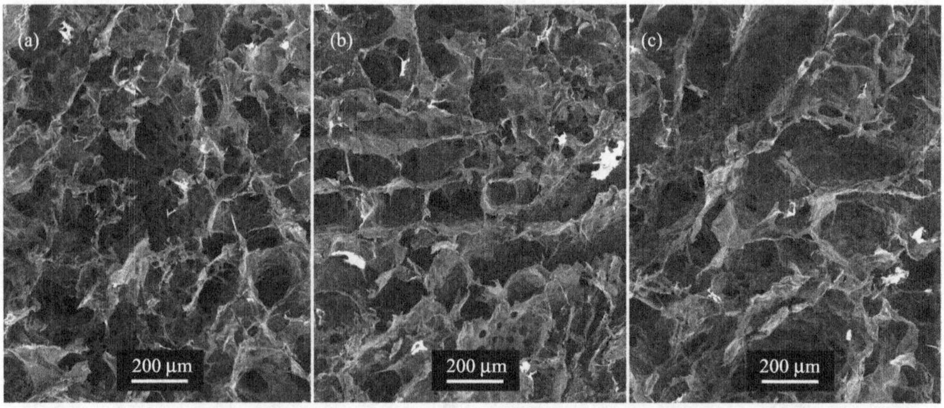

图 7-7　三组不同比例的透明质酸-呋喃与透明质酸-马来酰亚胺水凝胶冻干后内部 SEM 图

（a）2∶1；（b）1∶1；（c）1∶2；其中地塞米松-呋喃在凝胶中的浓度为 0.5 mg/mL

不同比例的透明质酸-呋喃与透明质酸-马来酰亚胺对于水凝胶的压缩性能也产生显著影响。如图 7-8 所示，随着透明质酸-马来酰亚胺比例的提高，水凝胶的压缩强度也发生了明显的改变。当透明质酸-呋喃与透明质酸-马来酰亚胺比例为 1∶2 时，所得水凝胶的压缩强度最高，显著高于其他两个比例的材料。这是由于该比例的透明质酸-呋喃和浓度为 0.5 mg/mL 的地塞米松-呋喃，与透明质酸-马来酰亚胺的交联更加充分、交联度更高，从而导致水凝胶的力学性能提高。结合上文微观形貌的结果，此时力学最优者不再是孔径致密的水凝胶，由此可以推断地塞米松-呋喃的加入对水凝胶结构的影响非常明显。

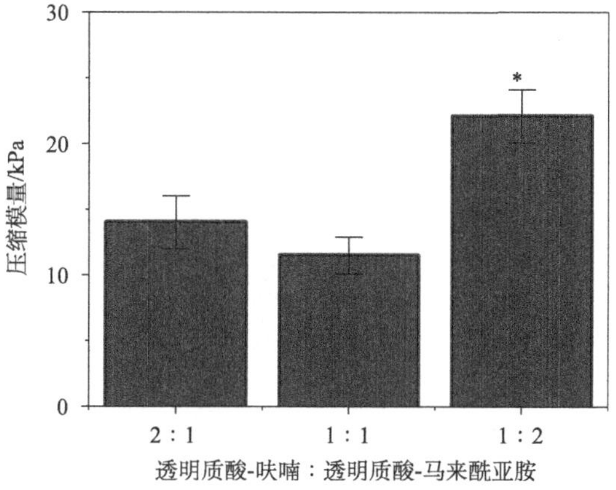

图 7-8　三组不同比例水凝胶的压缩模量

三种水凝胶在 37℃的 PBS 中体外失重结果（其中地塞米松-呋喃在凝胶中的浓度为 0.5mg/mL）如图 7-9 所示，结果表明透明质酸-呋喃与透明质酸-马来酰亚胺的不同比例对水凝胶的降解速率也有较大的影响。透明质酸-呋喃与透明质酸-

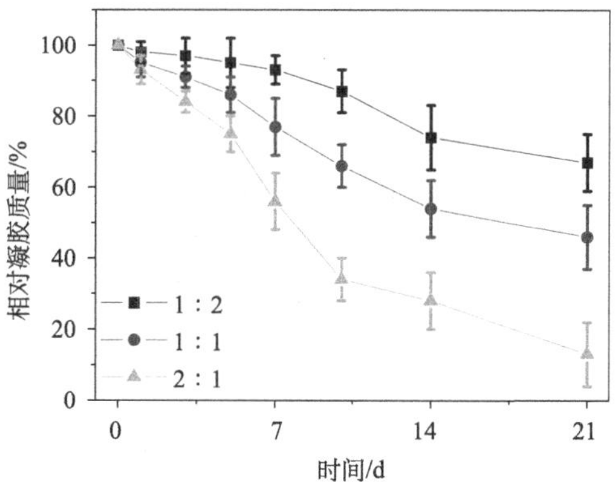

图 7-9　三组不同比例水凝胶的体外失重结果

马来酰亚胺比例为 2∶1 的水凝胶降解最迅速，培养 21 天后只剩下 15%左右；其次为 1∶1 的水凝胶，21 天后质量剩余 50%左右，结合前文，推测这两组体积比的水凝胶中呋喃功能团过量，凝胶网络交联未能达到最充分；1∶2 的水凝胶结构最稳定，在前 9 天之内总体质量没有发生明显变化，从第 14 天开始加速下降，21 天之后剩余质量尚有 70%。

通过动态流变学测试最优比例的水凝胶在 37℃的凝胶化过程。从图 7-10 可知，最初前驱体混合溶液显示出较低的力学性能，30min 之后其损耗模量开始显著增高，35min 左右两者动态模量达到等值，即出现了凝胶点，这说明此时的透明质酸-呋喃与透明质酸-马来酰亚胺的环加成反应最积极，并迅速将溶液交联成为固态的水凝胶材料。同时，插图照片显示，该水凝胶可以通过医用针头注射，呈现为无色透明状。

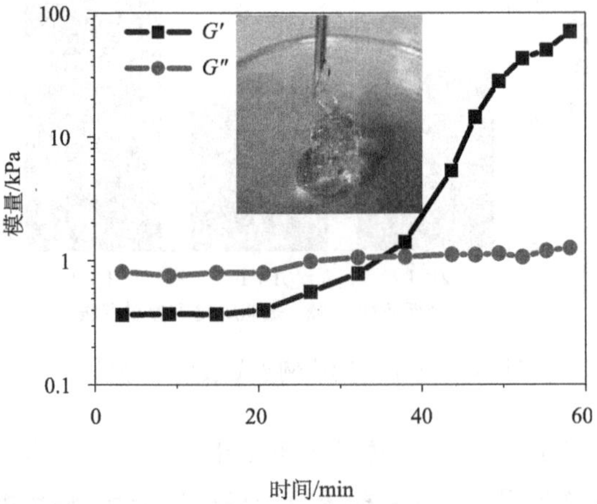

图 7-10　透明质酸水凝胶的流变性能

透明质酸-呋喃和透明质酸-马来酰亚胺的比例为 1∶2，地塞米松-呋喃在凝胶中的浓度为 0.5 mg/mL

我们知道，温度对第尔斯-阿尔德反应具有重大影响，即温度增高将导致逆反应，据此可以推测这里的水凝胶具有温度敏感性。通过测试不同温度下该水凝胶的溶胀性能，发现溶胀比随温度的上升而增高（图 7-11）。这表明，第尔斯-阿尔德反应水凝胶的交联作用随温度升高逐渐减弱，即交联度与温度呈反向关系。温度较低时，水凝胶处于一定的收缩状态，溶胀比降低；而加热时，交联网络因逆反应导致部分解离，部分水凝胶恢复到溶液状，溶胀性能提高。这种温度敏感性质与氢键作用类似[4]。

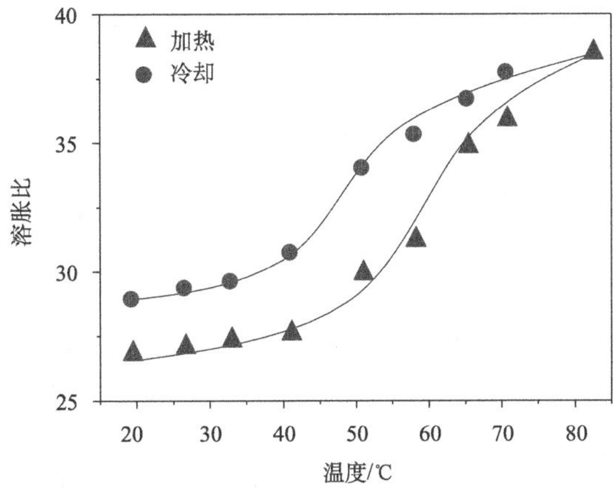

图 7-11　透明质酸水凝胶的溶胀比

透明质酸-呋喃和透明质酸-马来酰亚胺的比例为 1∶2，地塞米松-呋喃在凝胶中的浓度为 0.5 mg/mL

对水凝胶的传递药物功效的研究表明这种材料可有效负载两种地塞米松，特别是地塞米松-呋喃，其负载率超过 98%，并能较好地保持其生物活性。从两种地塞米松在水凝胶中的累积释放曲线（图 7-12（a））来看，两者均达到了不同程度的缓释效果，其中地塞米松-呋喃的释放速率显著低于对照的未改性药物，证明了共价固定的地塞米松具有更好的缓释效果。温度对地塞米松-呋喃累积释放具有明显的影响，从图 7-12（b）可以看出，较高的温度能够促进药物的释放，这是由于逆反应的作用而导致的。

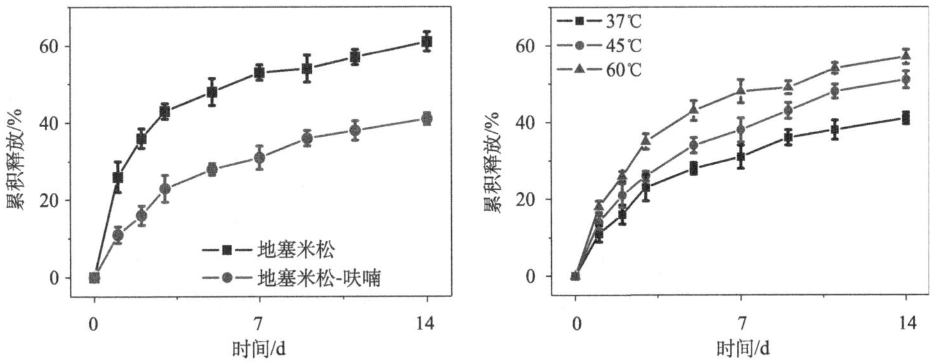

图 7-12　药物从水凝胶的体外释放性能

通常地塞米松能有效诱导脂肪干细胞的增殖与分化，为了考察药物负载效果，进一步将脂肪干细胞种植在水凝胶表面，并检测了细胞 DNA 数量随培养时间的变化（图 7-13）。结果表明，种植 24h 后，该水凝胶本身对细胞具有很好的黏附率，细胞存活率超过 97%，活性良好。培养 7 天和 14 天后，细胞在地塞米松-呋喃负载的水凝胶表面 DNA 数量显著增加，明显优于对照空白水凝胶和未改性的地塞米松，说明药物在水凝胶中的固定非常重要，这种共价接枝地塞米松的水凝胶更能促进细胞的生长，将有利于组织的修复与再生。

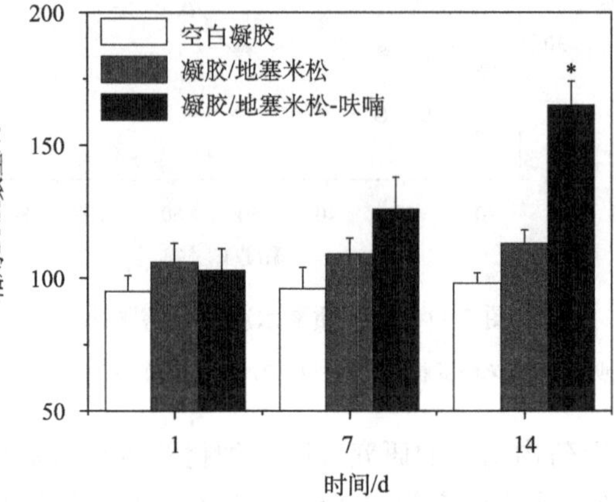

图 7-13　人体脂肪干细胞在水凝胶表面的黏附与增殖

透明质酸-呋喃和透明质酸-马来酰亚胺的比例为 1∶2，细胞种植密度为 6×10^4/孔（24 孔组织培养板），两种地塞米松在凝胶中的浓度为 0.5 mg/mL

7.4　透明质酸微凝胶

除了常规形式的水凝胶，呋喃与马来酰亚胺的第尔斯-阿尔德环加成可以扩展到透明质酸微凝胶材料体系中。采用适当的控释手段，可实现细胞生长因子在体内的靶向传递，达到理想的治疗效果。透明质酸微凝胶具备良好的生物相容性和穿透性，常用于靶向药物传递，一般采用反相乳化交联法制备。同时，在该微凝胶中引入磁性四氧化三铁纳米颗粒，可提高地塞米松靶向控释的效率(图 7-14)。为了提高材料的生物活性，地塞米松-呋喃同步参与第尔斯-阿尔德环加成反应且固定于微凝胶中，这种磁性凝胶微粒有望实现细胞生长因子在脂肪再生中的靶向传递[5]。

热重分析（TGA）揭示了磁性透明质酸微凝胶的组分比例（图 7-15）。该磁性微凝胶的 TGA 曲线结果表明，透明质酸组分在 300℃之后开始分解，400℃以上达到平衡，有机分子全部解离。最后，残留相对质量为 32.8%，即为磁性四氧化三铁组分，其在凝胶微粒中的比重约占总体的 1/3。这一结果与之前磁性壳聚糖-肝素微凝胶比较接近[6]，可归结于类似的制备条件和材质。

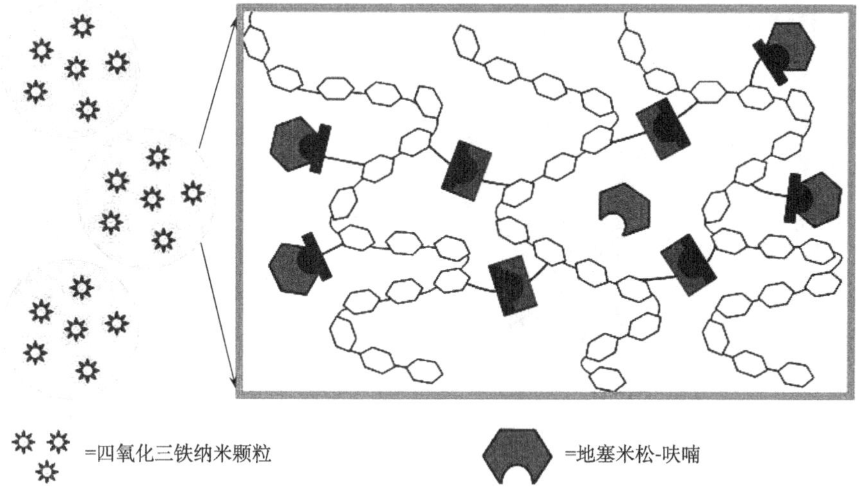

图 7-14 磁性四氧化三铁纳米微粒和地塞米松-呋喃在透明质酸微凝胶中的包埋与固定

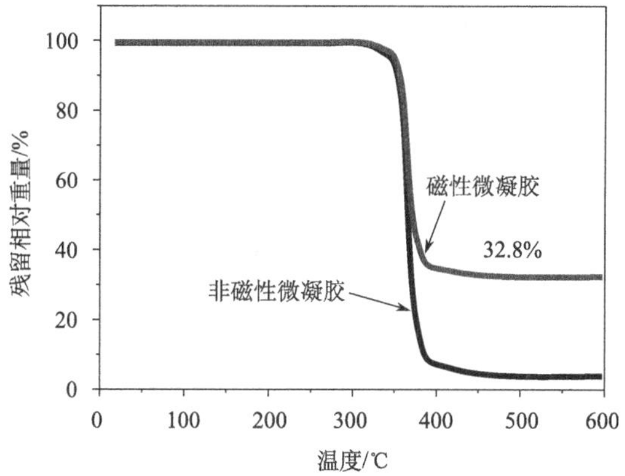

图 7-15 磁性透明质酸微凝胶的热重分析

同理，只有获得结构稳定和形貌规整的微凝胶材料，其载药性能才能得到保障。图 7-16（a）为所得凝胶微粒的 SEM 形貌，统计的粒径分布见图 7-16（b）。结果显示，凝胶微粒的粒径分布均匀，分布范围为 80~190 nm，平均粒径为 138.6 nm。这表明，透明质酸-呋喃与透明质酸-马来酰亚胺的环加成反应能实现多聚糖分子的有效交联，使得形成的微凝胶材料具有稳定的结构。此外，凝胶微粒的粒径较小，便于注入血管达至特定靶向部位。

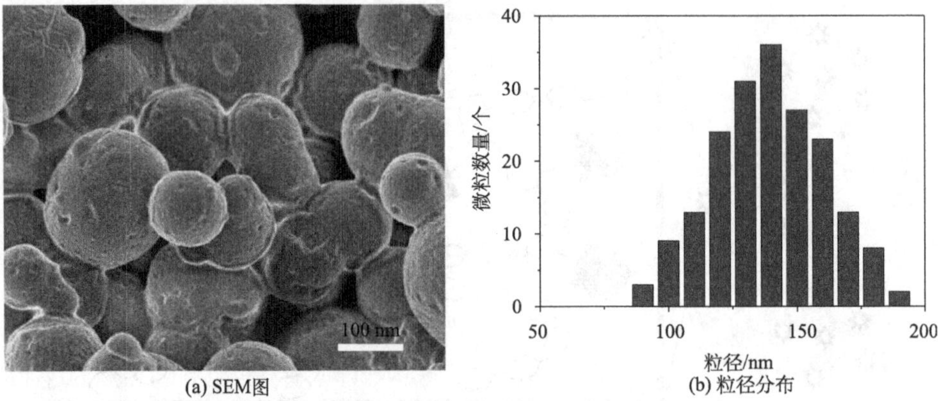

图 7-16　磁性透明质酸微凝胶的形貌及粒径分布

对磁性透明质酸微凝胶进行了磁化曲线的测定，以判定材料的磁学性能。图 7-17 为磁性凝胶微粒的磁化曲线，可看出该磁化曲线基本重合，没有磁滞现象。磁化曲线呈对称的 S 型，表现为典型的超顺磁性，其饱和磁化强度达到 36.2 emu/g，而四氧化三铁微粒本身的磁化强度为 48.2 emu/g，两者比较接近，说明该微凝胶依然具备灵敏的磁响应性，满足磁性靶向投递应用要求。

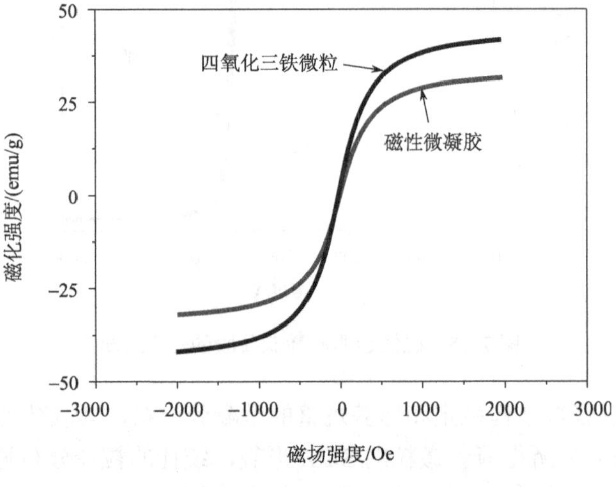

图 7-17　磁性透明质酸微凝胶的磁化曲线

将磁性透明质酸微凝胶置于 37℃的 PBS 中孵育，并计算不同时间点的体外失重和溶胀性能。结果表明，该凝胶微粒在 PBS 中随时间缓慢失重，培养 10 天后，剩余质量比为 84.5%（图 7-18（a）），说明凝胶微粒稳定性较好。由于透明质酸为酶解多聚糖分子，因此在 PBS 中添加 100 U/mL 透明质酸酶后，能显著促进该微凝胶的降解，导致失重率在 24 h 后明显增加，培养 10d 后相对剩余质量仅为 66.4%。同时在溶胀方面，观察到磁性透明质酸微凝胶在含有透明质酸酶的 PBS 中的溶胀比显著高于普通的 PBS，表明透明质酸酶促进了透明质酸分子的降解，这会造成凝胶网络的结构性分解，导致材料的交联度下降而促使凝胶溶胀。

附加交变的磁场将触发磁性微粒的热运动，从而增加微凝胶的温度。图 7-18（b）中的结果表明，当磁场强度为 15.0 kA/m 时，7min 后微凝胶可达到 43℃，而 30min 后可热至 54℃。微凝胶的磁-热转换温度可通过改变外加的磁场强度来调节。例如，如果将磁场强度加大到 17.5 kA/m，5min 内微凝胶可达到 51℃，而 30min 内可热至 70℃。这种灵敏的磁-热转换将有利于靶向药物的智能控释。当然，过高的温度将不利于活性药物的传递。

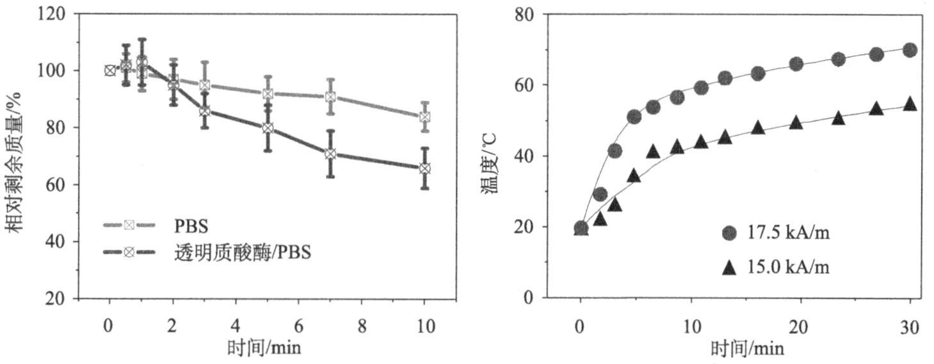

(a) 体外降解　(b) 磁-热转换

图 7-18　磁性透明质酸微凝胶的体外性能

透明质酸酶浓度为 100 U/mL

磁性透明质酸凝胶微粒对地塞米松载药量大、效率高，在交联过程中药物的生物活性也最大限度地得到了保留。图 7-19（a）为地塞米松-呋喃从磁性透明质酸微粒中释放的情况。开启外加磁场后，由于磁-热转换，微凝胶温度升高，导致第尔斯-阿尔德逆向反应，促进了地塞米松的释放；关闭磁场后，药物释放急剧减弱，累积释放趋于稳定。这证明了外加磁场的作用对地塞米松-呋喃的释放有加速影响。对比两种地塞米松的释放行为（图 7-19（b）），结果显示 24h 内未改性地塞米松的累积释放量超过了 40%，而地塞米松-呋喃的累积释放量仅为 10%左右，体现出良好的缓释性。这显然是因为地塞米松-呋喃在材料中与马来酰亚胺发生了环加成反应，这种共价反应明显对地塞米松起到了稳定和阻滞释放效果。

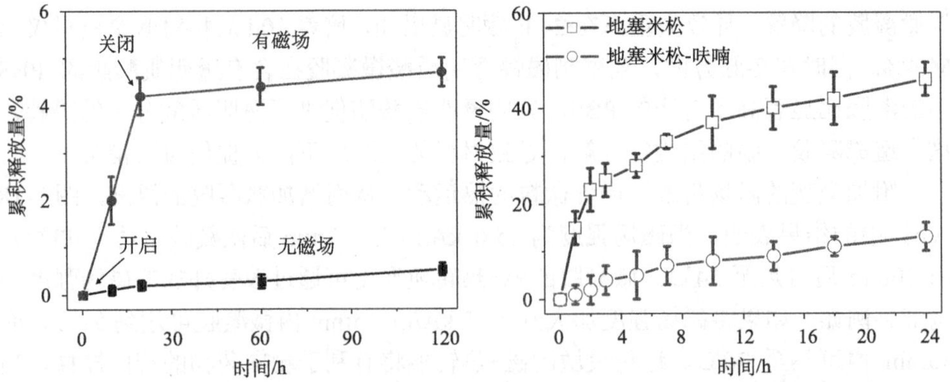

(a) 磁场作用对地塞米松-呋喃释放的影响　(b) 两种地塞米松释放行为的对比

图 7-19　地塞米松-呋喃对磁性透明质酸微凝胶的累积释放量

通过体外培养人体脂肪干细胞的结果显示，负载地塞米松-呋喃的磁性凝胶微粒具有较好的生物活性，可见磁性组分四氧化三铁纳米颗粒的引入并未引起明显的细胞毒性（图 7-20（a）），并且，微凝胶浓度增高，细胞活性也随之增强。特别是在外加磁场的作用下，该磁性微凝胶能显著提高细胞的活性及诱导细胞生长（图 7-20（b）），明显优于无磁场作用的对照组，这可能源于地塞米松的生物作用和磁力刺激对细胞的协同作用。常规的微凝胶材料是通过改变自身溶胀性能来达到控释药物的目的，其释放行为不可控，难以达到满意的治疗效果。通过赋予微凝胶材料磁力响应功能之后，形成了具有双重调控机制的智能载药材料，提高了药物传递效能。此外，透明质酸-呋喃与透明质酸-马来酰亚胺的环加成反应温和且高效，展现出优异的细胞相容性和生物活性，非常适合临床应用，特别有望成为脂肪修复用的细胞支架材料。今后的研究重点是解决磁力协同作用如何更

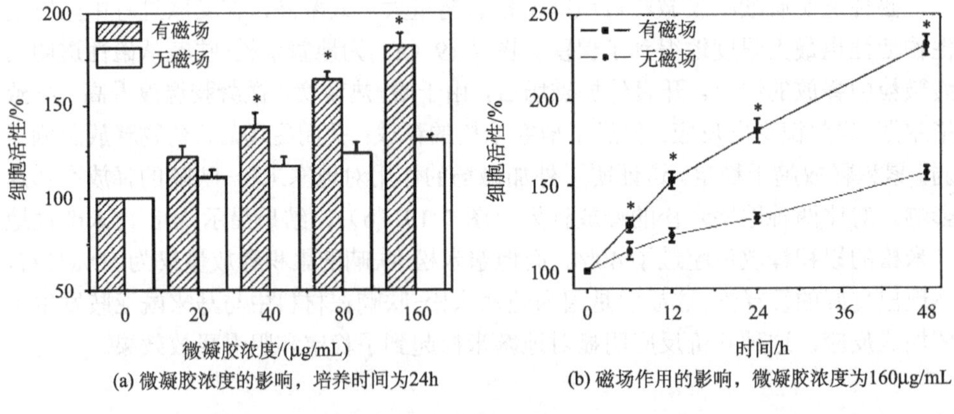

(a) 微凝胶浓度的影响，培养时间为24h　(b) 磁场作用的影响，微凝胶浓度为160μg/mL

图 7-20　载药磁性透明质酸微凝胶对脂肪干细胞活性的作用

好地诱导脂肪干细胞分化。

参 考 文 献

[1] Nimmo C M, Owen S C, Shoichet M S. Diels-Alder click cross-linked hyaluronic acid hydrogels for tissue engineering. Biomacromolecules, 2011, 12(3): 824-830.

[2] Tan H P, Rubin J P, Marra K G. Direct synthesis of biodegradable polysaccharide derivative hydrogels through aqueous Diels-Alder chemistry. Macromolecular Rapid Communications, 2011, 32(12): 905-911.

[3] Fan M, Ma Y, Zhang Z W, et al. Biodegradable hyaluronic acid hydrogels to control release of dexamethasone through aqueous Diels-Alder chemistry for adipose tissue engineering. Materials Science and Engineering C, 2015, 56: 311-317.

[4] Tan H P, Xiao C, Sun J C, et al. Biological self-assembly of injectable hydrogel as cell scaffold *via* specific nucleobase pairing. Chemical Communications, 2012, 48(83): 10289-10291.

[5] Jia Y, Fan M, Chen H N, et al. Magnetic hyaluronic acid nanospheres *via* aqueous Diels-Alder chemistry to deliver dexamethasone for adipose tissue engineering. Journal of Colloid and Interface Science, 2015, 458: 293-299.

[6] Fan M, Yan J X, Tan H P, et al. Magnetic biopolymer nanogels *via* biological assembly for vectoring delivery of biopharmaceuticals. Journal of Materials Chemistry B, 2014, 2(47): 8399-8405.

第 8 章　点击化学水凝胶

8.1　交 联 原 理

点击化学（click chemistry），又称为“链接化学”“动态组合化学”，是由 Sharpless 提出的一个合成概念，主旨是通过小单元的拼接，来快速地完成形形色色分子的化学合成。点击化学强调开辟以碳-杂原子键（C-X-C）合成为基础的组合化学新方法，并借助这些点击反应来简单高效地获得分子多样性。点击化学的主要特征为：① 原料来源广，适用范围广；② 反应条件温和，对水和氧不敏感；③ 区域和立体选择性好；④ 高产率得到产品，易纯化；⑤ 反应快速，操作简单。较为典型的点击化学反应包括：① Cu（Ⅰ）催化的叠氮-炔 Huisgen 环加成反应（Copper-Catalyzed Azide-Alkyne Cycloaddition, CuAAC），文献报道最多；② 自由基引发的巯基-烯加成反应；③ 自由基引发的巯基-炔反应加成；④ 自由基引发的叠氮-二烯加成反应。点击化学的概念对化学合成领域有很大的贡献，在药物开发和生物医用材料等诸多领域中已成为最有用的合成理念之一。近年来，具有生物相容性的点击化学不断发展，已有多种相关技术成功用于医用水凝胶材料的开发。

8.2　铜催化交联水凝胶

Cu（Ⅰ）催化的叠氮-炔 Huisgen 环加成反应，由于具有可在水溶液中进行、速率快、无副产物、产物稳定等优点，在组织工程和药物传递领域已得到了越来越多的关注。采用这种点击化学技术可以制备注射型水凝胶材料，胡小红等合成了一种 Cu（Ⅰ）催化的透明质酸明胶、硫酸软骨素点击化学水凝胶[1]，作为仿生细胞支架用于软骨组织工程。我们知道，软骨细胞外基质主要由Ⅱ型胶原的网络结构和羽毛状的糖蛋白组成，羽毛状的糖蛋白的主链是透明质酸，蛋白质连在透明质酸链上，分子质量较小的硫酸软骨素连接在蛋白质链上。这样的组成和结构为软骨组织提供了足够的力学强度，也为软骨细胞的生长和功能表达提供了最优的微环境。透明质酸可促进组织工程软骨与正常软骨间的整合；明胶中含 RGD 生物活性短肽，利于细胞表面黏附分子识别；硫酸软骨素可促进细胞分泌Ⅱ型胶原和糖蛋白。因此，具有类似糖蛋白结构的透明质酸/明胶/硫酸软骨素仿生水凝胶有望提供适于软骨组织再生的微环境。首先通过化学接枝改性法，并以 EDC 为缩合剂，分别合成含有叠氮基团的透明质酸、硫酸软骨素和含有炔基的明胶[2]，如图 8-1 所示。

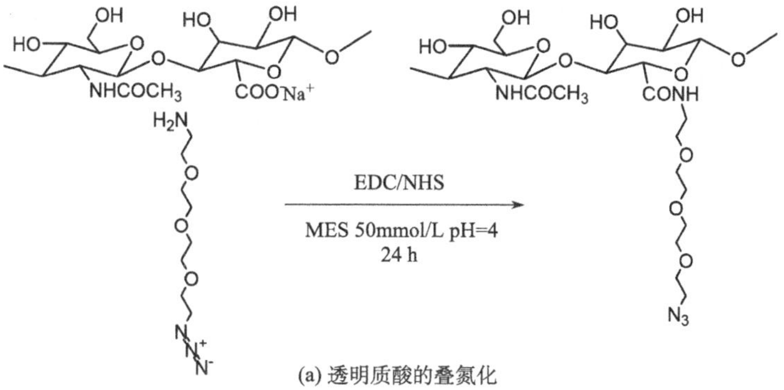

(a) 透明质酸的叠氮化

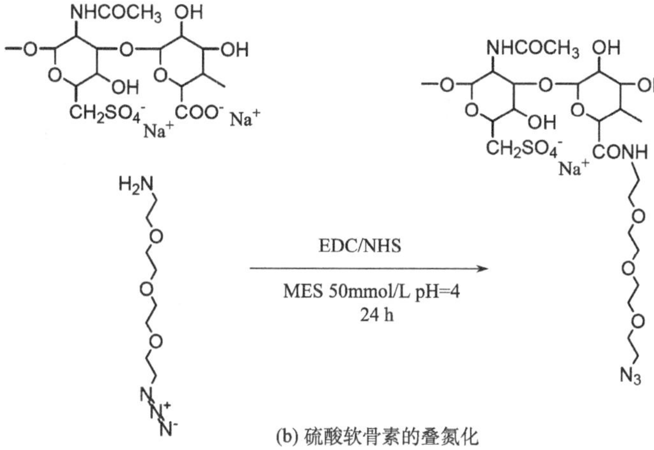

(b) 硫酸软骨素的叠氮化

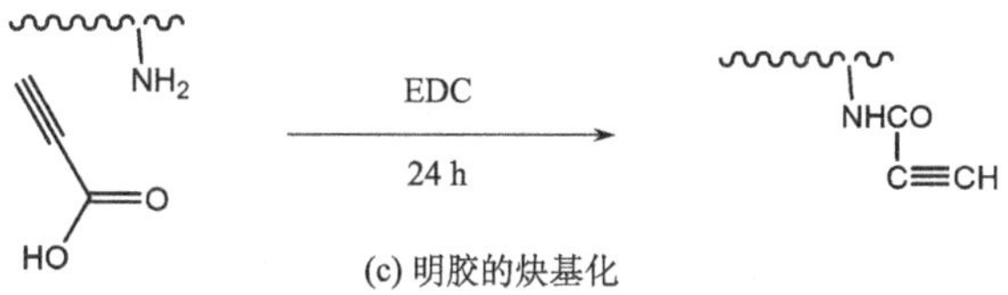

(c) 明胶的炔基化

图 8-1　透明质酸、明胶、硫酸软骨素水凝胶前驱体的合成

在 CuCl 的催化下，透明质酸与硫酸软骨素上的叠氮基团和明胶上的炔基反应生成三氮杂茂环结构从而使含透明质酸、明胶、硫酸软骨素的水溶液凝胶化，如图 8-2（a）所示。在形成水凝胶的水溶液中明胶的浓度为 15%，透明质酸的浓度为 0.75%，硫酸软骨素的浓度为 1%，在这样的比例下水溶液中的叠氮基团和炔基接近等摩尔量，从而保证了反应最大限度的进行。反应后生成水凝胶的核磁共

振谱图如图 8-2（b）所示，图中 $\delta = 7.44$mg/kg 处为三氮杂茂环上 H 的化学位移，这就证明了水凝胶中含有三氮杂茂环的结构。图 8-2（c）为具有一定的强度和形状水凝胶的宏观照片，该水凝胶加热到 40℃以上还可以保持该形状，说明这种共价交联的水凝胶结构比较稳定。

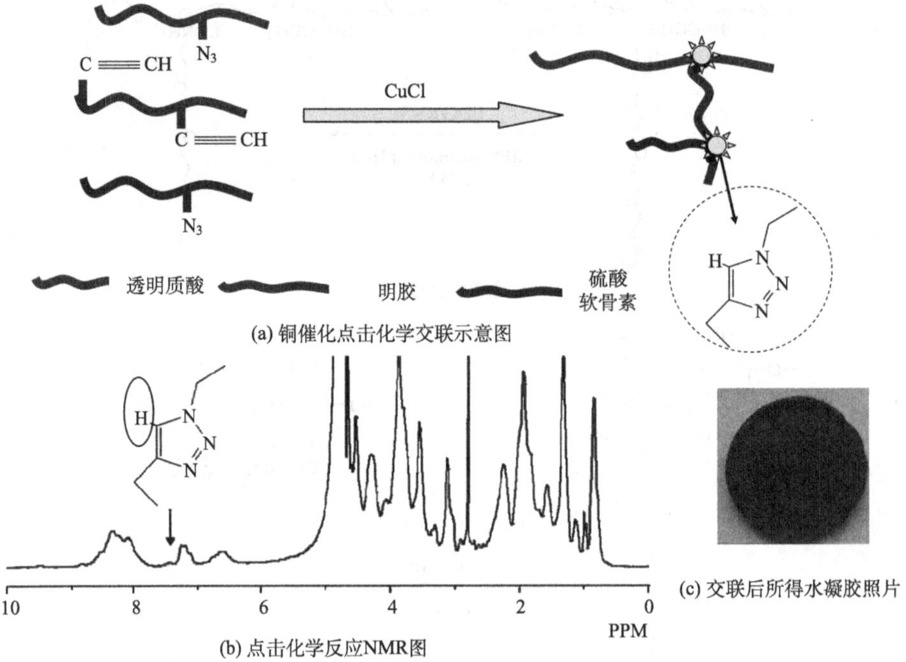

(a) 铜催化点击化学交联示意图

(b) 点击化学反应NMR图

(c) 交联后所得水凝胶照片

图 8-2　透明质酸、明胶、硫酸软骨素水凝胶的合成

催化剂 CuCl 的浓度对凝胶时间具有重大的影响（图 8-3）。当 CuCl 的浓度小于 1 mg/mL 时，随着 CuCl 浓度的增加，水凝胶的凝胶时间迅速降低；当 CuCl 的浓度大于 1 mg/mL 时，随着 CuCl 浓度的增加，水凝胶的凝胶时间变化不大。这是由于在反应过程中，Cu^{+}先和炔基形成炔铜结构，然后再跟叠氮反应形成五元环的结构时放出 Cu^{+}，这样 CuCl 的浓度增加使得最初参加反应的基团的数目增加，因此反应加快、凝胶时间缩短。当 CuCl 的浓度大于 1 mg/mL 时，参加反应的基团的数目饱和，凝胶时间不再变化。当 CuCl 的浓度为 1 mg/mL，形成的水凝胶可以在水溶液中高度溶胀，在 PBS 中的平衡溶胀比为 18.8 ± 2.4。作为组织工程材料，在水中高度溶胀的状态有助于细胞营养物质和代谢产物的运输。

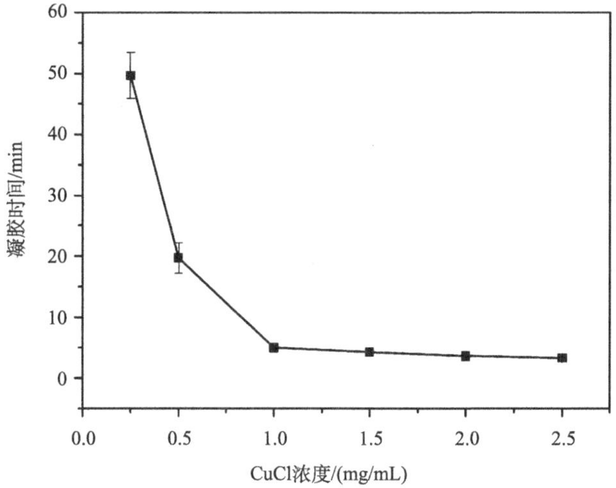

图 8-3　催化剂 CuCl 浓度对凝胶时间的影响

对所得透明质酸、明胶、硫酸软骨素水凝胶的力学性能进行了表征。图 8-4 为水凝胶的储能模量（G'）和损耗模量（G''）随频率的变化，可看出水凝胶的储能模量是损耗模量的 10 倍左右，表明此水凝胶为弹性体。随着频率的增加，储能模量基本不变，这不同于未交联的聚合物溶液，未交联聚合物的储能模量随着频率的增加而增加。一般来说，聚合物在低频时有较长时间松弛使得储能模量较小，而在高频时聚合物的缠结点来不及松弛。水凝胶交联后阻碍聚合物分子链的滑移，因此储能模量受频率的影响较小。此外，由于交联后水凝胶样品中存在一些气泡，造成了样品内部结构的不均匀性，从而引起了损耗模量的跳动。

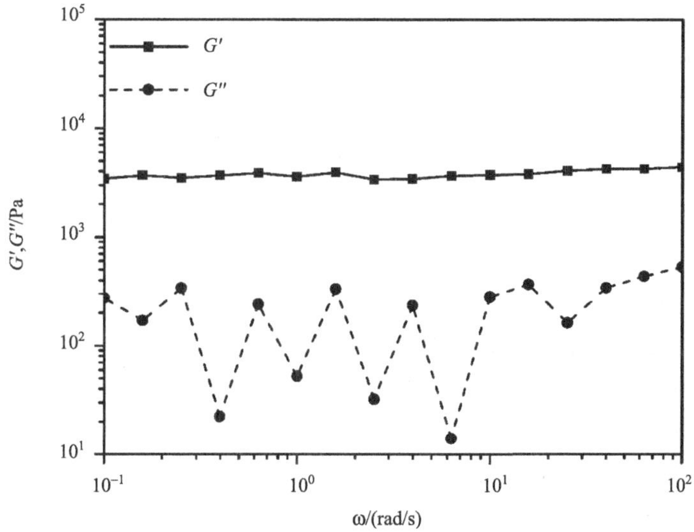

图 8-4　透明质酸、明胶、硫酸软骨素水凝胶的储能模量和损耗模量

体外降解测试表明，水凝胶在 PBS 溶液中的失重比较平稳。如图 8-5 所示，在 28 天内累积失重呈线性上升，28 天后水凝胶的失重率达到 40%。这种水凝胶的失重是由于交联点的降解，引起了透明质酸、明胶、硫酸软骨素等组分的释放，以及部分凝胶中水分的流失。为了进一步表征水凝胶的降解行为，分别测量了透明质酸、明胶和硫酸软骨素组分从水凝胶的累积释放曲线。值得注意的是，在 15 天内未在溶液中检测到透明质酸，说明了透明质酸没有从水凝胶中释放出来。这是由于透明质酸分子质量巨大，每个分子上的交联点也就比较多，即使分子上某个链段发生降解，整个分子也不易从水凝胶网络中脱落。

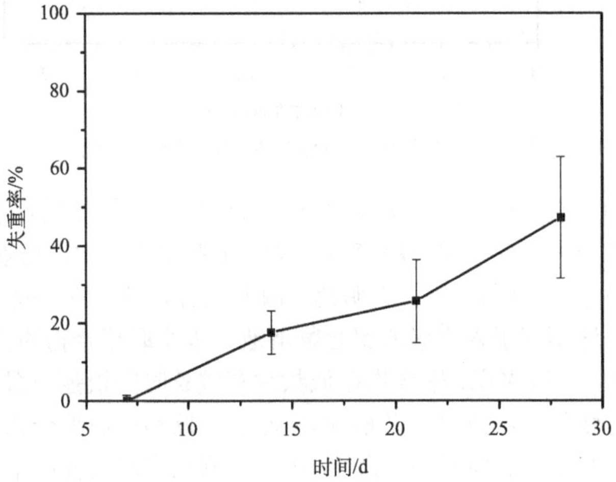

图 8-5　透明质酸、明胶、硫酸软骨素水凝胶的体外失重

明胶组分在水凝胶中的含量最高，因此释放量也最多，特别的是在第 1 天内有近 20%释放出来，之后释放量不再随时间变化（图 8-6）。我们推测，在初始时快速释放的明胶组分为凝胶中未交联的部分，尽管随后明胶分子链会降解，但还不足以使明胶从水凝胶网络中脱落。关于硫酸软骨素，结果表明其在 PBS 中的释放几乎呈线性增加，这是由于硫酸软骨素分子质量较小，相对容易从水凝胶网络中脱落。由于 15 天内总共释放的硫酸软骨素的含量只有 10%左右，因此不会对水凝胶的性能产生显著影响。总体而言，这种利用点击化学制备的水凝胶结构较为稳定，可以在体外维持数周，满足软骨修复的应用要求。

为了表征材料的细胞相容性，将兔耳软骨细胞种植于该水凝胶表面，并以组织培养板为阳性对照。图 8-7（a）为水凝胶表面上的软骨细胞的活性随培养时间的变化，从图中可以看出水凝胶上的软骨细胞的活性随着培养时间先增加，到第 5 天后下降；水凝胶上软骨细胞的活性和培养板上的细胞活性没有显著性差异。培养结果说明了细胞可以在这种水凝胶表面存活，细胞活性的增加是由于细胞新陈代谢的旺盛和细胞数量的增加。当细胞已铺满整个水凝胶表面，没有足够的生长空间，就会出现接触抑制效应导致细胞活性的下降。如图 8-7（b）所示，水凝胶表面软骨细胞的数量随着培养时间的延长而增加，水凝胶表面的细胞数量和培养板上的细胞数量几乎一样，在第 7 天时甚至超过了培养板上细胞的数量，说明该水凝胶具有较好的细胞相容性，软骨细胞可以在水凝胶表面黏附和增殖。

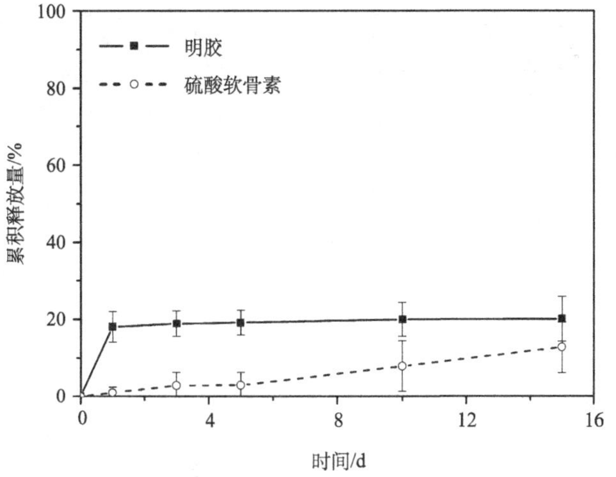

图 8-6　明胶和硫酸软骨素在体外降解中从水凝胶的释放量

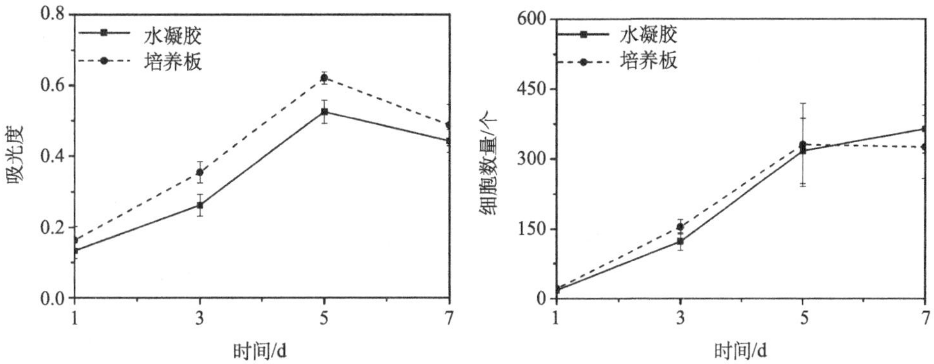

图 8-7　软骨细胞在水凝胶表面的种植

细胞种植密度为 2×10^3/孔（96 孔培养板）

通过荧光显微镜可观察到软骨细胞在水凝胶表面的生活状态（图 8-8）。种植 1 天后，发现软骨细胞均匀分散在水凝胶表面和培养板上（图 8-8（a），(b)），并呈圆形或多边形，保持软骨细胞的典型铺展特征。在第 3 天时，水凝胶表面和培养板上的细胞数量均明显增加（图 8-8（c），(d)），形态呈圆形或多边形，两种表面没有显著差别，这与前面的定量分析结果一致。总之，这种 Cu（Ⅰ）催化的 Huisgen 环加成反应是制备可注射水凝胶材料的高效可靠的方法，所获得的水凝胶材料具有一定的细胞相容性。必须指出的是，Cu（Ⅰ）本身属于重金属离子，对人体细胞和代谢功能具有一定的毒性，不适宜临床治疗。因此，发展无铜催化的点击化学技术对组织工程和再生医学更有实际应用价值。

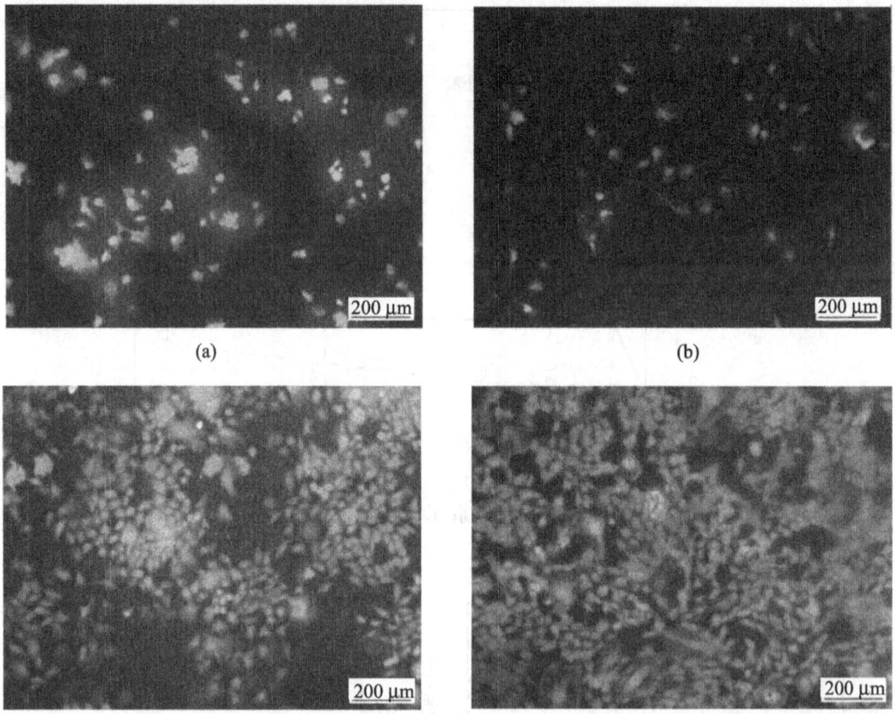

(a)　(b)　(c)　(d)

图 8-8　软骨细胞在对照培养板（a），（c）和水凝胶表面（b），（d）的种植情况

（a）、（b）为种植 1 天后的荧光染色形貌；（c），（d）为种植 3 天后的荧光染色形貌，细胞种植密度为 2×10^3/孔（96 孔培养板）

8.3　无铜催化交联水凝胶

使用重金属离子作为催化剂，容易造成试剂残留，从而降低材料的细胞相容性和使用安全性。因此，避免使用有毒的金属催化剂，是提高点击化学生物材料细胞相容性的有效途径。基于自由基引发的叠氮-二烯加成反应是一类很有前途的无铜催化点击交联技术[3]。例如，图 8-9 为一种采用叠氮-二烯点击环加成反应交

联多聚糖水凝胶的形成示意图[4]。这种多聚糖水凝胶以多功能团的壳聚糖和透明质酸为基体材料，通过接枝改性技术，分别在壳聚糖和透明质酸侧链与 7-氧杂二环庚-2,5 二烯和 11-叠氮-3,6,9-三乙醚-1-胺搅拌反应，透析冻干后即得到点击反应前驱体——二烯化壳聚糖和叠氮化海藻酸钠。这两种前驱体溶液可在生理条件下发生叠氮-二烯点击环加成反应，且无需添加铜离子催化，非常适用于活性蛋白药物与细胞的包埋。

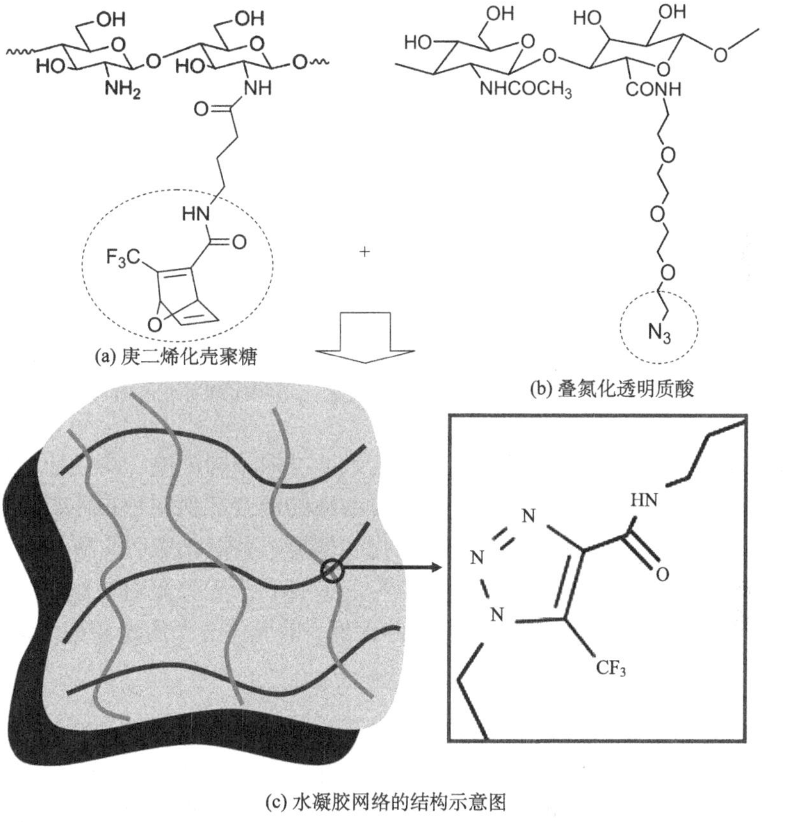

(a) 庚二烯化壳聚糖

(b) 叠氮化透明质酸

(c) 水凝胶网络的结构示意图

图 8-9　基于自由基引发的叠氮-二烯点击反应制备壳聚糖与透明质酸水凝胶的形成示意图

这种叠氮-二烯点击环加成反应是典型的耦合反应，因此二烯化壳聚糖与叠氮化透明质酸的配比对水凝胶的形成及性能具有重要影响。在 37℃时凝胶时间的结果表明，当两种溶液的浓度相同（质量分数为 2%），两者体积比相等时凝胶时间最短（图 8-10），大约为 23min，比较适宜注射操作。这是因为在这个条件下，二环庚二烯的量与叠氮量达到理论等摩尔值，有利于反应的充分进行，此时水凝胶反应最为迅速。其他比例的溶液因有效反应基团配比低，所以凝胶形成慢，成胶后的稳定性和力学性能也较弱，特别是当二烯化壳聚糖含量为 10%或 90%时，由于两种反应基团比例严重失衡，交联度非常低，形成的水凝胶无法保持稳定的形态。需要提出的是，无铜催化反应过程通常要比铜催化慢，因此凝胶时间较长。

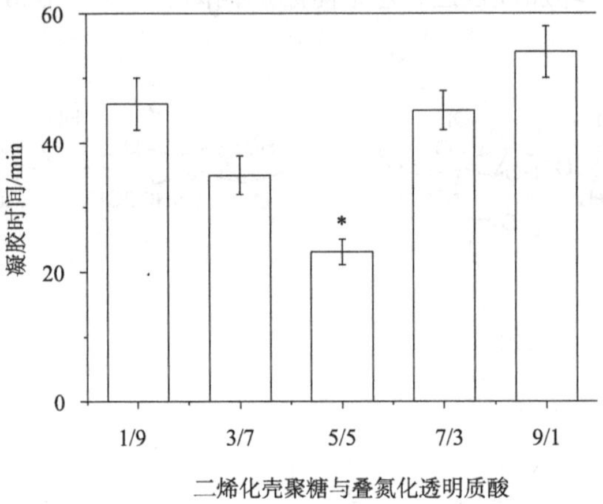

图 8-10　不同比例的二烯化壳聚糖与叠氮化透明质酸对凝胶时间的影响

结合双组分溶液比例对凝胶时间的结果，可知相同浓度（均为质量分数 2%）的二烯化壳聚糖与叠氮化透明质酸前驱体溶液的混合比例对所成水凝胶的力学性能也非常重要。由图 8-11 可知，当二烯化壳聚糖与叠氮化透明质酸体积比为 5∶5 时，此时两者反应基团的摩尔比接近相等，最有利于充分配对交联成为凝胶，所得凝胶的力学模量最高。除了反应基团的比例，前驱体分子质量和溶液浓度也会显

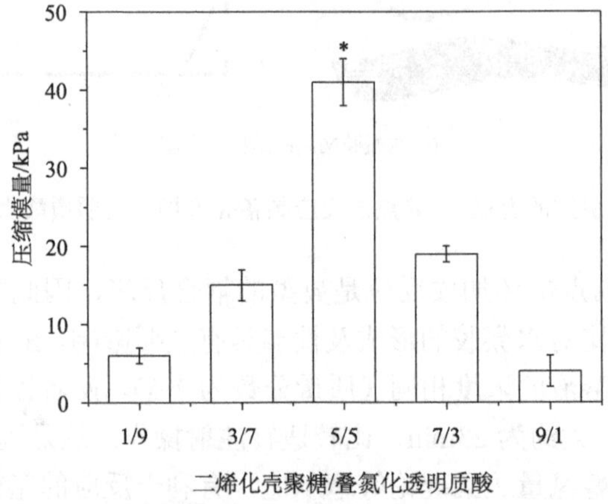

图 8-11　不同比例的二烯化壳聚糖与叠氮化透明质酸对水凝胶压缩模量的影响

著影响水凝胶的稳定性和力学性能，通常前驱体溶液的浓度与凝胶的力学性能成正相关，但是对于壳聚糖和透明质酸来说，由于分子质量大，很难配制高浓度溶液。综合以上结果，当前驱体溶液浓度为质量分数 2%以及相同混合体积比时，所交联的水凝胶性能最好。

水凝胶的动态流变行为决定着该材料的成胶性能。图 8-12 显示了在 37℃下等量二烯化壳聚糖与叠氮化透明质酸混合溶液（溶液浓度均为质量分数 2%，体积比为 1∶1）的动态流变学性能，从扫描曲线可以得知该水凝胶的凝胶过程。最初 20min 之内，混合溶液的动态模量均较低，且波动平稳。之后，动态模量急速增加，23min 左右形成凝胶，即达到凝胶点，此时两种模量数值相等。这种凝胶点比较适合细胞的包埋，并且有利于材料在体内的注射植入。还应该注意到，凝胶点之后材料会随时间进一步交联，达到更稳定的状态，这说明二烯化壳聚糖与叠氮化透明质酸的点击环加成反应比典型的铜催化点击反应慢，整个交联过程可持续 1h。

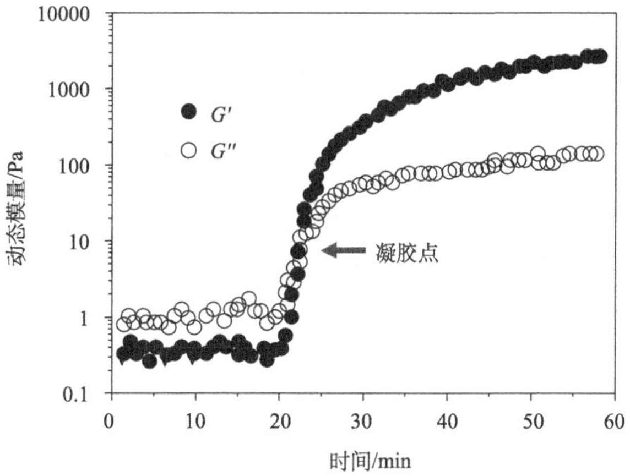

图 8-12　水凝胶的流变性能

对无铜催化点击交联水凝胶的体外稳定性能进行了表征分析。图 8-13 为该水凝胶在 37℃下 PBS 中的失重曲线，由于该水凝胶为共价交联，结果显示其在 PBS 中失重较慢，培养 28 天后凝胶保持质量可达 70%以上，说明这种二烯化壳聚糖与叠氮化透明质酸的环加成的反应产物很稳定。为了进一步验证水凝胶具有生物降解性，在 PBS 中分别加入浓度为 1 mg/mL 的溶菌酶和 100 U/mL 的透明质酸酶，结果发现水凝胶的失重速率明显加快。这是因为壳聚糖和透明质酸本身为酶解多聚糖分子，在酶催化下分子链段发生了降解而断裂为小分子。

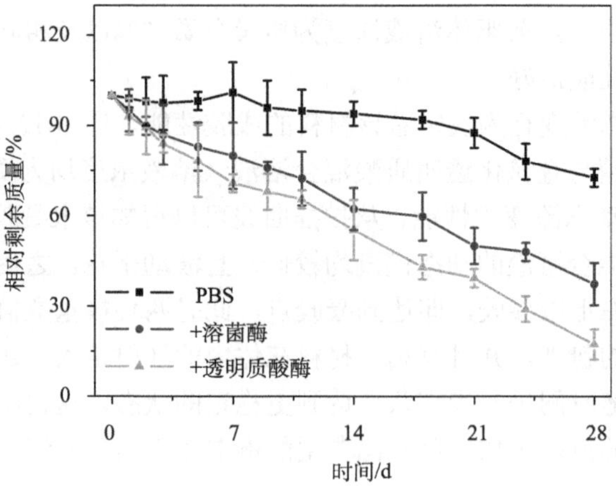

图 8-13　水凝胶在 37℃下 PBS 中的体外降解

图 8-14 为水凝胶在体外降解前后的微观结构形貌对比。从中看出，冻干后的水凝胶表现为多孔海绵状材料（图 8-14（a）)，即为天然多聚糖材料的典型结构。在 PBS 中培养 21 天后，水凝胶冻干后未发生显著性变化（图 8-14（b)），证明了该水凝胶的稳定性好，网络结构未发生明显降解。而在 PBS 中分别添加浓度为 1mg/mL 的溶菌酶和浓度为 100U/mL 的透明质酸酶后，水凝胶在降解前后的微观结构明显发生了变化（图 8-14（c），(d)）。与图 8-14（a），(b）对比，酶解之后的水凝胶虽然体积略微缩小，但是冻干后孔径增大、内部结构疏松，说明多聚糖交联网络在酶催化作用下发生了显著的降解，造成较多的物质从基体释放到了降解液中，这与前面体外降解结果一致。

水凝胶的溶胀性能也是稳定性能的组成部分，因此有必要同时测定该水凝胶的溶胀比动力曲线（图 8-15）。为了更好地说明该水凝胶的生物学性能，特别地将水凝胶置于含有小牛血清的 DMEM 细胞培养溶液中，并与 PBS 进行对比。结果显示，水凝胶在 DMEM 中的溶胀比略高于 PBS，特别是培养 7 天之后，溶胀比为明显，这可能是因为 DMEM 中的蛋白吸附于水凝胶中，导致网络结合更多水分。并且，该水凝胶在两种培养液中的溶胀比均随培养时间逐渐增大，这与大部分多聚糖水凝胶的表现类似。从上文知道，水凝胶高的溶胀比容易导致材料发生分解或降解，因此较长时间（比如 21 天）降解后，材料内部结构变得疏松（图 8-14（c），(d)）。

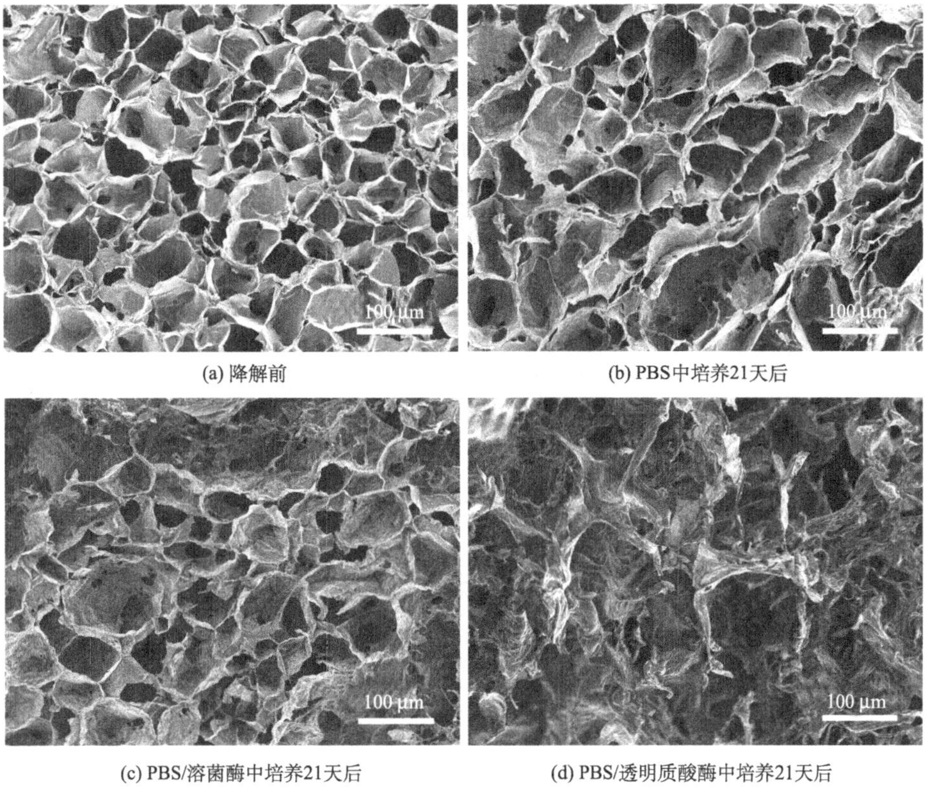

图 8-14　水凝胶在 37℃下 PBS 中的体外降解前后的 SEM 图

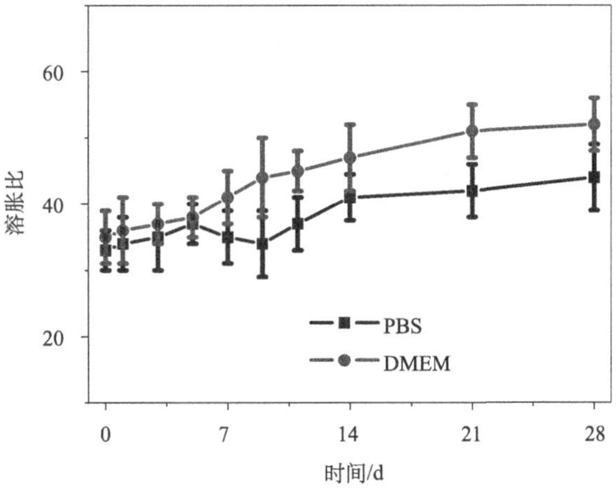

图 8-15　水凝胶在 37℃下 PBS 和 DMEM 中的溶胀比动力曲线

体外细胞培养细胞在凝胶中的种植密度为5×10^6/mL 结果表明，无铜催化水凝胶的生物活性显著高于铜催化对照组（图 8-16）。对细胞的黏附性而言，脂肪干细胞在无铜催化水凝胶表面黏附的数量明显高于铜催化水凝胶；同时，将脂肪干细胞包覆于两种水凝胶中，在培养的 21 天内，细胞在铜催化水凝胶中逐渐减少。显著不同的是，包覆于无铜催化水凝胶的细胞在培养过程中始终保持较好的活性，特别是在第 14 天和第 21 天，无铜水凝胶中细胞的数量显著高于对照，这充分说明无铜催化水凝胶具有很高的生物活性，有效地促进了脂肪干细胞的黏附与生长，其应用优势明显高于含铜材料。

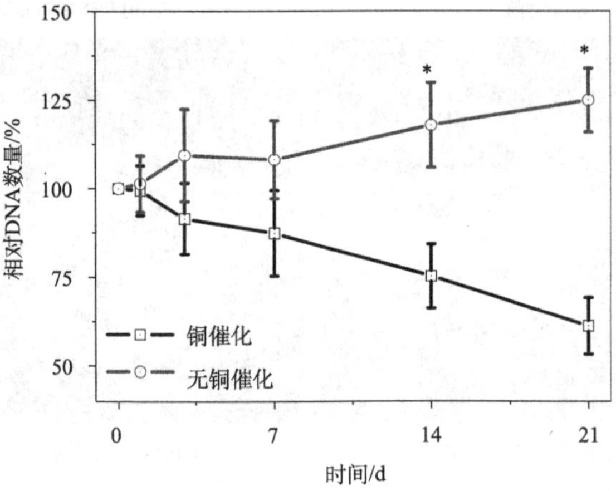

图 8-16　人体脂肪干细胞在两种水凝胶中的种植对比

为了直观了解无铜催化水凝胶的生物活性，将脂肪干细胞种植于水凝胶（种植密度 5 × 10^6/mL）中，并与铜催化水凝胶对比。通过荧光染色后，对脂肪干细胞在两种水凝胶表面的生存状态及微观形貌进行观察。我们已经知道，铜催化水凝胶在短时间内的表面细胞黏附性依然较好，并能促进软骨细胞的短期（1~3d）增殖（图 8-8（b），（d））。激光共聚焦结果表明，经过长期细胞培养，比如种植 21 天后，无铜水凝胶的细胞存活率超过 95%，活性保持良好（图 8-17（a）），而铜催化水凝胶则出现大量细胞死亡，存活极少（图 8-17（b））；扫描电镜观测显示，脂肪干细胞在铜催化水凝胶中分别培养 7 天和 21 天后始终保持正常的表型形貌，即直径为 10 μm 左右的球形状态（图 8-17（c）～（f）），表明这种交联机制的多聚糖水凝胶本身即具有较高的细胞相容性，避免了亚铜离子对细胞的毒性作用，其生活状态接近于天然脂肪细胞外基质，有利于细胞的增殖与分化。

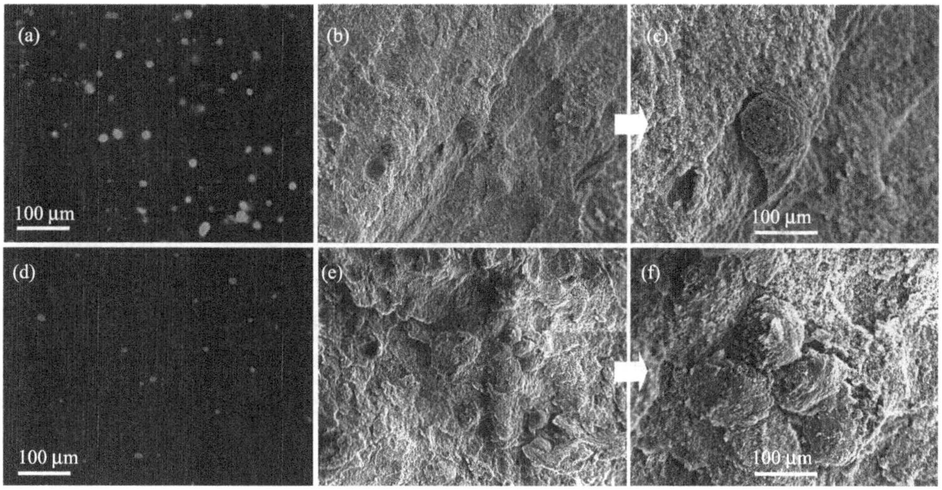

图 8-17　人体脂肪干细胞在两种水凝胶中的种植

（a）细胞在无铜水凝胶中培养 21 天后的 CLSM 图；（b）细胞在铜催化水凝胶中培养 21 天后的 CLSM 图；（c），（d）细胞在无铜水凝胶中培养 7 天后的 SEM 图；（e），（f）细胞在无铜水凝胶中培养 21 天后的 SEM 图

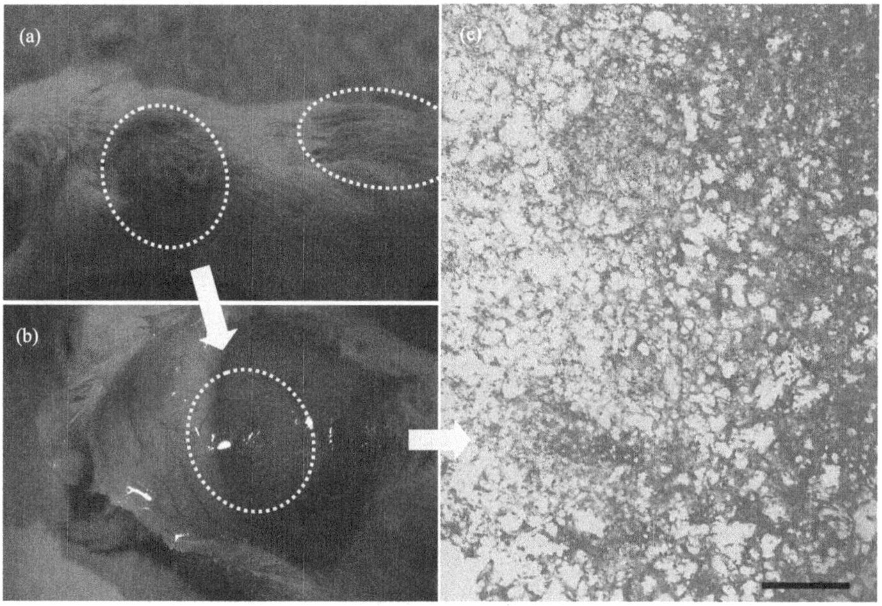

图 8-18　无铜点击化学水凝胶的小鼠体内研究

（a）注射 1h 后；（b）培养 7 天后；（c）培养 7 天后的组织 H&E 染色切片

为了验证水凝胶的体内成胶性和生物相容性，将二烯化壳聚糖与叠氮化透明质酸溶液混合后通过注射器直接注射到 Balb-C 小鼠背部两侧皮下，每侧注射量为 1 mL。如图 8-18（a）所示，该溶液在注射 1h 后能形成隆起的三维支架材料，体现出较好的注射操控性，实现了原位凝胶化。培养 7 天之后，可观察到水凝胶明显存在于小鼠皮下，未发生明显收缩现象（图 8-18（b）），这表明该水凝胶在体内稳定性好。采用组织切片染色分析该凝胶在体内的炎症反应，结果在凝胶中及与其接触的周围组织均未发现恶性感染、组织坏死等炎症反应（图 8-18（c）），表明该水凝胶具有很好的组织相容性。并且，整个体内研究过程中，小鼠注射部位没有出现任何红肿、流脓以及恶性感染等情况。这些结果进一步说明该类水凝胶的生物性能优异，适宜体内治疗，有望作为细胞支架材料用于组织工程和器官修复。

8.4　无铜点击化学微凝胶

最近，基于环辛炔-叠氮反应的无铜点击化学也已经应用于多聚糖水凝胶和微凝胶的制备中[5]。这里以原材料成本低廉的壳聚糖和海藻酸钠为例，通过接枝改性技术，分别将壳聚糖和海藻酸钠与环辛炔-3-乙醇酸和叠氮反应物搅拌反应，透析冻干得到环辛炔化壳聚糖和叠氮化海藻酸钠[6]。采用反相乳液交联法，一定条件下等体积比例混合环辛炔化壳聚糖和叠氮化海藻酸钠溶液，并将其加入含有乳化剂司班 80 的石蜡油中，超声乳化后交联挥发过夜，最后倒入异丙醇中即可析出壳聚糖与海藻酸钠微凝胶（图 8-19）。

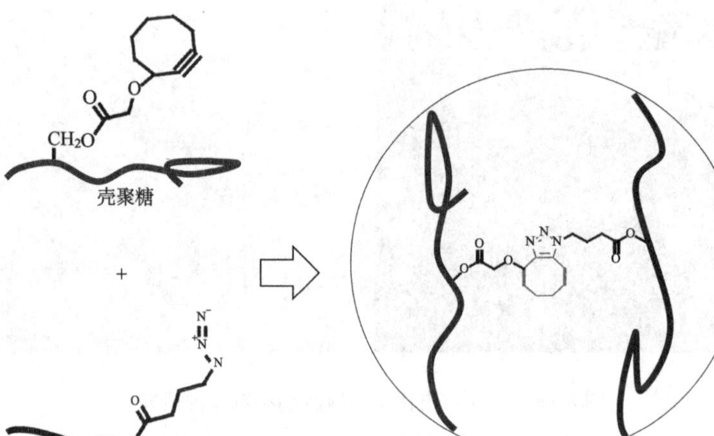

图 8-19　无铜催化点击交联壳聚糖与海藻酸钠制备微凝胶的示意图

相对而言，环辛炔-叠氮的点击反应具有交联温度低、固化速度快等优点，因此更适宜微凝胶的制备，特别有利于活性蛋白药物的包埋。这里采用快速点击交联，对壳聚糖和海藻酸钠分别进行改性处理，使它们各自带有可以进行反应的活性基团，混合后能在温和条件下自动交联成型。冻干后得到交联的壳聚糖与海藻酸钠微球，其微观形貌见图 8-20（a），结果显示这种材料的成球性好，直径范围在 10~80 μm，平均直径为 44 μm，呈正态分布（图 8-20（b））。

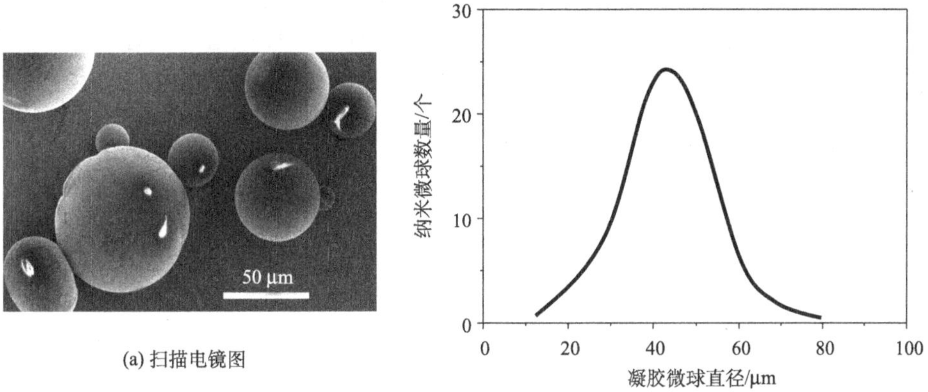

(a) 扫描电镜图　(b) 粒径分布

图 8-20　壳聚糖/海藻酸钠微凝胶的形成

通常含有海藻酸钠的微凝胶多采用氯化钙进行离子交联，这种物理交联的多聚糖微球稳定性较差。由于在生理条件下，钙离子将不可避免与其他二价离子发生置换，这导致海藻酸钠微球极易发生溶解而失去缓释能力。通过测定所得壳聚糖与海藻酸钠微凝胶的体外失重，随时间延长失重率相应变化见图 8-21（a）。从图中可以看出培养 7 天后，该微球的失重率为 13%左右，结构稳定。同时，对壳

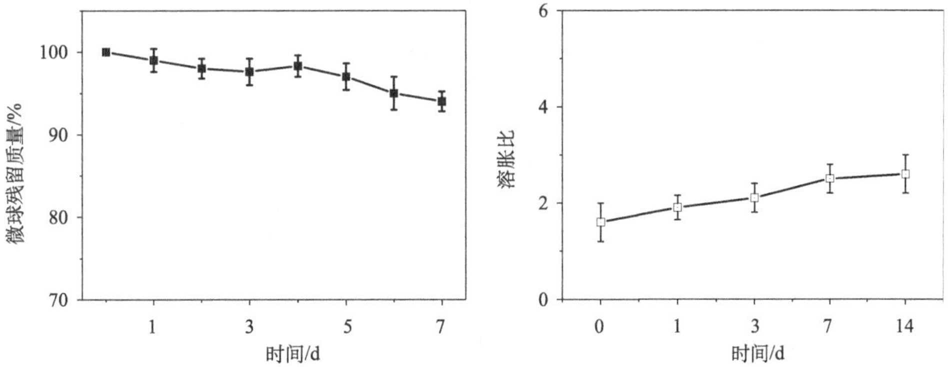

(a) 体外失重　(b) 溶胀比

图 8-21　壳聚糖与海藻酸钠微凝胶的性能

聚糖与海藻酸钠微凝胶的吸水率也进行了测试，随时间变化的溶胀比见图 8-21（b），从图中可以看出该微球具有一定的吸水能力，可吸收相当于自身质量 1.6~2.7 倍的液体，即形成一种高保水量的凝胶微球体。

将所得壳聚糖/海藻酸钠微凝胶与 3T3 成纤维细胞共培养（细胞种植密度为 2×10^4/50mg 微凝胶），并测定了第 7 天的细胞 MTT 活性，结果见图 8-22。从图中可以看出，无铜点击微凝胶的细胞活性显著高于采用铜催化的对照材料，证明所制备的微凝胶细胞相容性更好，更适用于组织修复。传统的戊二醛或亚铜离子等化学试剂具有细胞毒性，交联过程导致蛋白变性，毒性残留还将对人体产生毒副作用，难以进行临床使用。基于环辛炔与叠氮反应的无铜点击交联技术可避免使用毒性铜催化剂，材料中不存在铜离子的残留，保证了微凝胶的细胞相容性和使用安全性，非常适用于药物释放、基因治疗和组织工程等的临床应用。

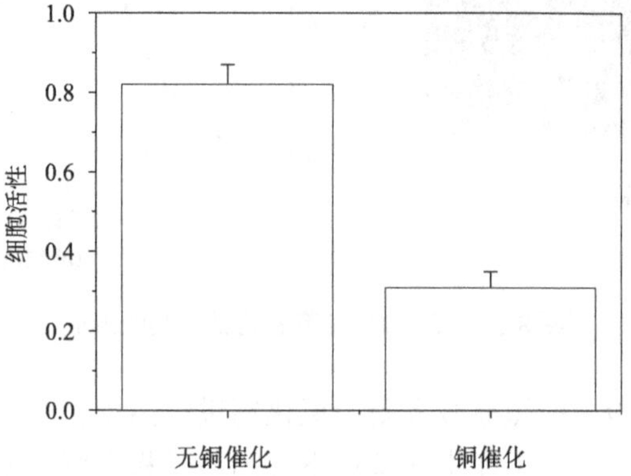

图 8-22　壳聚糖、海藻酸钠微凝胶与 3T3 成纤维细胞共培养 7 天后的活性

参 考 文 献

[1] 胡小红. 软骨修复用水凝胶的制备和性能研究. 杭州：浙江大学, 2009: 86-99.

[2] Hu X H, Li D, Zhou F, et al. Biological hydrogel synthesized from hyaluronic acid, gelatin and chondroitin sulfate by click chemistry. Acta Biomaterialia, 2011, 7(4): 1618-1626.

[3] Jirawutthiwongchai J, Krause A, Draeger G, et al. Chitosan-oxanorbornadiene: a convenient chitosan derivative for click chemistry without metal catalyst problem. ACS Macro Letters, 2013, 2: 177-180.

[4] Fan M, Ma Y, Mao J H, et al. Cytocompatible *in situ* forming chitosan/hyaluronan hydrogels *via* a metal-free click chemistry for soft tissue engineering. Acta Biomaterialia, 2015, 20: 60-68.

[5] Takahashi A, Suzuki Y, Suhara T, et al. *In situ* cross-linkable hydrogel of hyaluronan produced *via* copper-free click chemistry. Biomacromolecules, 2013, 14: 3581-3588.

[6] 谈华平. 一种无铜点击交联多聚糖微球的制备方法: 中国, 201410638105. 3. 2005.

第 9 章　自由基聚合水凝胶

9.1　机理和类型

自由基聚合法是制备医用水凝胶的常用方法之一，其原理是将可聚合官能团（比如不饱和碳碳双键）引入水溶性高分子分子结构中，在引发剂的催化下引发聚合交联而固化成型（图 9-1）。最常用的引发类型包括紫外辐照和热引发。通常，材料的厚度和深度将严重影响光强度，因此紫外辐照聚合对体内应用具有很大的局限性，主要用于人体表面修复材料的制备，比如水凝胶敷料和眼接触镜材料等。而热引发比较适用于原位注射成型，可用于体内组织工程，如骨和软骨的修复。

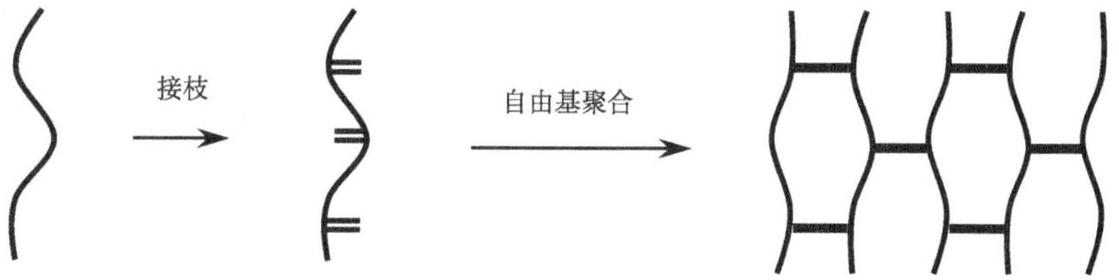

图 9-1　自由基聚合交联水凝胶的示意图

自由基聚合法制备水凝胶通常要涉及对基体高分子的接枝改性。天然高分子材料具有丰富的官能团，便于可聚合官能团或水溶性基团的引入。可聚合官能团一般是指带有不饱和碳碳双键的基团或小分子，其中甲基丙烯酸是文献报道最多的应用来源。接枝改性方法主要有两种，一种是以水溶性碳二亚胺 EDAC（或为 EDC）为缩合剂，将带有氨基的高分子与甲基丙烯酸进行缩合反应；另一种是将带有羟基或氨基的高分子与甲基丙烯酸酐直接进行酯化反应。

自由基聚合法属于共价交联，形成的网络交联点稳定性好，因此水凝胶的可降解性取决于基体材料本身。目前，已有多种天然高分子通过自由基聚合制备成为可降解水凝胶材料，包括明胶、壳聚糖、海藻酸钠、肝素、透明质酸、硫酸软骨素等。其中，壳聚糖具有良好的生物相容性和特异的抗菌性，被广泛地用于药物载体和组织工程。由于分子间的强氢键作用力，壳聚糖只能在酸性条件下质子化后溶解，它可通过 pH 改变，与共价键或离子键交联形成水凝胶。但是酸溶性和凝胶方法限制了壳聚糖作为可注射水凝胶在体内组织修复中的应用。因此，对壳聚糖分子结构的改性以促进其在中性条件下的水溶性以及建立温和的凝胶方法非常重要。

9.2　光引发交联水凝胶

壳聚糖分子链中存在大量的氨基和羟基，适宜接枝水溶性基团和可聚合官能团。前面我们介绍过，壳聚糖可与琥珀酸酐反应发生 *N*-酰化[1]，形成一种水溶性衍生物，即琥珀酰壳聚糖（SCS）。通过紫外辐照交联技术，SCS 可进一步改性，与其他生物材料如聚乙二醇（PEG）等共聚交联得到复合水凝胶支架材料[2]，示意图见图 9-2。首先将含有不饱和碳碳双键的甲基丙烯酸接枝于 SCS 中，然后与两端同样含有甲基丙烯酸基团的 PEG（PEGDM）共混，最后在光引发剂的催化下通过紫外辐射引发交联。文献报道较多的光引发剂是 2-羟基-1-[4-(羟基乙氧基)苯基]-2-甲基-1-丙酮（Irgacure 2959），细胞毒性较低，其在特定波长（365 nm）的紫外线作用下可引发双键聚合[3,4]。

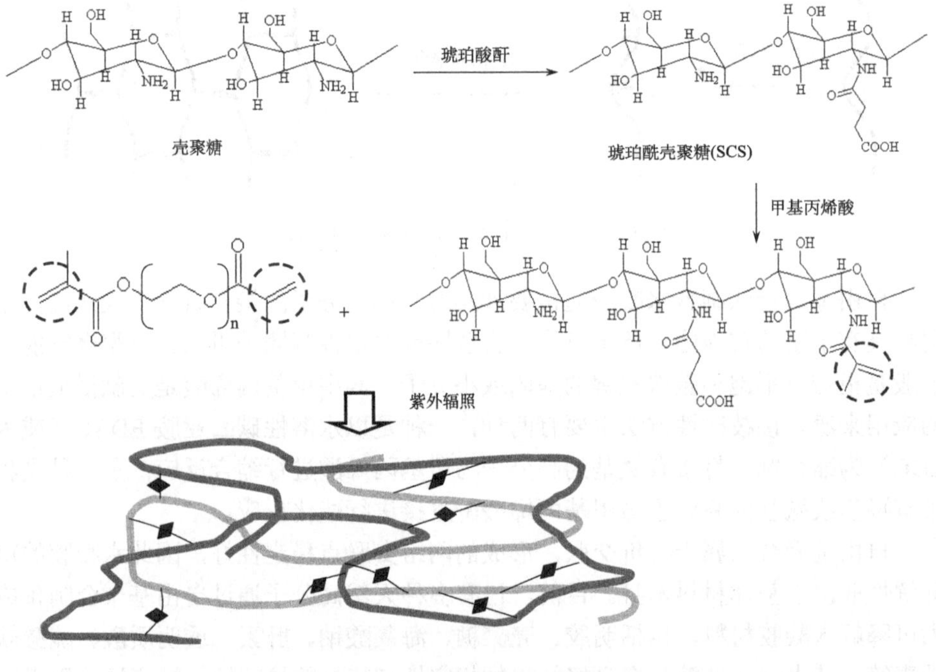

图 9-2　紫外引发自由基聚合制备琥珀酰壳聚糖/聚乙二醇复合水凝胶

PEG 为人工合成高分子，性能与天然多聚糖材料有很大的不同。为了考察 PEG 组分对复合水凝胶性能的影响，分别制备了三组水凝胶材料：单组分 SCS（无

PEG)、SCS/PEG-10（PEG 含量为 10%）和 SCS/PEG-30（PEG 含量为 30%）水凝胶。三组水凝胶内部的微观结构形貌如图 9-3 所示。可以看出，水凝胶在冻干之后均显示典型的海绵体多孔结构，特别是 SCS/PEG-10 和 SCS/PEG-30 也展示出了高孔隙率（图 9-3（b），（c）），说明这两组水凝胶主要体现天然高分子的性能。但是，相比于单一组分的 SCS 水凝胶（图 9-3（a）），SCS/PEG-10 和 SCS/PEG-30 水凝胶孔径较小，尤其是 SCS/PEG-30 水凝胶，其结构较为紧密，说明 PEG 组分的引入会显著影响水凝胶的结构与性能。

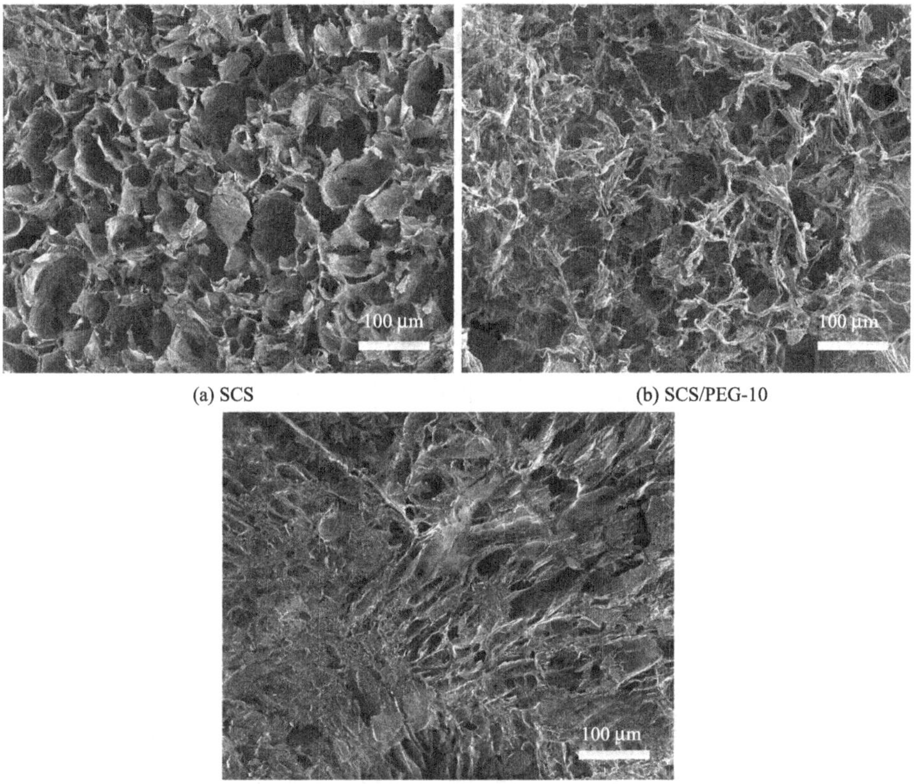

(a) SCS　(b) SCS/PEG-10

(c) SCS/PEG-30

图 9-3　壳聚糖/聚乙二醇复合水凝胶在−50℃冻干后的 SEM 图

对 SCS、SCS/PEG-10 和 SCS/PEG-30 三组水凝胶在 37℃下的 PBS 中的体外溶胀与失重性能进行了对比。如图 9-4（a）所示，对照组 SCS 水凝胶的初始溶胀比显著高于 SCS/PEG-10 和 SCS/PEG-30 水凝胶，说明 PEG 的引入削弱了凝胶溶胀能力，这一方面是由于 PEG 的亲水性低于 SCS，另一方面 PEG 有利于大分子间的交联，从而使水凝胶结构更为致密。这与 SEM 结果（图 9-3）一致。并且，

PEG 组分比例愈高，导致复合凝胶的初始溶胀比越低。由图 9-4（a）看出，在前 5 天的培养中，SCS 水凝胶的溶胀略有增加，随后逐渐下降。相比于 SCS，SCS/PEG-10 和 SCS/PEG-30 水凝胶的吸水能力随培养时间逐渐增加，特别是 SCS/PEG-30 组在前 3 天增加较快，然后增速减缓。培养 21 天后，SCE/PEG-10 水凝胶的溶胀比显著高于 SCS 和 SCS/PEG-30 水凝胶，说明这种组分材料的结构最利于溶胀，这对细胞的包覆应用具有重要意义。

壳聚糖/聚乙二醇复合水凝胶的体外失重结果如图 9-4（b）所示。在 37℃下的 PBS 中，SCS、SCS/PEG-10 和 SCS/PEG-30 水凝胶的质量逐渐降低。在前 7 天，水凝胶的失重速率较快，随后失重速率降低，水凝胶达到较为稳定的状态。这些结果表明，PEG 组分未能显著影响复合凝胶的失重性能，数值仅略有下降，这也证明了紫外线引发自由基聚合的水凝胶结构比较稳定。在第 21 天，SCS、SCS/PEG-10 和 SCS/PEG-30 三种水凝胶的剩余质量分别为 90.2%、88.7%和 86.6%。

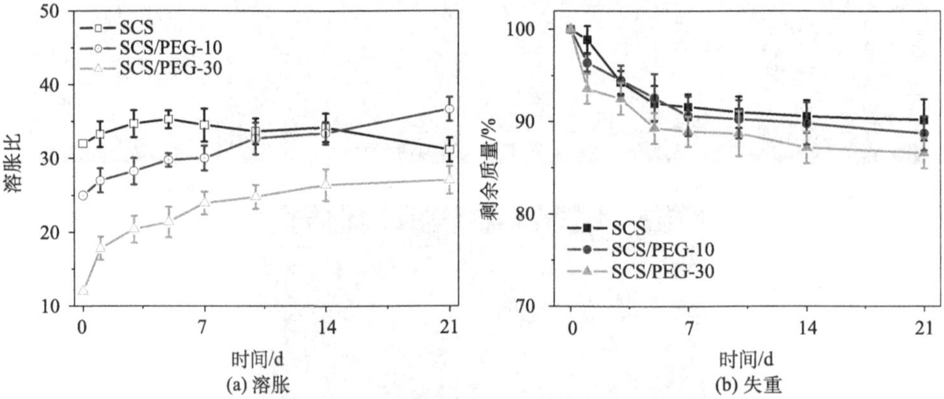

图 9-4　壳聚糖/聚乙二醇复合水凝胶在 37℃下 PBS 中的体外性能

为了考察该类水凝胶用于传递脂肪生长因子的能力，这里选择胰岛素作为模型药物包埋于 SCS、SCS/PEG-10 和 SCS/PEG-30 水凝胶中（胰岛素在水凝胶中的浓度为 1mg/mL）。需要指出的是，并非所有的胰岛素都能被包埋在水凝胶中，有部分胰岛素会在凝胶的交联过程中溢出。图 9-5（a）显示了凝胶成型后胰岛素在其中的浓度。结果表明 SCS/PEG-10 水凝胶表现出最高的胰岛素加载效率，大约 88%的胰岛素可以被包埋；SCS 水凝胶的载药能力次之；而包埋在 SCS/PEG-30 水凝胶中的胰岛素总量最低。胰岛素从水凝胶中释放的行为见图 9-5（b）。在初始阶段，胰岛素的释放速度均较快，随后速度变慢。其中，胰岛素从 SCS/PEG-10 水凝胶中释放的速度较慢，在培养后 7 天，累积释放量达到 41.1%。由此可以得知，PEG 组分可以调节 SCS 复合水凝胶的结构与性能，其中当 PEG 含量为 10% 时水凝胶的综合性能较好，比较适合胰岛素的包埋与释放。

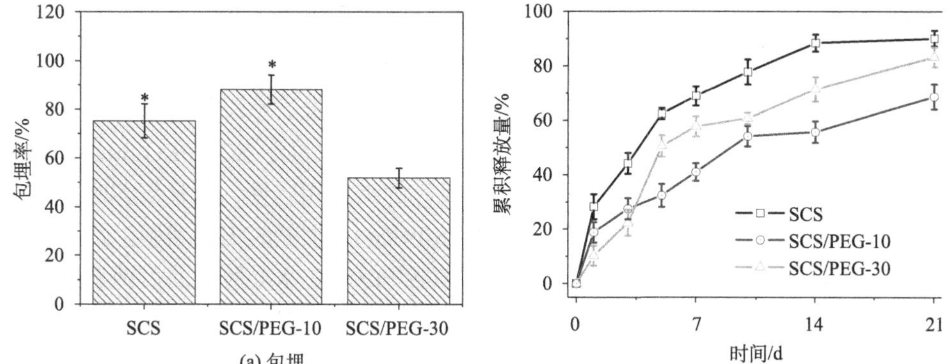

(a) 包埋　(b) 释放

图 9-5　胰岛素在壳聚糖/聚乙二醇复合水凝胶中运载

为了研究壳聚糖与聚乙二醇复合水凝胶的细胞相容性，将人体脂肪干细胞分别种植于该水凝胶表面（种植密度为 30 000/孔，148 孔培养板）和内部种植密度为 5×10^6mL，并考察胰岛素的负载对脂肪再生的效用。图 9-6（a）为水凝胶表面

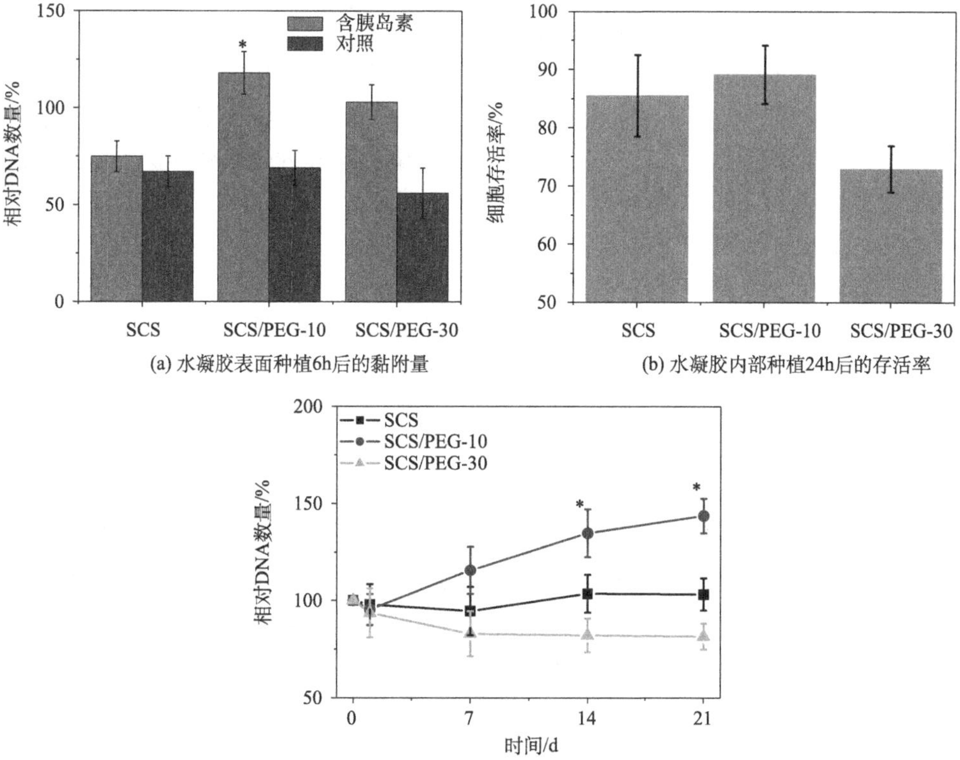

(a) 水凝胶表面种植6h后的黏附量　(b) 水凝胶内部种植24h后的存活率

(c) 水凝胶内部细胞的增殖

图 9-6　壳聚糖/聚乙二醇复合水凝胶对脂肪干细胞的黏附与增殖

上的脂肪干细胞的 6h 黏附率，从图中可以看出，细胞在含有胰岛素的水凝胶表面黏附高于对照组，其中黏附性能最优的是 SCS/PEG-10 水凝胶，而无胰岛素的对照组表面则无显著性差异。将细胞包埋在三种含胰岛素的水凝胶内部培养 24h 之后（图 9-6（b）），SCS 和 SCS/PEG-10 水凝胶的存活率高于 SCS/PEG-30，说明高溶胀比的 SCS 和 SCS/PEG-10 水凝胶具有较好的细胞相容性。延长培养时间，如图 9-6（c）所示，结果说明细胞可以在 SCS/PEG-10 水凝胶内部增殖，特别是培养 14 天后，其细胞数量显著高于 SCS 和 SCS/PEG-30 水凝胶，而后两者的细胞数量随着培养时间延长未见增加，其中 PEG-30 水凝胶的细胞数量反而略有下降。这些说明，负载浓度为 1 mg/mL 胰岛素的 SCS/PEG-10 水凝胶生物活性最好，具有较好的细胞相容性，脂肪干细胞可以在水凝胶中增殖和生长，有望适用于细胞运载和软组织修复。

9.3　热引发交联水凝胶

浙江大学高长有课题组首次在壳聚糖分子上依次接枝甲基丙烯酸（MA）和乳酸（LA），二者可分别赋予壳聚糖可聚合性和水溶性，在体温下以过硫酸铵与四甲基乙二胺（APS/TMEDA）氧化还原体系为引发剂形成壳聚糖水凝胶[5,6]。在 EDAC 的催化下，氨基和羧基能缩合形成酰胺键，从而可将甲基丙烯酸和乳酸依次接枝在壳聚糖分子链上（图 9-7）。甲基丙烯酸的接枝为壳聚糖提供了可聚合的双键官能团，而乳酸的引入可改善壳聚糖的水溶性。结果表明，当壳聚糖接枝 23% MA 后，在水中只能发生溶胀，而进一步接枝 52% LA 后，所形成的 CML 可以在水中溶解。在 MA 接枝的基础上进一步接枝 LA，不仅能使壳聚糖分子结构更加无序，破坏氢键的产生，而且 LA 中的羟基能够增强壳聚糖与水分子间的氢键作用，大大提高壳聚糖的水溶性。

壳聚糖水凝胶是 CML 通过双键之间的交联反应形成的，采用 APS/TMEDA 氧化还原引发体系能使壳聚糖衍生物在体温下实现聚合反应，这种引发体系具有水溶性和一定的生物相容性。在临床应用中，可注射水凝胶材料的聚合物溶液在室温下应能够长时间地保持稳定，而当注射到体内时，在体温下能够较快地形成凝胶。因此，需考察引发剂浓度对凝胶时间的影响。图 9-8 是不同浓度引发剂对凝胶时间的影响（CML 浓度为质量分数 1%），随着引发剂浓度的增加，凝胶时间下降。当浓度引发剂为 2.5 mmol/L 时，在 37℃下的凝胶时间需要 30 min 以上，而当引发剂浓度分别为 5 mmol/L 和 10 mmol/L 时，凝胶时间只需约 5 min 和约 1.5 min；当引发剂浓度升至 15 mmol/L 时，凝胶时间只需约 30s。这是因为引发剂浓度的提高，产生大量的自由基，加速了交联反应的进行。

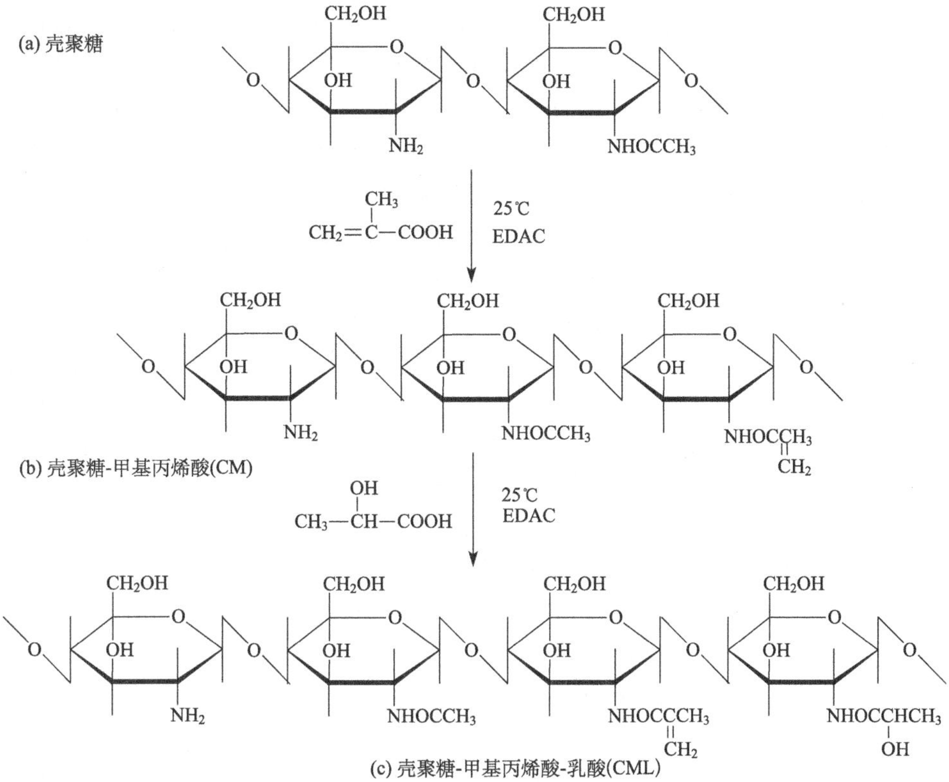

图 9-7　壳聚糖的接枝改性示意图

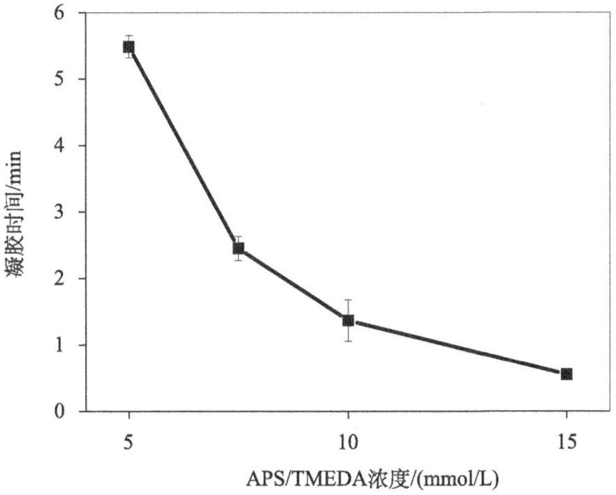

图 9-8　不同浓度的引发剂 APS/TMEDA 对凝胶时间的影响

CML浓度的提高对凝胶时间影响不大，然而CML浓度过高时会延长凝胶时间，这可能是由于溶液黏度过大，引发剂在溶液中均匀分散比较困难所致。另外，由于TMEDA溶液为碱性，当溶液浓度到一定值时，继续加入会导致CML的局部沉淀，将TMEDA包裹，影响其扩散，阻碍小分子自由基的产生。此外，APS/TMEDA氧化还原引发体系对温度比较敏感，随着温度的升高，凝胶时间缩短。当从室温25℃升到体温37℃，凝胶时间从20 min左右缩短至5.5 min左右。温度升高能够促进自由基产生和扩散，并且能够促进大分子自由基和单体的运动，从而加速反应进程，缩短凝胶时间。

水凝胶是由具有网状结构的聚合物和溶剂组成的，其溶胀过程实际上是溶胀和收缩两种相反行为的平衡过程。图9-9是不同引发剂浓度下壳聚糖水凝胶在PBS中的平衡溶胀比和交联量。随着引发剂浓度增加，平衡溶胀比减小；当引发剂浓度大于7.5 mmol/L时，平衡溶胀比无显著差异。而交联量与其相反，随着引发剂浓度的增加而增大，即随着交联量的增加，平衡溶胀比先减小，后基本不变。这是由于壳聚糖大分子单体的运动能力较差，活动范围受限，而引发剂浓度增加，自由基大量增加，使壳聚糖大分子单体有更多机会参与交联反应，因而交联量增加。交联量增加导致聚合物受限的程度加大，分子链的运动能力降低，交联网络的网格尺寸减小，即交联密度增加，从而平衡溶胀比减小。另外，壳聚糖水凝胶在不同平衡介质中的平衡溶胀比也有差异。壳聚糖在水中平衡溶胀比为140左右，而在PBS和DMEM中相差不大，只有20～30。这是因为平衡体系中PBS和DMEM的离子强度远大于水的离子强度。综合来看，壳聚糖水凝胶的平衡溶胀比受引发剂浓度及平衡介质的影响较大，尤其是平衡介质的离子强度，而对聚合物浓度的依赖性较小。

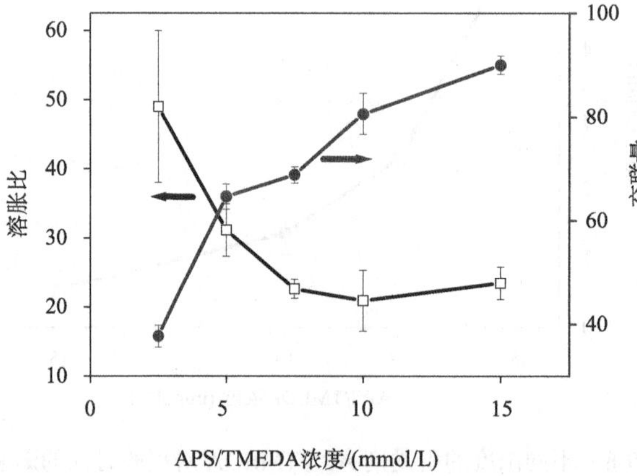

图9-9　不同浓度引发剂对壳聚糖水凝胶在PBS中的平衡溶胀比和交联量的影响

壳聚糖是一种酶解多聚糖分子，在水和 PBS 中的降解速度非常缓慢，但在溶菌酶的作用下降解速度加快。图 9-10 为壳聚糖水凝胶在 PBS 和 1 mg/mL 溶菌酶与 PBS 溶液中的降解情况。在图 9-10 中，PBS 中水凝胶的质量在前 5 天基本保持不变，然后缓慢下降，到第 18 天时仍保持在 87%左右；而在溶菌酶与 PBS 溶液中，前 2 天质量无显著变化，3 天时质量开始增加，4 天时增加至最高达 128%，然后快速下降，到第 8 天时已完全降解。在实验过程中观察到，凝胶的形状在 PBS 中基本没有变化，而在溶菌酶与 PBS 溶液中其形状无法很好地保持。结果表明，壳聚糖水凝胶在 PBS 中降解程度很低，其失重可能是由于脱水造成的，而水凝胶在溶菌酶与 PBS 溶液中降解速度较快，这是酶催化降解的结果。壳聚糖的降解主要发生在糖苷键的断裂，而壳聚糖水凝胶交联形成的亚甲基是不会断裂的。水凝胶在溶菌酶与 PBS 溶液中在降解初始阶段质量增加，是因为在降解初期时，壳聚糖中小部分糖苷键发生降解而断裂，使得网络中的网格尺寸增大，导致水凝胶溶胀加剧而质量增加。后期，当糖苷键断裂较多并累积到一定量时，整个交联网络结构不能维持，导致水凝胶网络解离而全面崩塌。

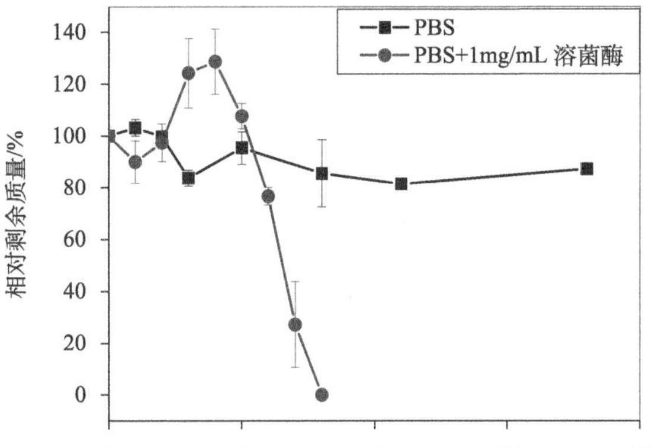

图 9-10　壳聚糖水凝胶在 PBS 和 1 mg/mL 溶菌酶与 PBS 溶液中的降解

壳聚糖水凝胶的结构与天然软骨中细胞外基质结构相似，有利于软骨细胞在水凝胶中形态的保持。图 9-11 是兔耳软骨细胞在壳聚糖水凝胶内的活性和 DNA 含量。软骨细胞活性在水凝胶中表现为先增加后下降，在图 9-11（a）中，软骨细胞活性随着培养时间延长而增加，在 6 天时达到最大值，随后细胞活性随着培养时间的延长而下降。在图 9-11（b）中，在第 3 天和 6 天时，水凝胶中 DNA 的含量基本不变；培养 6 天后，DNA 的含量几乎呈直线下降。DNA 含量变化可以反映凝胶中细胞数量，但其中包括死细胞数目。第 3 天和 6 天的 DNA 含量没有变化，说明软骨细胞在这种壳聚糖水凝胶中不能增殖。因此，图 9-11（a）中细胞活性的增加主要是由于细胞新陈代谢比较旺盛引起的。后期的细胞活性下降，可能是由于细胞新陈代谢旺盛造成凝胶周边的细胞消耗营养的速率较快，阻碍了足够的营养进入凝胶内部，因而造成细胞的死亡。而图 9-11（b）中 DNA 含量的下降可能是由于培养时间较长，死细胞的 DNA 从凝胶中释出和材料发生降解造成 DNA 发生流失引起的。

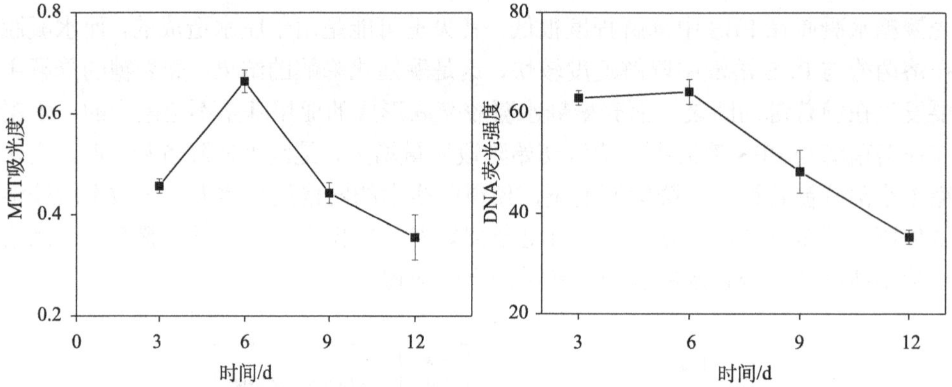

(a) MTT 活性　(b) DNA 含量

图 9-11　软骨细胞在壳聚糖水凝胶内的种植

CML 浓度为质量分数 1 %，APS/TMEDA 浓度为 5 mmol/L，细胞种植密度为 400×10^4/mL

图 9-12 是软骨细胞在壳聚糖水凝胶中生长的 SEM 照片。由图 9-12（a），（c）可见，软骨细胞均匀分布在水凝胶中的孔洞中，呈现典型的椭圆形或球形。通过临界点干燥，细胞原先生长的空间结构被完整保存，从而形成孔洞结构；同时，后处理过程中细胞也可能发生一定的体积收缩。在图 9-12（b），（d）中可以明显观察到细胞大小为 10 μm 左右，细胞与壳聚糖水凝胶有一定的黏附作用。特别地，在图 9-12（d）中可以明显观察到细胞与孔壁之间存在一些细长的纤维，这可能是软骨细胞分泌的基质。这些结果表明，软骨细胞可以在壳聚糖水凝胶中存活，并能够保持正常软骨细胞的形态，且有一定的基质分泌，说明该水凝胶具有良好的细胞相容性。但是，壳聚糖分子本身缺乏细胞活性位点，所形成的水凝胶材料生物活性不足，无法诱导细胞增殖和分化，必须添加必要的细胞生长因子才能达到预期的使用效果。

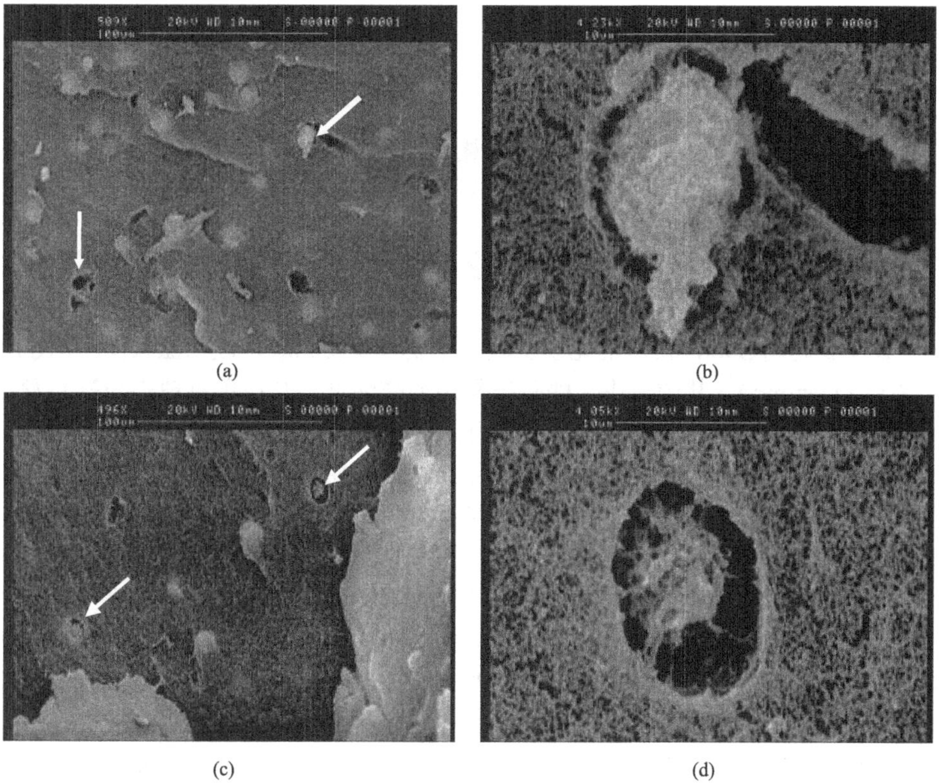

图 9-12　软骨细胞在壳聚糖水凝胶中培养 3 天（（a），（b））和 12 天（（c），（d））后的 SEM 图

CML 浓度为质量分数 1 %，APS/TMEDA 浓度为 5 mmol/L，细胞种植密度为 400×10^4/mL

参 考 文 献

[1] Tan H P, Chu C R, Payne K A, et al. Injectable *in situ* forming biodegradable chitosan-hyaluronic acid based hydrogels for cartilage tissue engineering. Biohnateris, 2009, 30(13): 2499-2506.

[2] Tan H P, Luan H K, Hu X H, et al. Covalently crosslinked chitosan-poly(ethylene glycol)hybrid hydrogels to deliver insulin for adipose-derived stem cells encapsulation. Macromolecular Research, 2013, 21(4): 392-399.

[3] Hu X H, Gao C Y. Photoinitiating polymerization to prepare biocompatible chitosan hydrogels. Journal of Applied Polymer Science, 2008, 110: 1059-1067.

[4] Hu X H, Zhou J, Zhang N, et al. Preparation and properties of an injectable scaffold of poly(lactic-co-glycolic acid) microparticles/chitosan hydrogel. Journal of the Mechanical Behavior of Biomedical Materials, 2008, 1(4): 352-359.

[5] 洪弈. 可注射性聚乳酸细胞微载体/壳聚糖水凝胶复合支架的构建. 杭州：浙江大学, 2005：76-108.

[6] Hong Y, Mao Z W, Wang H L, et al. Covalently crosslinked chitosan hydrogel formed at neutral pH and body temperature. Journal of Biomedical Materials Research, 2006, 79A(4): 913-922.

第 10 章　化学助剂交联水凝胶

10.1　化学交联剂的类型

在生物材料领域，常用的化学交联剂主要有：戊二醛、碳二亚胺（EDAC）、京尼平（Genipin）。其中，戊二醛是最常用的交联剂，其作用机理是与氨基发生席夫碱反应，能迅速桥联含有氨基的分子和基体，广泛用于组织、细胞、蛋白及其他生物分子的固定。在生物材料制备中，戊二醛常用来交联多聚糖和蛋白材料支架，比如壳聚糖、胶原、明胶多孔海绵体和微球材料等。EDAC 的作用机理是催化羧基与氨基的缩合，主要用于生物大分子和材料表面的接枝改性，以及制备天然高分子多孔支架材料，一般很少用于水凝胶材料的交联。京尼平是一种从植物中提取的天然生物交联剂，其反应机理也是能与氨基发生共价交联作用，因此可以与胶原、明胶等蛋白类高分子和壳聚糖等交联制作生物材料。从细胞相容性角度来看，这些化学助剂均有不同程度的细胞毒性，因此不适于制备原位包裹细胞的材料，例如可注射型细胞支架。目前，化学助剂交联法主要用来制备无需“事前”包裹细胞的医用材料，如人造皮肤、创伤敷料、人造骨骼材料等。

10.2　京尼平交联水凝胶

近年来，京尼平已用于交联多种含有氨基的生物材料，其中包括可降解水凝胶敷料。京尼平本身可作为一种药物，具有优异的生物相容性，其细胞毒性要低于戊二醛和 EDAC。尽管如此，京尼平仍然显示出较强的细胞毒性。根据细胞共培养的结果，当浓度为 0.5mmol/L 时即能杀死大量的脂肪干细胞，因此用于原位交联水凝胶时无法同时包裹细胞，只可将细胞种植于材料表面。京尼平交联含有氨基的胶原、明胶和壳聚糖等高分子材料已有大量报道，本章主要介绍聚乙二醇和透明质酸水凝胶材料。

10.2.1　聚乙二醇水凝胶

我们已经知道，聚乙二醇是一种人工合成高分子材料，其力学性能要优于天然高分子材料；同时，京尼平交联反应为共价键合，产物具有很好的稳定性。因此，可以预期京尼平交联的聚乙二醇水凝胶将会具有较好的稳定性和力学性能，有望用作人工软骨或骨修复材料。相对于直链型分子结构，星状多臂聚乙二醇具有更多的反应位点和更好的生物活性[1]。因此，通常用多臂聚乙二醇分子来制备水凝胶材料。这里采用两种结构的多臂聚乙二醇分子制备水凝胶，即四臂和八臂聚乙二醇，并在不同交联剂浓度下对其性能进行对比[2]。京尼平与氨基聚乙二醇的交联反应见示意图 10-1。

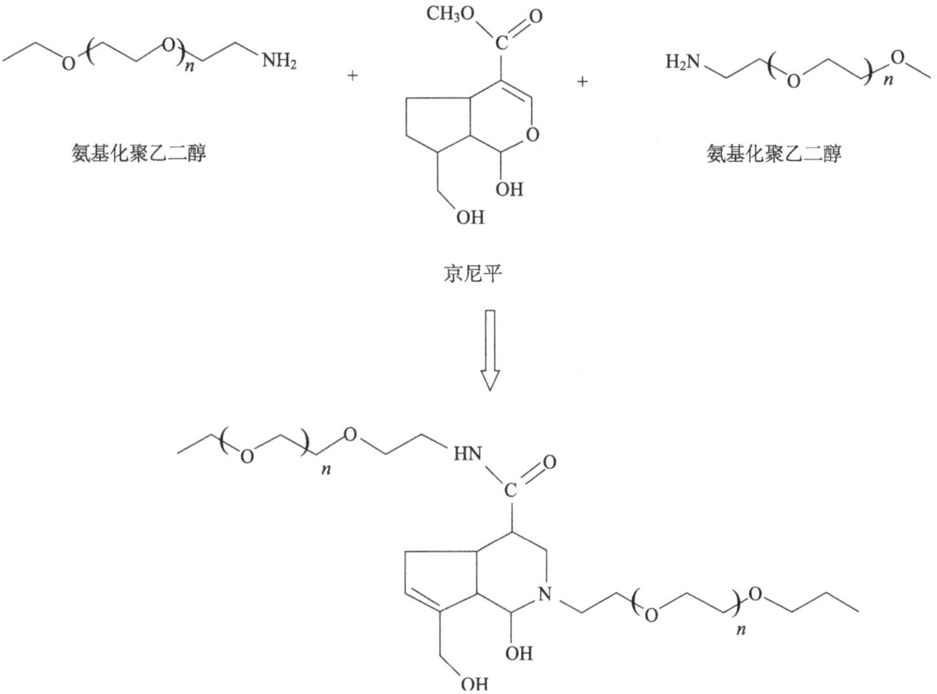

图 10-1　京尼平与氨基聚乙二醇的交联反应示意图

多臂聚乙二醇水凝胶的交联原理基于京尼平与氨基之间的共价反应，因此，交联剂京尼平的浓度对凝胶时间具有重大的影响。总体而言，在室温时，京尼平的交联过程比较缓慢。如图 10-2 所示，当京尼平的浓度为 15mmol/L 时，四臂聚乙二醇的凝胶时间范围为 4~5h。随着京尼平浓度的增加，水凝胶的凝胶时间迅速降低。当京尼平的浓度为 35.2mmol/L 时，四臂聚乙二醇的凝胶时间缩短到大约 1.5h。当京尼平的浓度大于 35.2mmol/L 时，随着京尼平浓度的增加，水凝胶的凝胶时间变化不大，这是由于此时参加反应的基团的数目已达饱和。可以看出，四臂分子的反应活性要显著高于八臂分子，即形成凝胶的时间较短。特别是当京尼平的浓度较低时，如为 15mmol/L 和 17.6mmol/L 时，八臂聚乙二醇与京尼平反应不足，未能成胶。由于空间位阻的因素，四臂聚乙二醇分子链的伸展性和运动自由度要高于八臂聚乙二醇，因此相对容易与交联剂发生反应，即反应效率更高。必须说明的是，由于交联反应用时长，可控性不强，这种水凝胶不利于注射操作。

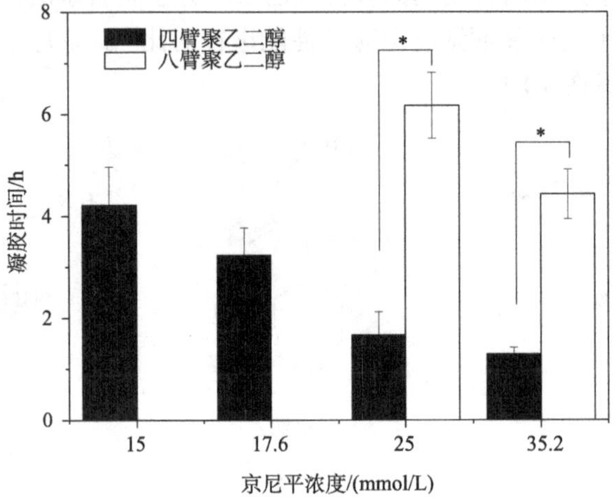

图 10-2　多臂聚乙二醇的凝胶时间随京尼平浓度的变化

前面我们介绍过，多聚糖水凝胶在冻干后均表现为海绵体多孔结构。与多聚糖水凝胶不同，聚乙二醇水凝胶在冻干后的结构相对致密；并且，四臂聚乙二醇水凝胶表现为一种弹性体材料，而八臂聚乙二醇水凝胶则比较僵硬。图 10-3 为不同交联剂浓度下的聚乙二醇水凝胶在冻干后的微观结构。从中可以明显看到，四臂聚乙二醇水凝胶具有一定的多孔结构（图 10-3（a）,（b）），特别是京尼平浓度较低时（17.6mmol/L），水凝胶内部出现大量的微孔（图 10-3（b））。这是由于四臂聚乙二醇分子具有较好的伸展性和运动空间，在干燥过程中发生类似多聚糖水凝胶的相分离，但进行程度显然较低。对于八臂聚乙二醇而言，经 35.2mmol/L 京尼平交联的水凝胶内部结构非常致密，无孔洞结构（图 10-3（c））；当交联剂浓度较低时，水凝胶内部出现了一些片层结构（图 10-3（d）），但其孔隙度依然低于四臂聚乙二醇水凝胶。这些结果进一步说明了两种多臂聚乙二醇分子链具有显著的差异，其中四臂分子的柔韧性好，更接近于天然多聚糖分子，即使在交联后，依然具有一定程度的运动性；而八臂分子则不然，其本身运动性能差，交联之后分子排列更为紧密，冻干过程中无法形成相分离。

对多臂聚乙二醇水凝胶在 37℃下 PBS 中的体外稳定性能进行了表征，包括溶胀和失重。图 10-4（a）为两种聚乙二醇水凝胶（京尼平浓度为 35.2mmol/L）的溶胀动力学曲线，结果表明分子结构显著影响水凝胶的溶胀。值得关注的是，多臂聚乙二醇水凝胶可以在 PBS 中发生高度溶胀，溶胀性能要远远高于常见的多聚糖水凝胶，其比值是多聚糖水凝胶的几十倍。作为关节软骨替换材料，在水中

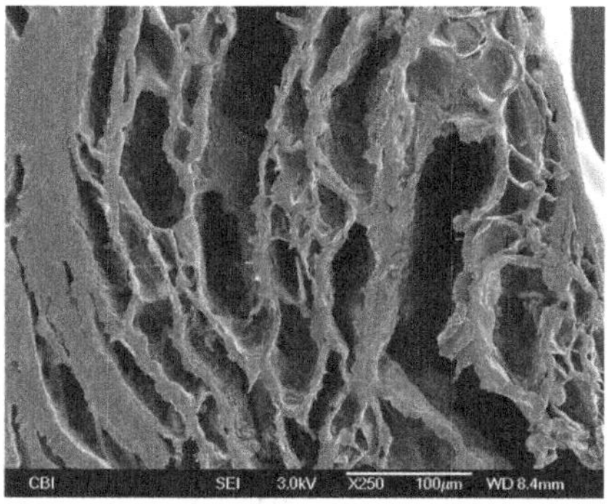

(a) 四臂聚乙二醇，35.2mmol/L 京尼平

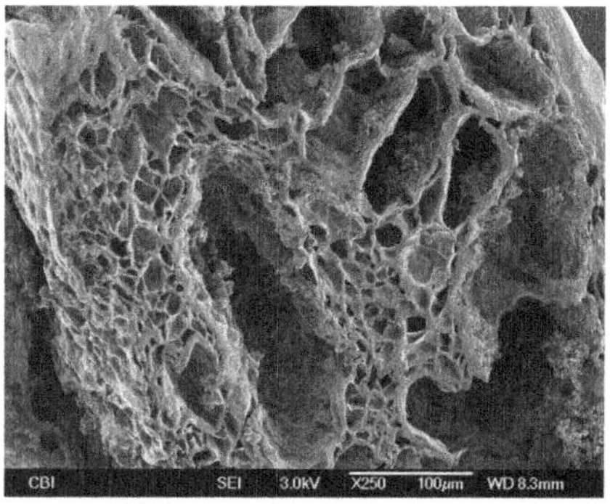

(b) 四臂聚乙二醇，17.6mmol/L 京尼平

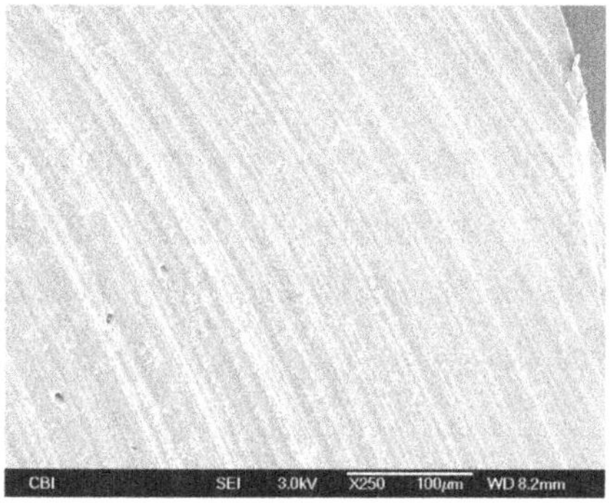

(c) 八臂聚乙二醇，35.2mmol/L 京尼平

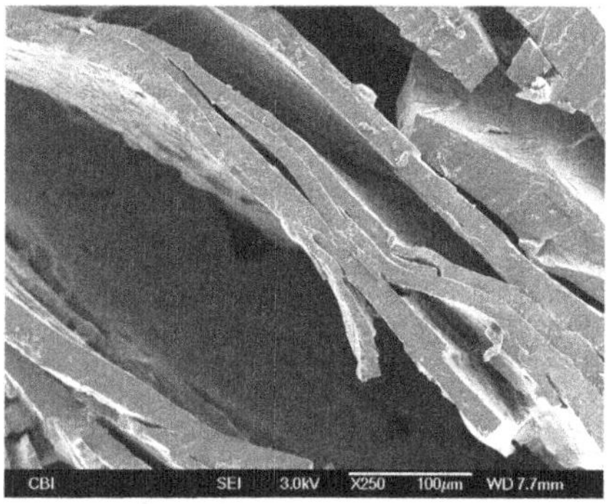

(d) 八臂聚乙二醇，17.6mmol/L 京尼平

图 10-3　多臂聚乙二醇水凝胶冻干后的内部 SEM 图

高度溶胀的状态有助于提高关节摩擦效力。从图中可知，由于四臂分子的柔韧性和伸展性好，该类水凝胶的溶胀比明显高于八臂结构的水凝胶。另外，该类水凝胶形成机制属于共价交联，测试结果显示聚乙二醇水凝胶在 PBS 中失重较慢，即使培养 70d 后凝胶保持质量依然可达 74%，说明京尼平交联反应后的水凝胶网络结构非常稳定。交联剂京尼平的浓度越高，所形成的水凝胶越稳定。研究的四种水凝胶中，浓度为 35.2 mmol/L 京尼平交联的八臂聚乙二醇水凝胶失重最慢，培养 70 天后剩余质量达到 89%，这显然归结于该水凝胶的致密结构（图 10-3（c））。这种结构稳定的水凝胶比较适合用于骨和软骨的修复与替换。

不同结构的多臂聚乙二醇水凝胶也体现出不同的细胞相容性。将人体脂肪干细胞分别种植于四臂和八臂聚乙二醇水凝胶表面（京尼平浓度为 35.2mmol/L），这两种水凝胶表现出不同的细胞黏附性，其中，在四臂聚乙二醇水凝胶表面黏附的细胞数量要远远高于八臂聚乙二醇水凝胶，表明四臂聚乙二醇水凝胶表面具有

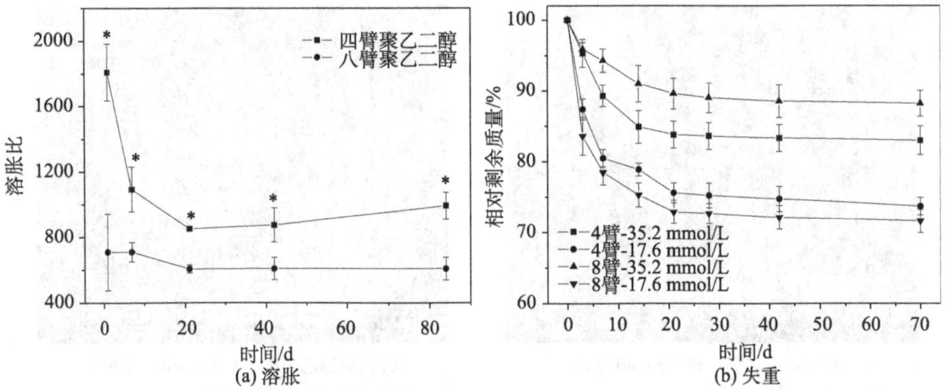

图 10-4　多臂聚乙二醇水凝胶在 37℃下 PBS 中的体外性能

更好的生物性能，同于阳性对照组织培养板 TCP。通常，材料表面的细胞黏附性与多种因素有关，包括表面张力、电荷、润湿性、粗糙度等，目前尚不知道哪种因素占主导，但总而言之，四臂聚乙二醇水凝胶的综合性能要明显优于八臂聚乙二醇水凝胶，更适合生物医学方面的应用（图 10-5）。

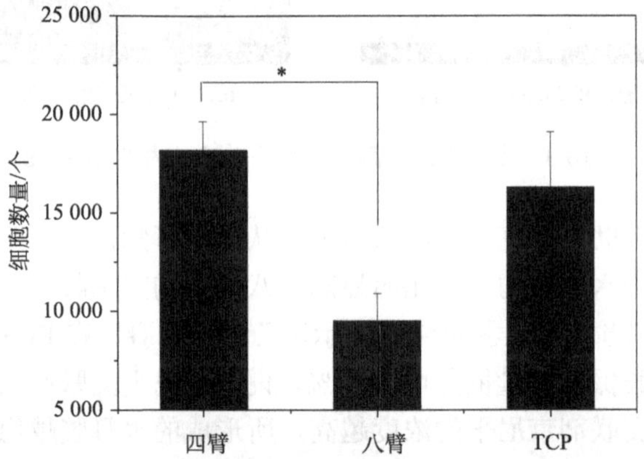

图 10-5　人体脂肪干细胞在多臂聚乙二醇水凝胶表面的黏附

10.2.2　透明质酸水凝胶

之前我们介绍了利用席夫碱反应，醛基透明质酸能与含有氨基的水溶性大分子溶液混合交联形成凝胶网络[3]。例如，氧化透明质酸含有醛基，氨基化后的透明质酸含有氨基，当两种溶液混合时，两种分子链上的醛基与氨基快速反应成为水凝胶。然而，根据原位包裹细胞和大鼠体内研究结果，这种席夫碱反应透明质酸水凝胶的稳定性较差，降解速度很快。为了提高材料在体内应用的降解性能和力学性能，这里进一步添加了京尼平作为交联剂，制备了一种双重交联的透明质酸水凝胶，并与单交联的席夫碱反应水凝胶进行对比。图 10-6 为两种透明质酸水凝胶的形成机制示意图[4]。

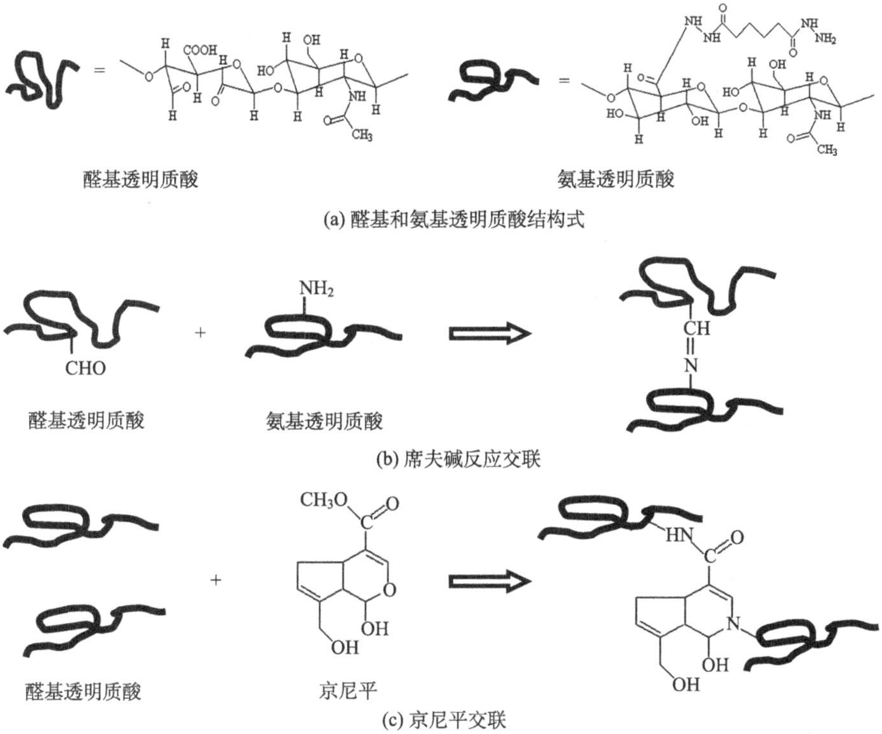

图 10-6　两种透明质酸水凝胶的形成机制示意图

关于凝胶时间，席夫碱反应过程非常迅速，通常在数分钟之内可以完成；而京尼平交联过程较为缓慢，通常浓度越高，交联越快。虽然透明质酸分子链的柔韧性和伸展性要优于聚乙二醇分子，如果控制交联剂在体系中的浓度为 4mmol/L，交联时间也需 1h 以上才能形成固态水凝胶。图 10-7 为两种透明质酸水凝胶的外观形貌，大体可以看出两者成胶性均较好。此外通过比较，席夫碱反应交联的透明质酸水凝胶显示为高度透明性，而京尼平水凝胶外观表现为蓝色，并随着交联度的增高而加深。当水凝胶颜色过深时，作为敷料材料可能不利于直接观察创口的修复。

通过对比两种水凝胶的体外性能发现，席夫碱反应交联水凝胶具有高吸水性（图 10-8（a）），这是因为透明质酸分子本身具有很强的亲水性，虽然交联反应消耗了部分亲水基团，但是形成的聚合物网络同样可以锁住水分，提高凝胶溶胀空间；添加京尼平之后，未参加席夫碱反应的氨基透明质酸分子将被进一步交联，形成更为致密的网络结构，即提高了交联度，造成溶胀比的降低（图 10-8（a）），由此也显著增强了凝胶的力学性能，比如压缩模量（图 10-8（b））等。这里特地对比了凝胶对 PBS 和细胞培养液（DMEM/F12+10%FBS）的溶胀比，结果显示无显著性差异（图 10-8（a）），说明这种凝胶网络结构的水合能力不受溶液中葡萄糖和蛋白分子等的影响。

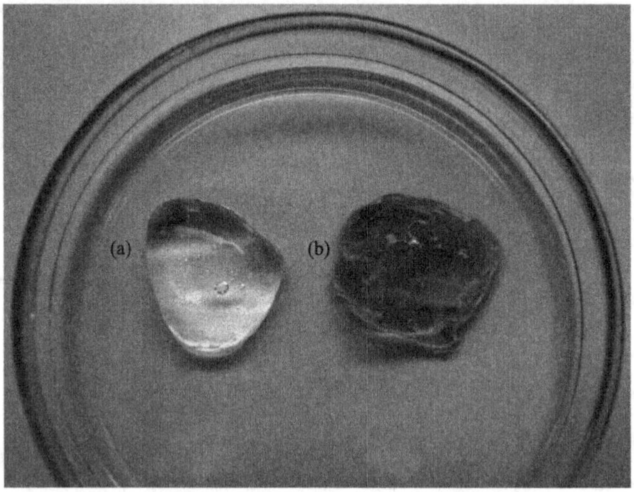

图 10-7 两种透明质酸水凝胶的外观形貌

（a）席夫碱反应交联；（b）4 mmol/L 京尼平交联

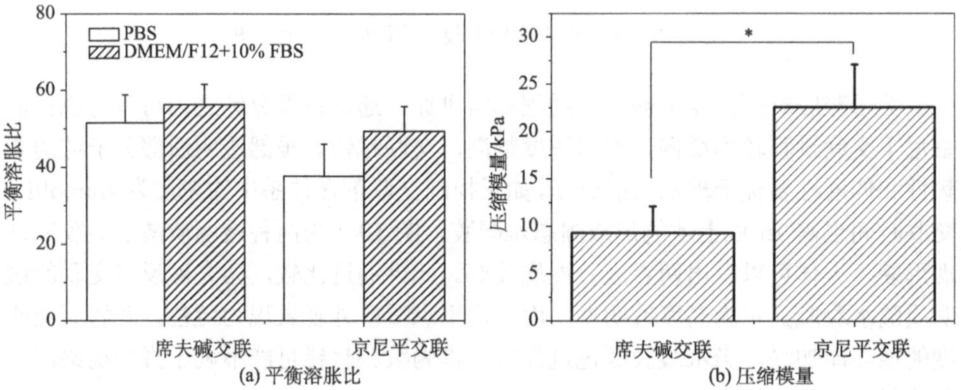

图 10-8 两种交联机制水凝胶在 37℃时体外性能

为了考察两种水凝胶支架的生物相容性及实际注射操作性，分别将席夫碱交联和京尼平交联材料前驱体溶液通过注射器注射到小鼠背部皮下（注射量为

1mL)。初步发现，两种前驱体溶液在注射后能在预计时间内完成固化而形成凝胶材料，体现出较好的注射操控性。植入 24h 后，体内固化成型的两种水凝胶外观大体与体外结果一致（图 10-9）。需要指出的是，通常水凝胶在体内降解速度要显著高于体外培养（37℃的 PBS）的结果。经双重交联后，透明质酸水凝胶的体内稳定性得到了一定程度的提高，但是对该类凝胶的生物诱导活性和细胞相容性还需进一步研究。

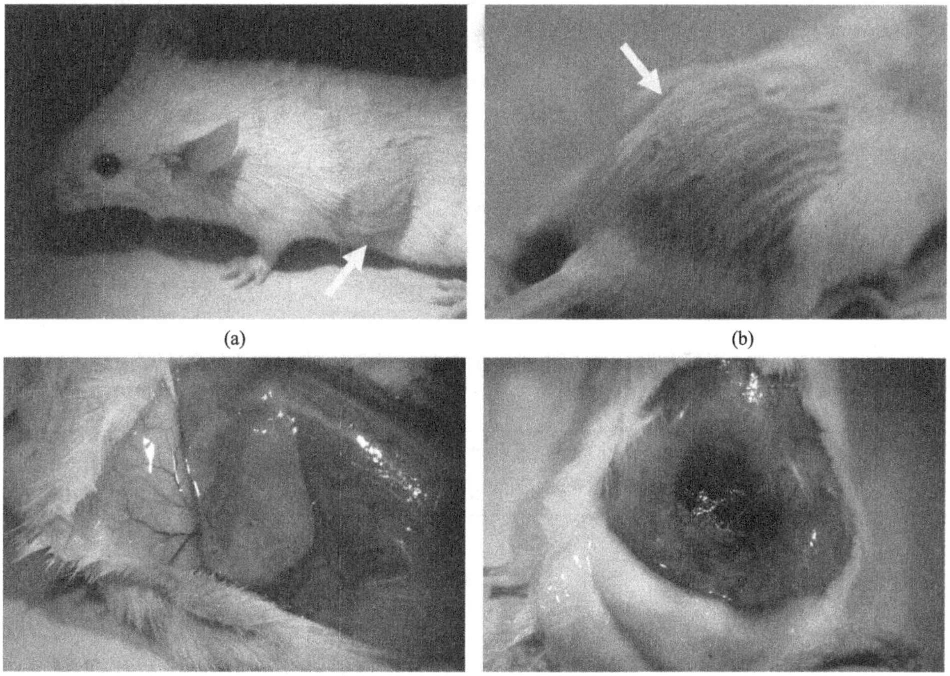

(a)　(b)　(c)　(d)

图 10-9　两种透明质酸水凝胶的体内研究

（a），（c）席夫碱反应交联；（b），（d）4mmol/L 京尼平交联；（a），（b）注射后 2h；（c），（d）注射后 24h

10.3　戊二醛交联微凝胶

戊二醛是制备生物微球材料最常用的交联剂，广泛用于明胶和壳聚糖微球等含氨基的制备体系中。戊二醛本身具有很强的细胞毒性，因此在制备过程中必须尽量减少残留。与京尼平不同，戊二醛的反应活性非常强烈，通常在低温情况下也能迅速发生交联。此外，戊二醛交联过程的可控性较好，材料性能可通过改变交联剂的浓度进行调节。

10.3.1 明胶微凝胶

戊二醛交联的明胶微球已被广泛报道，常用作药物和细胞微载体。明胶微球主要采用反相乳化交联法制备，操作简单，方法可靠，重复性好，且性能可通过戊二醛浓度进行调节。常见的明胶微球为结构致密的固体材料，交联度高、溶胀比低、稳定性好。适当调整明胶和戊二醛的浓度，可以获得溶胀比高、水合性好的明胶微凝胶材料。同时，为了考察明胶微凝胶的药物传递性能，制备过程中加入抗菌性药物——盐酸四环素（TH），形成一种具有抗菌功能的微凝胶材料[5]。

在制备过程中，分别选用了四种不同载药比，并对四种明胶微凝胶的载药量和包封率进行测定，结果显示在表 10-1 中。从表中可以得知，随着微凝胶中 TH 的含量降低，微凝胶的载药量逐渐降低，而包封率则逐渐增加。原因可能是制备微凝胶过程中，TH 的含量越高，TH 越易包覆在微球表面，导致实际包埋的含量较少，使得包封率较低。通过优化制备条件，这四种载药比的微凝胶包封率较高，均超过 45%，表明这种制备微凝胶的方法对于药物包埋具有较好的效果。

表 10-1 不同载药比的盐酸四环素/明胶微凝胶药物包封率与载药量

载药比（M_G：M_{TH}）	5：1	10：1	15：1	20：1
载药量/（μg/mg）	80.42±0.76	44.48±0.29	37.56±0.21	32.34±0.47
包封率/%	48.25±0.45	48.92±0.32	60.10±0.33	67.92±0.98

明胶微凝胶经冻干后，通过 SEM 来观测表面形态，如图 10-10 所示。冻干后的明胶微凝胶呈淡黄色球体，分散性良好，表面有较多的微孔。相比于空白明胶微凝胶光滑的表面，包埋 TH 的明胶微凝胶表面则显得更为粗糙，即孔洞较多。随着载药量的增加，明胶微凝胶还会出现少许的粘连现象，这是由于 TH 水溶性较好，在制备过程中 TH 容易在微球表面溶解，从而导致球体发生团聚，形成微球粘连的情况。另外，我们还可以看出，少量 TH 的加入，干态下微球体的粒径尺寸并无明显差异，说明 TH 并没有明显影响明胶微凝胶的交联效果。总体来说，通过优化乳化交联法的制备条件，所获得的明胶微凝胶粒径比较平均，直径均为几个微米，并且成球效果较好，微球形态圆整。

采用马尔文激光粒度分析仪分别测定了空白和载药微凝胶在去离子水中分散得到的水合粒径，其粒径分布如图 10-11 所示，计算后得到的平均粒径如表 10-2 所示。从图 10-11 及表 10-2 中可以看出，水合粒径结果明显大于 SEM 图中的粒径结果，其原因是明胶和 TH 均为亲水性分子，具有良好的水合效应，使明胶微球在湿态环境中表现出一定的吸水性，从而形成一种饱水型的凝胶状态。并且，随着 TH 载药量的增加，明胶微凝胶的平均水合粒径总体上呈现逐渐增大的趋势。

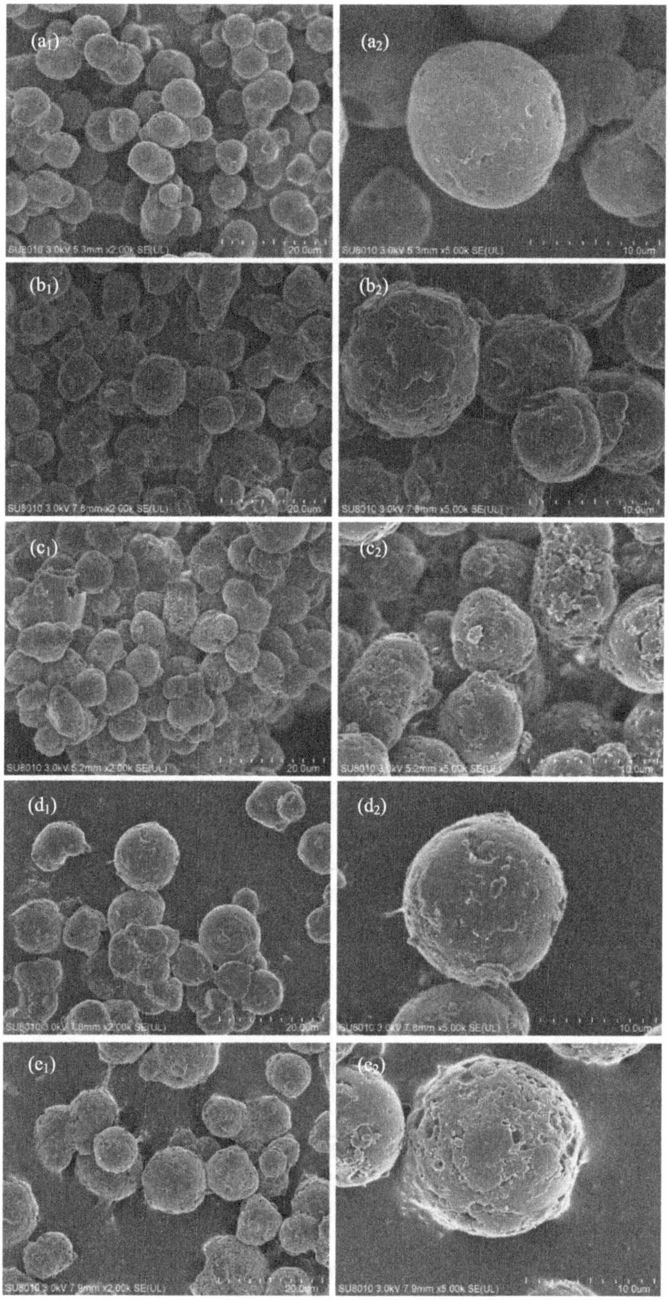

图 10-10　明胶微凝胶在冻干后的 SEM 图

（a$_1$），（a$_2$）空白微凝胶;（b$_1$），（b$_2$）载药比 5∶1;（c$_1$），（c$_2$）载药比 10∶1;（d$_1$），（d$_2$）载药比 15∶1;（e$_1$），（e$_2$）载药比 20∶1

我们推测 TH 的加入，改善了微球体中明胶分子间的亲水作用力，进一步增强了微凝胶的水合性能，从而增大了明胶分子间的间距。总之，作为一种水溶性的抗菌药物，TH 的存在使得微凝胶在水相测试环境中表现出了明显的吸水溶胀行为，从而导致载药比较高的微球水合粒径较大。

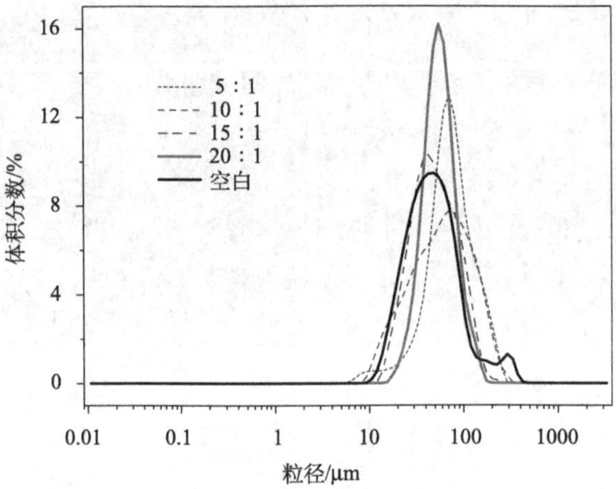

图 10-11　不同载药比下明胶微凝胶的水合粒径分布曲线

表 10-2　不同载药比下明胶微凝胶的平均水合粒径

载药比（M_G∶M_{TH}）	5:1	10:1	15:1	20:1	空白
平均水合粒径/μm	98.96	87.78	76.90	71.35	72.94

明胶属于蛋白类高分子，分子链上含有大量的氨基、羟基等亲水性基团，具有较好的水合能力；此外，载药明胶微凝胶包覆有水溶性的盐酸四环素，也会对微凝胶的溶胀比有所贡献。经过一段时间的吸水溶胀后，空白微凝胶和载药微凝胶溶胀比如图 10-12 和表 10-3 所示。从图中我们可以看出，明胶微凝胶具有明显的吸水溶胀效果，溶胀比都在 580%以上，其中载药比 10∶1 的微凝胶溶胀比最大，达到了 828%。随着载药量的增加，微凝胶的溶胀比总体上呈增大趋势，吸水率也逐渐增强。空白微凝胶和载药比 20∶1 微凝胶的溶胀比几乎相同，而当载药比由 10∶1 上升到 5∶1 后，微凝胶的溶胀比却略微减小了。这可能是因为载药比 5∶1 的微凝胶中负载的 TH 较多，相对量多的 TH 更快地释放到了溶胀介质 PBS 中，这一方面导致微凝胶的吸水能力下降，另一方面也导致微凝胶总质量的减少。

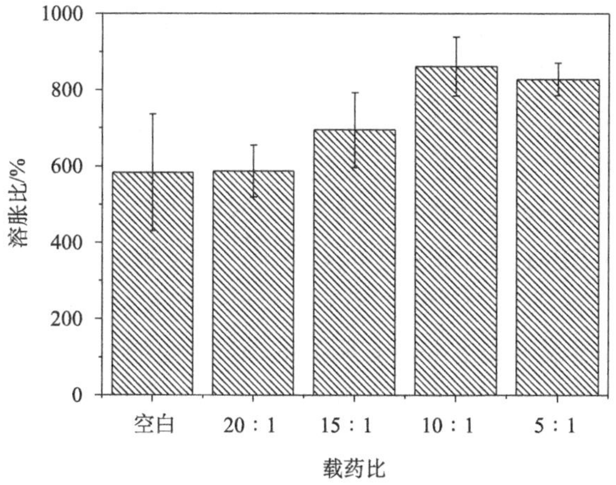

图 10-12　明胶微凝胶在 37℃下 PBS 中的溶胀比随载药比的变化

表 10-3　不同载药比的盐酸四环素/明胶微凝胶的溶胀比

载药比（M_G：M_{TH}）	5：1	10：1	15：1	20：1	空白
溶胀比/%	828.5±42.6	861.4±76.8	694.8±98.6	586.9±68.0	583.6±152.5

空白微凝胶和载药微凝胶的体外降解是在 37℃下的 PBS 中测得的。各种载药比微凝胶降解 7 天和 14 天后的质量变化如图 10-13 所示。从图中可以看出，空白微凝胶在降解过程中表现出了明显的失重现象，比其他载药微凝胶有着更快的降解速率。降解 14 天后，空白微凝胶的相对剩余质量大约为 52%，而各载药比的微凝胶相对剩余质量均在 70%左右，随着载药量的增加，降解速度却减慢。正

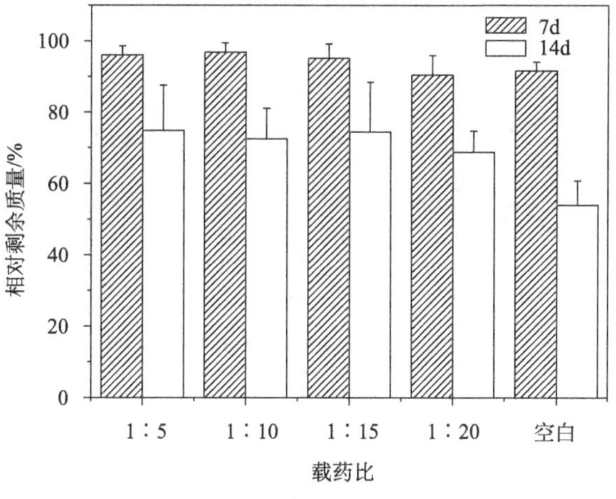

图 10-13　明胶微凝胶分别降解 7 天和 14 天后的质量变化

常来说，载药量的增加意味着水溶性的 TH 含量增加，微球会具有较大的吸水率（图 10-12），在 PBS 中会更容易发生降解效应，导致结构发生坍塌。但是，溶胀比低的微凝胶却表现出降解速度较快，其原因我们推测是 TH 和明胶之间可能存在着某些相互作用，使得微球的交联度提高，在 PBS 溶液中不容易发生结构降解。

选取降解 7 天和 14 天后的空白微凝胶和载药比 10∶1 的微凝胶进行表面形貌观测，降解后的 SEM 照片如图 10-14 所示。与降解前结果（图 10-10）相比，在 PBS 中降解后的微凝胶明显发生了不同程度的变形，形状由球形变为梭形。降解 7 天后，两种微凝胶表面上并没有明显的差异，而降解 14 天后，两者的梭形结构进一步坍塌和变形，很多球体变为扁平状，且微球间出现粘连与团聚。尤其是空白微凝胶，其结构坍塌粘连更为严重，微球结构基本瓦解成片状，表明空白微凝胶比载药微凝胶降解迅速，这一结果与图 10-13 中的结果相符。

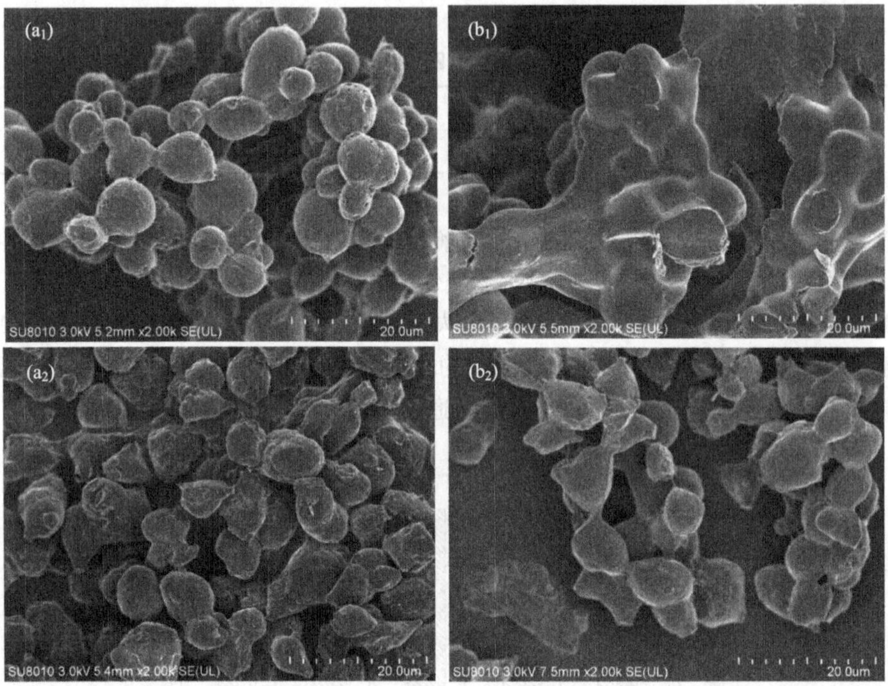

图 10-14　明胶微凝胶降解过程 SEM 图

（a_1），（a_2）空白微凝胶分别降解 7 天和 14 天；（b_1），（b_2）载药微凝胶（载药比 10∶1）分别降解 7 天和 14 天

对四种不同载药比的微凝胶在 37℃下的 PBS 中进行体外药物释放性能测试。图 10-15（a）是在 24h 内的累积释放曲线，图 10-15（b）是在 14 天内的累积释放曲线。从图 10-15（a）中可以看出，载药微凝胶在前 12h 的释放速度较快，随后释放减慢，累积释放量逐渐趋向平衡稳定。这种前期明显的突释现象，可能是

由于 TH 在微凝胶中仅为物理包埋，药物与材料基体间并无特殊结合力，并且 TH 本身又是一种水溶性好的抗菌药物，因此极易穿过微球表面而扩散到 PBS 中。培养 12h 后，药物扩散效应接近平衡，其释放量基本保持不变，稳定在某个释放值上下浮动。在释放过程中，注意到药物的累积释放量出现些许下降，可能是由于微球在水性条件下对已经释放的 TH 有部分的回吸作用，使当前所测的吸光度数值偏低。15∶1 和 20∶1 的载药微凝胶在第 1 天到第 4 天的释放时间段内很明显地表现出了这种现象，之后释放量再次增加并趋于稳定（图 10-15（b））。总体来看，四种不同载药比微凝胶的释放都比较快，24h 的累积释放百分比均超过 75%，而 14d 后的累积释放百分比分别为 77.7%、94.5%、98.3%和 96.3%。

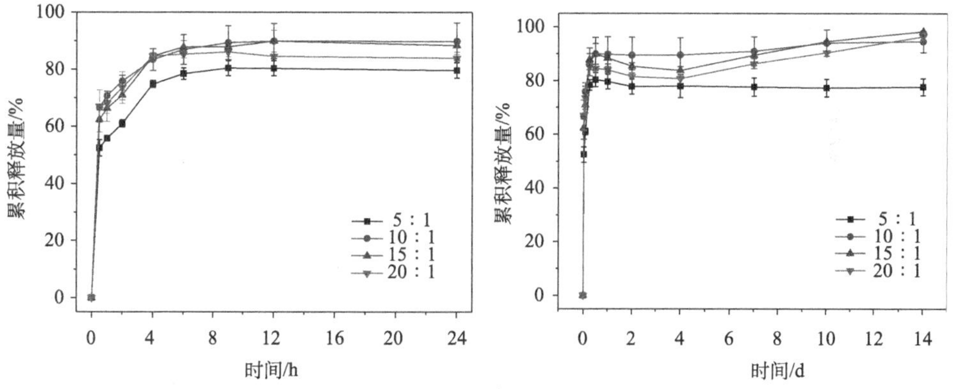

(a) 培养 24h　　　　(b) 培养 14天

图 10-15　明胶微凝胶在 37℃下的药物累积释放曲线

10.3.2　羧甲基壳聚糖微凝胶

壳聚糖微球是一种应用广泛的药物载体材料。然而壳聚糖的水溶性差，溶解时需加入盐酸或乙酸来增加溶解度，但这些酸在清洗时难以完全去除，对生物细胞有一定的刺激性。此外，酸性条件下不利于活性蛋白类药物如细胞生长因子等的释放，这些弊端都限制了壳聚糖微球的应用。羧甲基壳聚糖（CMCS）是一种常见的水溶性壳聚糖衍生分子，由壳聚糖在碱性条件下与氯乙酸反应制备得到，分子结构式见图 10-16。壳聚糖经羧甲基化改性以后，分子链中同时含有氨基和羧基，成为了一种两性聚电解质，提高了溶解度和亲水性。由于羧甲基壳聚糖分子链中还存有氨基，这种衍生物依然可以表现出不同程度的抗菌作用[6]。

与壳聚糖相比，羧甲基壳聚糖的水溶性大大提高，这扩展了壳聚糖的应用范围。羧甲基壳聚糖具有良好的生物相容性和生物降解性，且可与多种生物活性物质复合，从而极大地提高其药物承载性能，有望成为新一代的基因载体材料和靶

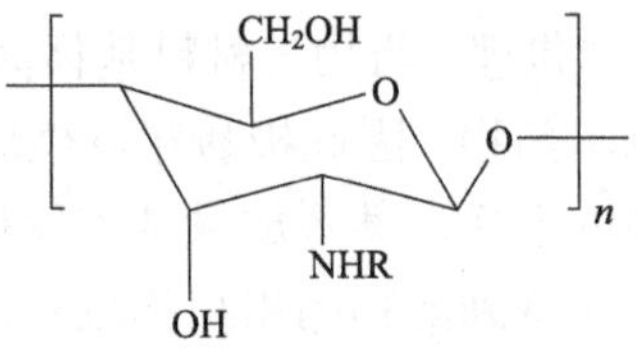

R=H 或 $CH_2COO^-Na^+$

图 10-16　羧甲基壳聚糖的结构式

向控释药物载体材料。特别是羧甲基壳聚糖的亲水性优于壳聚糖，因此羧甲基壳聚糖微球能高度水合而形成微凝胶。采用反相乳化交联法可制备羧甲基壳聚糖微球，其中油相为液状石蜡，水相为羧甲基壳聚糖溶液，乳化剂为司班 80，交联剂为戊二醛。制备过程中，羧甲基壳聚糖溶液经机械搅拌均匀分散于油相中，形成小液滴。随后，滴加的戊二醛与羧甲基壳聚糖液滴发生席夫碱反应，使小液滴发生交联而固化成微球。戊二醛交联羧甲基壳聚糖微凝胶结构示意图如图 10-17 所示。同时，将盐酸四环素负载于羧甲基壳聚糖微凝胶中，并考察了不同条件下该微凝胶的载药性能。

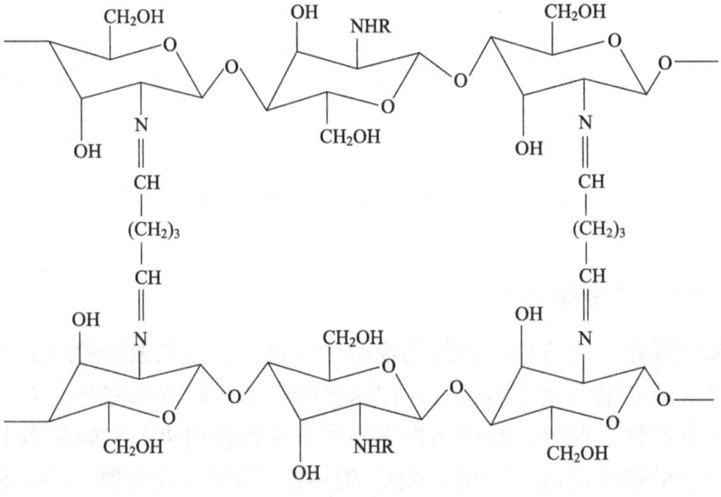

R=H 或 $CH_2COO^-Na^+$

图 10-17　戊二醛交联羧甲基壳聚糖微凝胶的分子结构示意图

根据预实验结果，机械搅拌的速率对微凝胶的影响很大，不同的搅拌速度所制备的微凝胶的粒径和形态将有很大区别。激光粒径分布仪测试结果表明，转速 600r/min 时，微凝胶中位径为 53.77μm；转速 800r/min 时，微凝胶中位径为 33.21μm；转速 1000r/min 时，微凝胶中位径为 27.53μm。而转速为 800r/min 的空白微凝胶的中位径为 56.37μm。由此可知，当其他参数不变时，转速越大，则制备出的微凝胶平均粒径越小；而相同的参数下，包埋药物的微凝胶比空白微球的粒径小。

图 10-18 所示为转速 800r/min 下的空白微凝胶和包药微凝胶的 SEM 照片，可见同样的参数下，空白微凝胶的粒径较包药微球大一些。通过反相乳化交联法制备出的微凝胶成球性良好，但粒径分布不均，且干燥后的部分微凝胶之间有粘连现象。推测的原因，一方面可能是水溶性 TH 在微凝胶表面容易产生黏结作用，另一方面可能是微凝胶表面未完全反应掉的醛基与另一微球上的氨基反应，将两微球连接而导致粘连。此外，包药微凝胶没有空白微凝胶圆润，表面更粗糙一些，且存在更多的小凹坑。这是可能是由于药物的加入，一方面会影响微凝胶的交联与形成，另一方面不同分子性状的差异，会对干燥态微球表面的形貌产生影响。

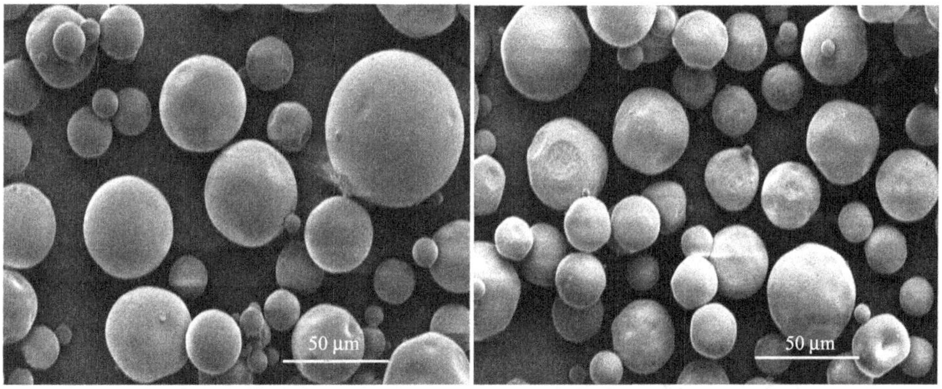

(a) 空白微凝胶　　(b) 包药微凝胶

图 10-18　转速 800r/min 下微凝胶在冻干后的 SEM 图

我们在显微镜下观察了羧甲基壳聚糖微凝胶的吸水溶胀过程，如图 10-19 所示。图中给出了在 PBS 中分别溶胀 0h、1h、3h、6h、12h 和 18h 后的形态照片。从图中可以明显看出，微凝胶加入到 PBS 后能迅速吸水溶胀，其粒径显著增大，且随着溶胀时间的推移，粒径不断增大，而微凝胶表面因水合也开始显得透明，即展现为凝胶态。在溶胀 12h 后，粒径的溶胀速率减缓；18h 后，溶胀基本平衡，粒径基本不变。这种明显的溶胀过程，说明羧甲基壳聚糖微凝胶的亲水性很强，易于结合水分子。

此外，将微凝胶置于 PBS 中进行体外降解实验，结果也显示在降解初期微球吸水溶胀，体积迅速增大；而一段时间后微凝胶吸水达到饱和，即保持该形态一段时间，然后开始逐渐降解。图 10-20 所示为空白微凝胶和包药微凝胶分别在 PBS 中体外降解 7 天和 14 天后的 SEM 照片。由图可见，培养 7 天后，包药微凝胶的

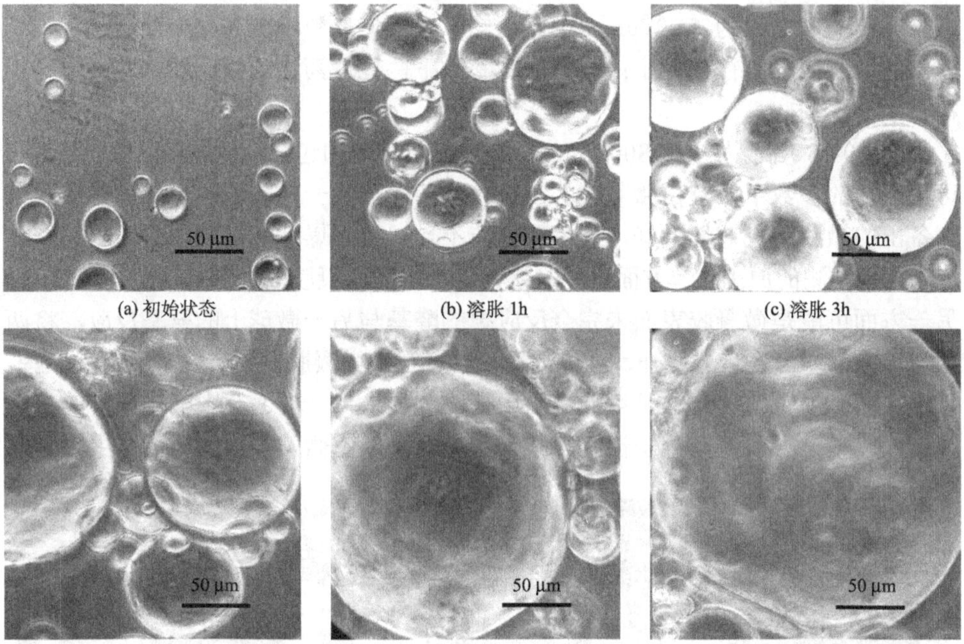

(a) 初始状态　(b) 溶胀 1h　(c) 溶胀 3h

(d) 溶胀 6h　(e) 溶胀 12h　(f) 溶胀 18h

图 10-19　羧甲基壳聚糖微凝胶在 PBS 中的溶胀照片

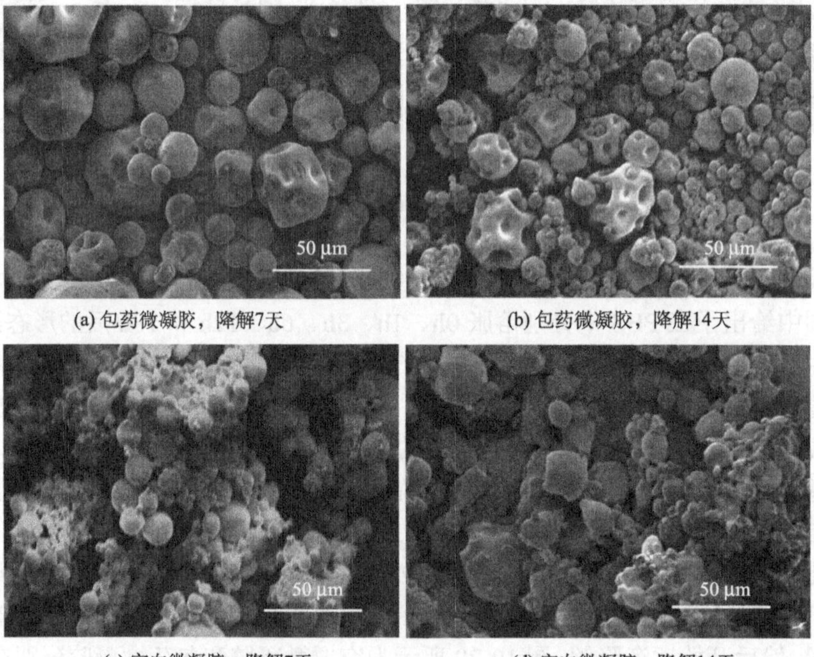

(a) 包药微凝胶，降解7天　(b) 包药微凝胶，降解14天

(c) 空白微凝胶，降解7天　(d) 空白微凝胶，降解14天

图 10-20　包药羧甲基壳聚糖微凝胶和空白微凝胶分别降解 7 天和 14 天的 SEM 照片

表面出现明显的凹坑、塌陷和剥落现象，进一步降解 14 天后，微凝胶表面的这种缺陷现象更为明显。这是由于微凝胶在降解时发生溶胀吸水，体积膨胀，而冻干过程会导致材料突然处于真空失水状态，其表面就会发生向内凹陷；而表面的剥落、缺损则是微凝胶降解中分子的流出导致的。空白微凝胶降解 7 天后，微凝胶粘连现象加剧，而单个微球表面的塌陷反而不明显；继续降解 14 天后，微凝胶粘连、变形进一步加剧，球体变平、变小，伴有碎片状。

对三种不同转速下制备的羧甲基壳聚糖微凝胶进行释药性能研究，累积释放曲线如图 10-21 所示。由前面知道，不同转速下制备的微凝胶粒径是有明显差异的。由图可知，虽然这三种不同粒径微凝胶的最高累积释放量不同，但是累积释放的趋势是一致的，也就是说微凝胶的粒径差异并不能改变 TH 的释放行为。在最初 1h 内，水溶性药物在这种微凝胶的释放很快，而 3h 内就可达到最大累积释放量。这是由于部分 TH 黏附于微凝胶表面，在前 1h 内直接溶解和扩散于 PBS 中，造成暴释现象。培养 12h 后，三种微凝胶的药物累积释放量分别达到 47%、35%和 48%左右，并能在一段时间内保持平衡，说明这种微凝胶对 TH 具有一定的缓释效果。

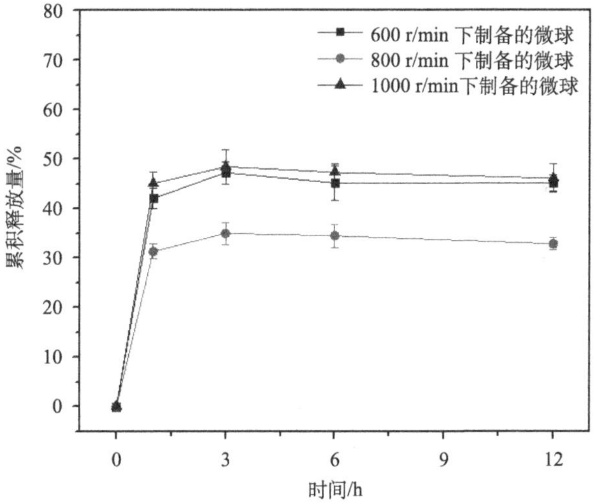

图 10-21　三种不同转速下所得羧甲基壳聚糖微凝胶的释药曲线

参 考 文 献

[1] DeFail A J, Chu C R, Izzo N, et al. Controlled release of bioactive TGF-b1 from microspheres embedded within biodegradable hydrogels. Biomaterials, 2006, 27: 1579-1585.

[2] Tan H P, DeFail A J, Rubin J P, et al. Novel multiarm PEG-based hydrogels for tissue

engineering. Journal of Biomedical Materials Research, 2010, 92A: 979-987.

[3] Tan H P, Chu C R, Payne K A, et al. Injectable *in situ* forming biodegradable chitosan-hyaluronic acid based hydrogels for cartilage tissue engineering. Biomaterials, 2009, 30(13): 2499-2506.

[4] Tan H P, Li H, Rubin J P, et al. Controlled gelation and degradation rates of injectable hyaluronic acid-based hydrogels through a double crosslinking strategy. Journal of Tissue Engineering and Regenerative Medicine, 2011, 5: 790-797.

[5] 陈会男. 抗菌医用水凝胶敷料的制备及性能研究. 南京: 南京理工大学, 2017: 29-40.

[6] 高欣. 多聚糖医用水凝胶敷料的制备和性能研究. 南京: 南京理工大学, 2016: 28-36.